急诊医学诊疗与护理

主编　王新铮 秦兴富 韩秀秀 姚雨 杨加慧 王昆

天津出版传媒集团

天津科学技术出版社

图书在版编目（CIP）数据

急诊医学诊疗与护理 / 王新铮等主编. -- 天津：
天津科学技术出版社，2023.7
ISBN 978-7-5742-1405-7

Ⅰ．①急… Ⅱ．①王… Ⅲ．①急诊－诊疗②急诊－护
理 Ⅳ．①R459.7②R472.2

中国国家版本馆CIP数据核字(2023)第127289号

急诊医学诊疗与护理
JIZHEN YIXUE ZHENLIAO YU HULI
责任编辑：梁　旭

出　　版：天津出版传媒集团
　　　　　天津科学技术出版社
地　　址：天津市和平区西康路35号
邮　　编：300051
电　　话：（022）23332369（编辑部）
网　　址：www.tjkjcbs.com.cn
发　　行：新华书店经销
印　　刷：天津印艺通制版印刷股份有限公司

开本 787×1092　1/16　印张 17.5　字数 353 000
2023年7月第1版第1次印刷
定价：70.00元

编委会名单

主　编

王新铮　枣庄市妇幼保健院

秦兴富　枣庄市妇幼保健院

韩秀秀　山东国欣颐养集团枣庄中心医院

姚　雨　枣庄市妇幼保健院

杨加慧　枣庄市立医院

王　昆　枣庄市立医院

副主编

陈　晴　枣庄市中医医院

杨树芹　滕州市中心人民医院

孔维平　滕州市中心人民医院

付　娟　枣庄市立医院

孟静雨　山东国欣颐养集团枣庄中心医院

薛　妍　山东国欣颐养集团枣庄中心医院

杨　青　山东国欣颐养集团枣庄中心医院

田　慧　山东国欣颐养集团枣庄中心医院

杨翠翠　山东国欣颐养集团枣庄中心医院

目　录

第一章　院前急救

第一节　院前急救概述

一、院前急救的基本概念

院前急救是指对遭受各种危及生命的急症、创伤、中毒、灾难事故等的患者进入医院以前的医疗急救，包括现场紧急处理和转运途中监护。从医学概念讲，院前急救是急诊医学的延伸和发展；从空间概念讲，病人发病地点在医院以外；从时间概念讲，对病人实施救治的时间是在病人进入医院以前。广义上讲，无论什么人用什么方式，只要能在急危重伤员进入医院以前给予救治都可以称为院前急救。狭义的院前急救是指专门从事院前急救的医疗机构——急救中心（站）为急、危、重病人提供的医疗急救、运输和途中救护服务。

及时治疗对于取得良好治疗效果、减少疾病对人体的损害、促进病人早日恢复健康至关重要。特别是突然发生的危重病和损伤，及时救治就显得更加重要。院前急救把抢救延伸到急、危、重伤病员身边，使他们在进入医院以前能得到及时的救治，最大限度地缩短了病人的治疗期。

二、院前急救的意义

（一）从医疗角度看

危重病人急救的全过程，应该包括由伤病员本人以及目击者进行的自救互救、救护车现场急救和途中救护、医院急诊科（室）救治和 ICU 的监护。院前急救是其中的重要一环，各环节相互间既有分工又有联系。

院前急救的主要目的是挽救本人的生命和减少伤残。急、危、重伤患者，如果现场急救及时、正确，不仅能阻止本人发展，将其从死亡边缘上挽救回来，而且能减少各种后遗症。猝死患者抢救的最佳时时间是 4 分钟，严重创伤伤员抢救的黄金时间是 30 分钟。如果没有院前急救争取到发布之初关键的几分钟，院内设备再好、医生的医术再高明也难以起死回生。

（二）从社会救灾角度看

院前急救也是整个城市和地区应急防御功能的重要组成部分。交通事故、火灾、化学毒剂泄漏和工伤等人为事故，地震、洪水、暴雨以及台风等自然灾害，往往会造成人类生存环境的破坏与人员伤亡。这就需要包括医疗救护、消防、交通、公安等组成的城市应急防御体系共同救援，一个协调的救援体系能使受灾造成的损失及影响降低到最低限度。同样，一个快速、有效的院前急救体系，可使人员的伤亡减少到最低限度。因此，努力吧医院的积极医疗优势向院前急救和现成急救延伸就显得尤为重要。

三、院前急救的特点

（一）社会性、随机性强

急救医学是医学领域中一门新兴的边缘学科。院前急救逾越了传统的分科范围，跨出了纯粹的医学领域，涉及社会各个方面，这就是其社会性强的体现。其随机性强则主要表现在病人何时呼救、重大事故或灾害何时发生往往是个未知数。

（二）时间紧急

一有"呼救"必须立即出车，一到现场必须迅速抢救。不管是危重病人还是急诊病人，几乎都是急病或慢性病急性发作，必须充分体现"时间就是生命"，紧急处理，不容迟缓。紧急还表现在不少病人及其亲属心理上的焦急和恐惧，要求迅速送往医院的心情十分迫切，及时对无生命危险的急诊病人也不例外。

（三）流动性大

院前急救流动性很大，某急救中心的救护车一般在本区域活动，而急救地点可能分散在区域内各个角落。遇有特殊需要，如有突发灾害事故时，可能会超越医疗区域分管范围，可能到邻近的省、市、县帮助救援，前往的出事地点距离可达数百公里。

（四）急救环境条件差

急救现场的环境大多较差。如场地狭窄难以操作，光线暗淡不易分辨；有时在马路街头，围观人群拥挤、嘈杂；有时事故现场的险情未排除，可能造成人员再损伤；运送途中，救护车震动和马达声常使听诊难以进行，触诊和问诊也受影响。

（五）病种多样复杂

呼救的病人涉及各科，而且是未经筛选的急症和危重症患者。

（六）以对症治疗为主

院前急救因无充足的时间和良好条件作鉴别诊断，故要明确治疗非常困难，只能以对症治疗为主。

四、院前急救的任务与服务范围

（一）对呼救病人的院前急救

对未进入医院以前的急、危、重伤病员实施院前急救，这是主要和经常性的任务。

（二）灾害、事故或战争时的医疗救援

在灾害、事故或战争时，除应做到对受难者实施医疗救援外，还要注意在现场与其他救灾专业队伍的密切配合以及自身的安全。

（三）特殊任务是的救护

这主要指当地的大型集会、重要会议、国际比赛、外国元首来访等的救护工

作。其时执行救护任务的急救系统处于一级战备状态，一旦发生意外，随时行动，快速处理。

（四）急救通信网络的纽带作用

急救通信网络一般由三个方面构成。一是市民与急救中心（站）的联络；二是急救中心（站）与所属分中心（站）、救护车、急救医院即 EMSS 内部的联络；三是急救中心（站）与上级领导、卫生行政部门和其他救灾系统的联络。在此通信网络结构中，急救中心（站）有承上启下、沟通信息的纽带作用。

（五）急救知识的普及

急救知识的普及教育可提高急救的成功率。普及公民的急救知识，增强公民的急救意识，增强应急能力是全社会的共同责任。可通过广播、电视、报刊等对公众普及急救知识，开展有关现场急救及心肺复苏知识的培训。

五、院前急救的原则

优先救治能存活的伤病员是院前急救的总的原则，具体原则如下所述。

（一）先复苏后固定

是指遇有心脏、呼吸骤停又有骨折的患者时，应首先基于心肺复苏术直至心率呼吸恢复后，再进行固定骨折。

（二）先止血后包扎

是指遇有大出血又有创口的患者时，首先应立即止血，然后再消毒进行包扎。

（三）先重伤后轻伤

是指同时遇有垂危的和较轻的伤病员时，应优先抢救危重者，后抢救较轻的伤病员。

（四）先救治后运送

为了赢得抢救时机，应先救后送。在送伤病员到医院途中，不要停止抢救措施，继续观察病情变化。

（五）急救与呼救并重

在遇有成批伤病员时，要紧张而镇定地分工合作，急救和呼救可同时进行，以较快地争取到急救外援。

六、院前急救的人员配备及管理

（一）人员配备

院前医护人员的配备要精简高效，结构合理，满足急救需求。急救中心常以救护车为单位配备人员。救护车一般有两种类型，普通型和危重病监护型（或称流动加强监护型）。普通型救护车由医师或急救医师、驾驶员各一名组成；危重病监护型救护车由一名专科急救医师、一名护士、一名驾驶员组成，还可增设一名担架员。

院前急救护士应是护理专科学校毕业学生，经过一年的临床专科轮转学习并取得护士职业资格证书后，再参加院前急救护理工作。

（二）院前急救护士的专业素质要求

（1）院前急救护士是急救工作的基本力量，要求责任心强，技术熟练，身体素质良好，具有娴熟的急救护理学知识。

（2）要求熟练掌握基础急救理论、基础生命支持和高级生命支持的基本理论与操作技术，反应敏捷、判断准确、处置安全迅速。

（3）掌握院前急救药物的作用机理、常用剂量和观察要点。

（4）掌握院前急救中病人常见急症的病因、病理、症状和体征，能熟练配合医生完成现场救治工作。

（5）熟悉救护车内所有设备的使用技术，如除颤器、监护仪、呼吸机、心电图机等。

（6）在执行抢救任务时，必须服从统一命令，不得擅离岗位，随时满足病人的需要。

（7）具有良好的心理素质、良好的沟通技巧，态度和蔼、语言贴切、举止稳重，要同情、理解和体恤病人。

（三）院前急救的管理

院前急救的主要特点是"急"和"救"。"急"就是紧急、快速，通过现代化的通讯和运输来实现；"救"则是要通过先进的医疗救护技术来实现。因此，通讯、运输和急救技术被认为是院前急救的三大要素。要从以下几方面加强院前急救管理：

（1）建立良好的通讯联络。全国统一开通急救电话"120"，急救值班人员必须坚守岗位，不得擅离职守。

（2）保持运输工具的完好状态。救护车辆做到定人、定车，做好车辆的使用、保养和维修。救护车辆不得挪作他用。

（3）加强急救队伍的培训和建设。熟练掌握各项急救技术。

（4）健全救护车辆内的药械准备。对急救药品器械的管理必须有制度保证，定期检查，及时补充，及时更换，及时维修，保证急救工作的需要。

七、急救指挥系统与院前急救调度

（一）急救指挥系统组织管理的原则是：平灾结合、应急为主，分级实施救援预案。具体措施包括：

（1）建设并完善现代化的通讯指挥系统、卫星定位系统、电子地图系统、信息网络平台系统等，指挥调度急救网络的医疗急救资源，完成日常院外急救、对危重患者在医疗监护下转送的任务。

（2）重大意外灾害突发时，接受公共卫生应急指挥中心领导，并经授权，分级启动应急预案，组织、指挥、调动和协调院前医疗队伍与辖区内各级给类医疗机构的急救资源，参加现场紧急医疗救援。

（3）在急救救援指挥系统的基础上，强化指挥的智能化、信息的数字化、流程的科学化、管理的现代化。具体要求包括：

1）应建立针对不同类型、不同程度的突发事件制定的应急救援预案，该预案应具有可操作性和详细周密性。

2）建立并完善重大突发事件应急调度指挥流程。

3）指挥调度人员必须熟练掌握各类灾害救援预案的启动程序；根据预案的要求，及时报告相关的领导和部门。

4）必须强化调度人员综合素质教育，包括对于突发事件的信息反应敏感性、指挥调度的灵活性、语言沟通能力、信息处理速度等。

5）意外事件突发时，能按工作程序，迅速由调度员转换成救援初始阶段的指挥员；进行角色的转换，并进入应急指挥状态，迅速派出第一支救援队，并迅速组织第二、三梯队。

6）必须保证指挥救援过程中，信息资料、原始记录的完整性、真实性，作为救援完成后进行灾害救援评估的原始依据。

（二）急救指挥系统日常的任务

急救指挥系统日常的任务是建立完善急救指挥机构；制定总体急救方案；建立健全专业人员与群众、地方与军队、急救与自救网络；筹措急救药品、物资，包括肌层医院的急救装备；组织培训和研究急救伤病机理与救治方法，提高急救成功率；组织交流经验；加强卫生防疫系统的组织、计划、人员、物资落实工作等。

（三）急救指挥系统紧急情况下的任务

1.指挥

卫生行政部门和各急救中心（站）以及横向有关单位接到急救指挥部呼救信息后 应作为指令性任务，照办不误。

2.派遣

接到呼救信息后，立即指派离出事地点最近的急救中心（站）或医院派人、派车并携带急救物品，迅速赶至现场，把急救技术送到危重伤病者身边。

3.协调

某个时间某种灾害可能出现大批伤病员，需要较多抢救人员、运送工具和将重伤员送往理想医院。这就需要指挥系统协调一致完成急救任务。

4.安全护送

安全护送包括监控灾区现场的安全。组织有关单位，恢复正常秩序，是为了消除危险，防治混乱，有利于抢救和运送伤病员。尤其是在有大批伤员的情况下只靠当地监护病情的技术人员是完不成安全护送任务的，需派遣技术力量。

5.维护良好通讯

要成功地处理好灾区急救现场各项工作，良好的通讯是必不可少的。为了晋级情况下的无通讯障碍，平时应加强检查，并以多种形式如有线电话、无线电台、对讲机、无线寻呼、传真机以及通讯卫星等，保障通讯畅通无阻，指挥灵敏。

（四）信息系统的组织管理

（1）建立医疗救治信息库，包括医疗救治专家名录、通讯信息；专业应急抢救队信息；二、三级医院的急救卫生资源状况；血液储备数量、特种药品分布状况；

救护车辆状况；各级医院床位使用动态信息等。

（2）建立信息交换平台，与政府部门、卫生管理部门、国家疾病防控中心等各救援系统连接，实现信息资源共享，即横向与纵向的平台衔接。

（3）充分利用信息交换平台的优势，为紧急救援的指挥机构提供决策依据，开展网上教育、远程会诊、技术培训等。

（4）规范突发事件的现场信息采集、传递、发布制度，做好信息采集原始记录，保证信息的完整性、真实性、连续性。

（5）规范信息传递、上报程序，保证信息传递渠道畅通。

（五）正确接听 120 电话及派车

遇有急诊病人或伤者，任何人都可以在任何一部电话上拨打免费急救专线号码"120"向急救中心呼救。

急救中心调度人员阶段接到呼救后，应询问伤病病人姓名、性别、年龄、病情或伤情、住址或处所方位、接车人及地点、电话号码；如为事故伤员呼救，应详细询问事故规模、原因、受伤人数、伤情特点、现场情况、具体方位及联络方法等。然后立即判断应做出何种急救反应，根据情况向离现场最近的急救分中心（站）发出指令，指示其应派出的人员及装备。

接到指令后，救护车必须在两分钟内开出奔赴现场。要达到此要求，必须在车辆、人员及急救监护设备方面保持常备不懈，并定期演练。

在发达地区和城市，由于将卫星定位系统引入了院前急救，从而大大提高了工作效率。接到呼救电话后，调度员只需点一下电脑鼠标，电话便接进来。电脑里弹出受理急救的专用页面，并自动显示来电号码和位置，调度员接听呼救者病情信息并同时将之输入电脑。打开派车对话框，电脑将自动显示离呼救地点最近的急救分站或网点医院以及急救车当班情况。调度员点击分站内待命救护车派其前往救助，此时电脑已把有关呼救者的位置、病情等信息发送给分站及该救护车的电脑系统。分站办公室内的报警系统和救护车内的卫星定位图文系统，会提示医护人员出车及有关求助者位置和病情的信息。据此医务人员做好救护准备，救护车迅速前往抢救。

第二节　院前急救体检及现场救护措施

一、院前急救的出诊程序

中心调度员接到呼救电话后，立即向急救分中心（站）发出调度指令，救护车必须在两分钟内出发奔赴现场。到达现场后，医护人员密切配合，迅速对病人进行初步诊断和处理。一旦病情允许，马上将病人送往附近的医院。如救护现场有成批病人，应首先进行宏观检查，排除危险因素，立即向中心调度室报告情况，根据病人的不同伤情，进行伤情分类，并迅速分散转运。

二、现场医疗救护的工作内容

院前急救的基本原则是先救命、后治病。当救护人员到达现场后，首先应迅速而果断地处理直接威胁病人生命的伤情或症状，同时迅速对病人进行全身检查。这对于因创伤所致的昏迷病人，从外观上不能确定损伤部位和伤情程度时尤为重要。

(一) 体格检查

体检包括望、触、叩、听等基本物理检查，尤其侧重于对生命体征变化的观察。进行体检时，要注意听取病人或旁人的主诉；问清与发病或创伤有关的细节；查看与主诉相符合的症状体征及局部表现。进行体检时，原则上尽量不移动病人身体，尤其对不能确定伤势的创伤病人，移动有时会加重伤情。

体检的顺序是：(1) 测量生命体征，包括血压、脉搏、呼吸、体温即意识状态。(2) 观察病人的一般状况，如表面的皮肤损伤、语言表达能力、四肢活动情况、病人对伤情或症状的耐受程度。(3) 全面体检：对头、颈、心、肺、腹、背、脊柱、四肢进行检查。检查中，要随时处理直接危及生命的症状和体征。

(二) 伤情的分类

根据伤员的受伤部位、程度、生命体征即出血量的多少等来判断伤情的轻重，一般可分为四类。

1.危重伤

此类损伤需立即急救，并在专人护送，严密观察其病情变化下，迅速送往医院救治。其伤情范围包括窒息、昏迷、休克、大出血，头、颈、胸、腹的严重损伤，脏器伤及大面积烧伤、溺水、触电、中毒等。为了区分不同伤情的患者，要给此类伤员佩带红色标志卡。

2.重伤

指伤情暂不危及生命，可在现场处理后在专人观察下送往医院救治。要给此类伤员佩带黄色标志卡。

3.轻伤

指伤情较轻，能行走，或仅有一处骨折或软组织挫伤。要给此类伤员佩带蓝色标志卡。

4.死亡

指呼吸、心跳停止，各种反射均消失，瞳孔固定、散大。要给此类伤员佩带黑色标志卡。

(三) 现场医疗救护

院前医疗救护的目的是挽救和维持病人的生命，减轻病人的痛苦和并发症，以对症治疗为主。主要有以下几个方面：

(1) 维持呼吸系统功能。包括吸氧、清除痰液及分泌物，保持呼吸道通畅。应用呼吸兴奋剂和扩张支气管药物，进行口对口人工呼吸或呼吸机通气。对重度气胸和病人进行穿刺排气，必要时气管插管。

(2) 维持消化系统功能。包括高血压急症、心力衰竭、冠心病、急性心肌梗死的处理和各种休克的处理，严重心律失常的药物治疗，心电监测，电除颤和心脏起搏，体外心脏按压术等。

（3）维持中枢神经系统功能。包括急性脑血管病的处理，急性脑水肿的降颅压治疗等。

（4）急性中毒、意外事故的处理。

（5）颅脑、脊柱以及其他外伤的止血、包扎、固定和搬运。

（6）止痉、止痛、止吐、止喘、止血等对症处理。

（四）配合急救的护理措施

1.病人体位的放置

对于轻症或中重度病人，在不影响急救处理的情况下，将病人放置于平卧位，头偏向一侧，或屈膝侧卧位。这些体位可以使病人最大程度放松，且可以保持呼吸道通畅，防止发生误吸。尤其在处理成批伤员，对轻症或中重度病人不能照顾周全时，这种体位具有最大的安全性。放置病人体位后，要注意保暖，还要注意，对清醒病人不要反复提问，要尽量使病人能安静休息并减轻其心理压力。

2.开放静脉通路

常规为抢救病人使用的静脉穿刺针管径要大，以保证在短时间内能快速输入液体和药物。静脉穿刺部位的选择一部选用前壁静脉或肘正中静脉，尤其在进行心肺复苏抢救时，选择上肢静脉穿刺明显优于下肢静脉。对于需要开放静脉的院前急救病人，尽量选择留置套管针开放静脉通道，并以输液贴牢固固定，要做到即使病人躁动、体位改变和转运中也不易脱出血管外或刺破血管。而且，套管针可保证快速而通畅的液体流速，对抢救创伤出血、休克等危重病人在短时间内扩充血容量极为有利。

3.脱去病人衣服的技巧

对于猝死、创伤、烧伤等病人，为便于抢救和治疗，需要适当地暴露病人身体的某些部位。尤其是创伤、烧伤病人，衣服不仅掩盖了真实的创口或出血，且有直接的污染作用。脱去衣服，需要掌握一定的技巧，以免因操作不当加重伤情。具体技巧如下：

（1）脱上衣法：解开衣扣，将衣服尽量向肩部方向推，背部衣服向上平拉；提起一侧手臂，使其屈曲，将前臂和肘关节及手拉出；脱下一侧衣袖后，将扣子包在里面，可以卷成一卷将衣服从颈后平推至对侧；然后拉出衣袖；使衣服从另一侧上臂脱下来。若病人有一侧上肢受伤，脱衣袖时，应先脱健侧。若病人生命垂危，情况紧急，或病人穿的是套头式衣服较难脱下时，可直接使用剪刀剪开衣袖，以争取抢救时间和减少意外创伤。

（2）脱长裤法：病人呈平卧位，解开腰带及扣子，从腰部将长裤推至髋下，保持双下肢平直，将长裤向下平拉脱出。注意不要随意将下肢抬高或屈曲。若确知病人无下肢骨折，可以下肢屈曲小腿抬高，拉下长裤。

（3）脱鞋袜法：托起并固定住踝部，以减少震动，解开鞋带，顺脚型方向向下再向前脱下鞋袜。

（4）脱除头盔法：若病人有头部创伤，且头盔妨碍呼吸时，应及时去除头盔。但对于疑有颈椎创伤者，脱头盔时应十分谨慎，必要时与医生合作处理。其方法是：用力将头盔的边向外侧扳开，解除夹头的压力，再将头盔向后上方托起，即可去除。整个过程动作要稳妥，不要有额外的动作，以免加重伤情。

第三节　院前急救转运及途中监护

决定能否转运的基本条件是在搬动及运送途中，病人不会因此而危及生命及使病情急剧恶化。转运病人，途中要随时严密观察病情变化，如有异常及时处理。

一、转运技术

伤员转运工作应在原地进行抢救及止血、包扎、固定伤肢后再进行。搬动重伤员时，动作一定要轻巧、敏捷、协调一致。遇颈、腰椎伤病人必须三人以上同时搬动，切忌一人抱胸一人搬腿的双人搬运，保持脊柱的轴线水平，以防受伤的脊柱发生错位继发脊髓伤而导致伤员截瘫。受伤部位一般应向上，头部和肩部不得着地；搬运过程中要避免震动，不应增加伤病员痛苦。具体方法如下所述。

（一）四人搬抬法

四个人搬抬伤员时，每人将双手平放分别插入到病人的头、胸、臀和下肢下面，使伤员身体保持在同一水平直线上。一人负责其头部稳定，一人负责搬抬胸背部，一人负责腰及骨盆，一人负责下肢搬抬。准备好后，喊一、二、三，同时将伤员轻轻搬起，保持脊柱轴线水平稳定，然后平稳地搬运伤员并放在担架上。

（二）二人搬抬法

在病人腰部凹陷处，平塞入一床单或毯子并在病人身下轻轻地拉平展开；搬运者站在病人头、脚部，拉起床单的角，共同用力平兜起病人移至担架上。注意床单要结实完好，两人用力一致，切勿摔伤病人。另外，如使用的是可以拆装的帆布担架，方法就十分简单，拆下担架上的帆布，将其平铺在病人身下后，再将两根长杆插入帆布两侧的筒中，即可将病人置放在担架上。

担架的种类很多，如帆布担架、铲式担架、充气担架等，分别供不同病人选择使用。病人平躺在担架上，必须系好约束带。担架运送病人的基本要求是：尽量保持病人身体呈水平状态；行走时，病人的足在前，头在后。但对于某些特殊病种的病人应注意运送技巧，以保障病人安全。如各种原因所致的休克病人，可保持担架水平位或头部稍低位，切忌头高脚低位。在下楼梯时，在前面抬担架者，应将担架举高，使担架保持平衡。

（三）侧翻搬抬法

伤员侧卧，将担架正面紧贴伤员背部，由两名搬运者同时将伤员连同担架侧翻，使伤员置于担架。

（四）搬抬轻伤员的方法

有扶持法、背负法、双人坐椅式搬抬法、持抱法。

（五）上救护车法

救护车上多安置有轨道滑行装置。使病人头在前，脚在后，将担架放在轨道上滑入车内。如无此装置，救护人员应合力将担架抬起，保持头部稍高位而抬入救护车内。

（六）下救护车法

将担架抬下救护车时，救护人员要注意保护病人。如从轨道上滑行，要控制好滑行速度，尽量保持担架平稳。

（七）急救车内病人体位及担架的摆放

有些病人有强迫体位，应以病人舒适为主。有些病人病变部位在行驶中须减震，一般车头较车尾震动小，故应将伤病部位尽量靠近车头。担架必须顶靠车厢并加以固定。病人必须固定在担架上，以防刹车时损伤病人。有条件的急救中心备有软式担架、充气式骨折固定担架或气垫等专用设备。

二、转运途中监护

病人进入救护车，救护人员要充分利用车上的设备对病人实施生命支持与监护。具体内容如下所述。

（一）心电监测

使用心电监护仪对病人进行持续心电监测。

（二）给氧或机械通气

应用鼻导管或面罩给氧，并注意保持气道通畅。自主呼吸微弱者，可应用面罩加压给氧，或使用机械通气。如病人呼吸已停止或自主呼吸无效，应在转运前或途中迅速给病人行气管插管，并固定牢固，以保证转运途中插管的正确位置。密切观察病人的呼吸状况，有无呼吸困难或呼吸骤停。

（三）建立或维持有效的静脉通路

病情需要时应迅速建立静脉通路。输液过程中，护士要注意观察，保持输液通畅。院前急救的用药，医生只下口头医嘱，要求护士执行三清一复核的用药原则。三清即：听清、问清、看清；一复核即：药物名称、剂量、浓度与医生复核，以防出现用药差错。对药物的空安瓿应暂时保留，以便核对。一般在院前抢救病人时，较少使用深静脉插管，如病人需要很长距离转运，且外周静脉不能应用时，才考虑深静脉插管。因院前护理技术操作及维护中不易保持穿刺无菌术和穿刺部位的清洁，故在必要时，也要慎用。

（四）正确实施院前急救护理技术

院前急救护士必须熟练掌握基本的生命抢救技术，包括心肺复苏术、电除颤术、气管插管术、静脉穿刺术、导尿术等。同时，还要熟练掌握院前急症病人的抢救配合技术，各种常用药物应用于观察技术，各种创伤抢救与包扎技术，以及院前常用医疗仪器设备的应用技术。

（五）院前无菌操作技术

在院前急救护理工作中，导尿术、伤口无菌敷料覆盖、肌肉注射、静脉输液等都属无菌操作范围。无菌技术操作的首要原则是必须在清洁的环境中进行，这在一些急救现场和家庭中是不易做到的。因此，在实际操作中，护士要注意维护抢救治疗环境，疏散人群，减少人员走动和禁止靠近无菌治疗区谈话。进行无菌操作前，无洗手条件的，须用快速手消毒剂消毒手。应严格遵守其他的无菌操作原则。严格执行院前急救护理中的无菌操作原则，对防止后期病人感染、减少并发症十分重要。护士必须有高度的责任心，以达到"慎独"的境界，才是做好护士工作的根本。

三、不同转运方式途中护理

转运伤病员的工具归纳起来有担架、汽车、火车、轮船、飞机等，不同的转运方式途中的护理有不同的特点，具体如下所述。

（一）担架转运伤病员护理

1.保持担架行进途中的平稳

担架员的步调力求一致、平稳，防止前后、左右摆动及上下颠簸增加伤负的痛苦。应使用约束带将伤员胸部和下肢与担架固定在一起，以防伤员摔下。

2.注意防雨、防暑、防寒

必要时应备有雨布、棉被、热水袋等，以便在冬季保暖防冻，夏季防雨。

3.途中的观察护理

护送带有输液管、气管插管及其他引流管的伤病员，应保证各种管道通畅。为防止伤病员及担架员疲劳，在途中应定时休息，并利用休息时间观察伤情，测生命体征，松解止血带，以及进行其他必要的护理，如绷带纱布更换、药物给予、体位调整、进食饮水等。

（二）汽车转运伤病员护理

1.合理安排伤病员乘坐车辆

危重伤员及路途中需要输液、输氧、抢救的伤病员，原则上安排救护车或带有急救设备的车辆运送，轻伤员或途中不需要实施治疗的伤病员可用其他车辆运送。

2.合理防止伤病员体位

重伤员、颅脑损伤后呕吐的伤员均取头偏向一侧的平卧位。胸部伤呼吸困难者取半坐卧位并给予吸氧。长骨骨折伤员应将肢体放在合适位置，背部及两侧用棉垫或被褥垫好，固定牢固，防止汽车行进中的颠簸、摩擦、撞击产生疼痛及再次损伤血管神经。

3.严密观察伤情

护理人员应勤问，勤查，发现异常情况及时处理。

（三）火车转运伤病员护理

当大批伤员转运时，每节车厢伤员的病情轻重应加以调配，转运护理人员对重伤员必须重点护理。

1.对挂红卡的重伤员做出明显标志

由于车厢中伤员多，给转运途中的观察治疗及护理带来困难。因此，对出血、昏迷、截瘫等危重伤病员，必须在其身旁挂上易于识别的标记，以便将其作为重点观察护理对象。

2.做到查体勤、询问勤、处理勤

这样才能及时发现病情变化，及时给予处理。若本节车厢组处理抢救困难，应立即报告请求他组救援，以保证伤员安全顺利到达目的地。

3.全面观察，重点监护

火车在行进中，伤员的病情是会发生变化的。危重伤员可因及时救治转危为安，轻伤员也可因处理不当而使病情恶化。因此，对列车上所有伤病员，无论病情轻重，医护人员都有责任认真仔细地观察、照顾、及时发现病情变化。

（四）飞机转运伤病员护理

1.伤员在飞机中摆放的位置

大型运输机，伤员可横放两排，中间为过道，便于医护人员巡视治疗。休克伤员因血容量不足，头部应朝向机尾，以免飞行中引起脑缺血。

2.空中血压检测

在飞机中，血压的检测非常困难。救援人员可用简易办法来估计血压的范围值，即用手指摸足背动脉，能感到波动时其收缩压在10.7千帕~12千帕。但最为理想的是在舱内使用多功能心电监护仪来监测血压值。

3.空中吸氧流量计算

随着飞行高度的上升，空气中氧含量减少，氧分压下降。所以，空中吸氧流量=地面供氧流量+空中补偿氧流量。根据不同的高度所需的氧气含量换算的补偿氧流量见表1-1。

表1-1 根据不同的高度所需的氧气含量换算的补偿氧流量

高度（千米）	0	1	2	3	4	6	8	10
氧流量（升/分）	0	0.5	0.9	1.3	1.7	2.5	3.2	3.9

4.高空中人工气道的护理

高空中温度、湿度较低，气管切开及气管插管病人应定时雾化、湿化气道，防止气管内分泌物黏稠结痂，阻塞气道。对闭式气管的气囊，在空中为避免气压较低引起膨胀，压迫气管黏膜，造成缺血坏死，气囊内空气应适当减少，待飞机着陆后再适当补充。

5.空中输液的特殊护理

在使用输液瓶或袋时，该液面上的空气因高气压降低而膨胀，可出现液体沿排气管外流现象，此时应立即将排气管用止血钳夹紧。当飞机降落时，外界压力增大，则可打开排气管的夹子，输液可正常进行。要经常注意瓶内液体量，在未用完之前即予更换，以免空气进入血管而发生空气栓塞。

6.其他护理

有脑脊液外流者，因空气中气压降低会增加漏出量，要用多层无菌纱布加以保护，以防逆行感染。如头颅面部外伤波及中耳、鼻旁窦时，空气可由此进入颅腔引起颅内压增高，可在鼻道内滴入麻黄素、肾上腺素等血管收缩药，以保护中耳腔、鼻旁窦与外界相通。

（五）轮船转运伤病员护理

1.上船应详细了解有无晕船史

无论是救援人员还是伤员，晕船者一律服用乘晕宁以预防。

2.昏迷、晕船呕吐者取头偏向一侧平卧位

以防止呕吐物吸入气管引起窒息。

3.随时清除呕吐物、垃圾

保持船舱清洁，防止传染病发生。

（六）转运过程中的注意事项

转运过程中的注意事项如下：

（1）从现场到医院的护送过程中，一要护理好病人，二药平稳安全，三要与接收医院取得联系，让医院有充足的时间做好人力、器材等方面的准备。

（2）第一批运送的应是伤情危重不能延误的病人，先将病人抬上救护车，可边处理边运送；然后按伤情的程度再分批转送，众多轻伤者可由其他车辆运送。

（3）不论采取何种转运工具均应注意保持病人气道通畅、给氧或机械通气；保持有效静脉通路；保护病人行进中的安全；严密观察病情变化，密切注意心电监护信息，发现问题立即向医生反映。

（4）把病人送达接收医院后，护士应向接收医院进行交接工作，向院方详细交代病人现场情况、途中变化、已采取的措施、用药情况，包括药物名称、剂量、数量等。

（王新铮　秦兴富　韩秀秀　姚雨　杨加慧　王昆）

第二章　院内急诊救护

第一节　急诊科的设施与管理

广义上讲，院内急救的实施地包括医院的急诊科和各专科的重症监护病房。狭义上讲，院内急救即指以急诊科为实施地的急救环节。

急诊科是医院急重症病人最集中、病种最多最复杂的科室，是实施院内急救的最主要场所，是所有急诊病人入院救治的必经之地。急诊科除了承担接收急诊病人的任务，即对危及生命的病人组织抢救，对无生命危险的急性病人进行及时有效处理外，还承担院前急救、意外灾害性事故的抢救工作。急诊科工作水平高低，直接体现了所在医院的管理水平和医疗护理质量。

一、急诊科的布局及设施

急诊科合理的布局有利于病人顺利就诊以及最大限度地节省诊前时间。医院急诊科接诊的多是突发性的急、危、重病人，一切医疗护理过程均以"急"为中心，所以急诊科布局要从应急出发，以方便病人就诊为原则。

急诊科的位置一般位于医院的前方或一侧，有单独的出入口，门前应有宽敞的停车场和电话通讯设备，入口处应备有平车、轮椅等方便病人使用。

急诊科指路标志必须鲜明、醒目、突出，便于病人寻找识别。白天应有指路标志，夜间应有指路灯标明急诊科位置。

急诊科的门应足够大，门内大厅宽敞，以利担架、车辆的进出及较多的病人和家属候诊时短暂停留。

分诊室设在大厅明显位置，走道须足够宽，一般以两边有候诊人员的情况下担架能顺利通过为宜。室内要求光线明亮，空气流通，要有对讲装置及电话保障。

对急诊病人应实行分科式急诊，对急救病人实行集中式抢救、监护、留观。故此，急诊科应设置以下部门，且每一部门都有相应的制度和规范。

（一）预检室或称分诊室

分诊室或分诊台是急诊病人就诊第一站，故应设在急诊科入口处的明显位置，标志要明显。分诊员一般都由有经验的护士担任，具体负责分诊和挂号工作。分诊室要做到快速疏导病人进入各专科诊断室或抢救室，合理调配医护人员，使病人得到迅速诊断和治疗。分诊室应备有诊察台和常用的医疗器械，如血压计、听诊器、体温表等以及对讲、呼叫装置，以便及时通知医生进行抢救，另外最好有一定数量的候诊椅，洗手消毒设备。

（二）抢救室

重危病人经分诊后立即进入抢救室，故抢救室应设在靠近急诊科的人口处，由专职急救人员负责抢救。抢救室要有足够的空间，单间面积不应少于 50 m²，门要高大，以便搬运病人。抢救室内要备有各种急救药品和抢救设备，一般设抢救床 1~3 张。抢救床最好是多功能的，可以升降，屋顶设环形输液架，床头设中心供氧装置及中心吸引装置。有条件的医院应设各专科小型抢救室或内科系统抢救室和外科系统急救手术室。这样有利于抢救工作在互不干扰的情况下有条不紊地进行。

（三）各专科诊室

设内科、外科、妇产科、眼科、耳鼻喉科、皮肤科、儿科等专科诊室。室内除备有必要的诊察用具和设备外，还需按各科特点备有急诊所需的器械与抢救物品，并做到定期清洁消毒、定期检查其功能是否适用。儿科急诊室要与成人急诊室分开设置，有单独的出入口，避免交叉感染。

（四）治疗室

根据各医院的不同条件，治疗室包括有准备室、注射室、处置室、急诊输液室。位置应设在各科诊室的中心部位，治疗室内应有无菌物品柜、配液台、治疗桌、肌内注射和静脉穿刺盘，消毒用品，室内还应有空气消毒和照明设备以及脚踏式洗手池。

（五）清创缝合室

清创缝合室位置应紧靠外科诊断室，设有诊察床、清创台。清创缝合所用的各种用物要齐备，如各种消毒液、清创缝合包、敷料、洗手池、落地灯及其他照明设备、消毒设施等。

（六）监护室

室内设监护床，床边应备有监护仪、呼吸机、心电图机、供氧装置、负压吸引装置、轨道式输液架、输液泵及推注泵等设施。由专职医护人员对重危病人进行监护，如体温监护、心血管功能监护、呼吸功能监护、肝功能监护、肾功能监护及脑压监护等，发现异常及时处理和抢救。

（七）留观室

留观对象为暂时不能确诊、病情有危险性的病人，或抢救处置后需做进一步住院治疗的病人。观察室病人一般留观 24 h，原则上 3~5 天内离院、转院或收留住院。

（八）隔离室

隔离室应设在分诊室附近，一旦发现有传染病可疑者，应立即隔离，并通知专科医生会诊，确诊后转送专科病房或医院，并注意消毒及疫情报告。

此外，辅助科室如药房、化验室、放射科、挂号室、收费室等也应在急诊区域内。

二、急诊科的主要仪器、设备和药品

（一）仪器及设备

急诊科应备有"五机"和"八包"。"五机"包括呼吸机、心电图机、电动吸痰器、电动洗胃机、除颤起搏器。有条件的应具备中心给氧装置及中心吸引装置。"八包"包括腰穿包、气管切开包、静脉切开包、清创缝合包、输液包、输血包、导尿包、胸腔及腹腔穿刺包，此外胃肠减压包、开胸包、烧伤包也是应备的。

各种仪器及设备应定人保管，定点放置，定期检查维修，建立使用说明卡，用后立即消毒，并及时安装齐备，归还原处，以备急用。

（二）药品

急诊科备用的急救药品要齐全，主要包括中枢神经兴奋剂，升压、降压药，强心剂，利尿及脱水剂，抗心律失常药，血管扩张药，解痉药，镇静药，止痛药，解热药，止血药，解毒药，止咳平喘药，激素类药，局部麻醉药，纠正水电解质酸碱失衡药及常用液体如葡萄糖液、平衡盐液等。各种药品应标签清晰，分类定位放置，定人管理，定期清查，及时补充；毒、麻药品应加锁保管，并列入交班内容。

第二节　急诊科护理工作任务与管理

一、急诊科护理工作的任务

1.急诊急救护理 急诊科首要而且也是最主要的任务是为病人提供所需要的紧急、便捷、全面的急诊急救护理服务，帮助健康出现危机者做出紧急的决定和提供及时救护措施以避免死亡和伤残，包括配合、参与院前急救及重症监护工作。

2.灾难事故救护 在保障急诊工作正常运转的前提下，应做好充分的人力、物力准备，以便随时有能力承担意外灾难事故的抢救工作。

3.急救护理管理 为保证以上任务圆满完成，应建立健全以岗位责任制为核心的各种规章制度以及各种危重症的抢救程序，并要科学、合理地将计划排班与按需排班结合起来，以调动急诊护士工作积极性。参与建立、完善急诊医疗服务体系（EMSS）及建立、健全急诊科。

4.急救护理科研 急诊科区别于其他专科的特色在于急诊科可以获得重症病人病情改变的第一手资料，而急诊护士更是与病人直接接触，对病情与护理效果可以最准确地观察和得到最快的反馈，因此平时要注意积累，寻找规律，从而提高急诊急救工作水平。同时这项任务也包括急诊科护理教学及管理方面的研究。

5.教学、培训及学术交流 因地制宜，安排护生实习带教，使急诊护理后继有人；采取多种形式对本科及下级医疗单位的急诊护士进行技术培训和理论指导，加强国际国内学术交流，以加快急诊人才的成长，不断提高急诊护士的专业化知识程度，不断提高急救护理水平。

6.参与社会宣传 走向社区，以多种形式普及宣传各种急救常识，开展面向大众的复苏技术培训，培养、提高大众急救意识。

二、急诊科护理工作质量要求

1.强调"以病人为中心"的服务态度，急病人所急。

2.强调危重病人的抢救成功率可依据医院的医疗护理技术水平拟定常见急诊病种的抢救成功指标。

3.强调时间效率在急诊科，时间就是生命，一切工作围绕时效原则展开，如院前抢救的出诊时间，医护人员的接诊时间，值班护士通知医生时间、抢救开始时间，进行治疗处理时间，留观后确诊时间，转入院时间及病人死亡时间等。时间是评价急诊科工作效率、医护工作质量和管理水平的重要指标之一。

4.强调分诊迅速准确分诊准确率应达≥95%，抢救分诊率应为100%，并应认真登记统计，遇有传染病人应立即通报、隔离。

5.强调抢救工作的组织性要求抢救时做到人在其位，各尽其责。同时在特殊情况下，可通过对讲装置立即组织人员协助抢救，做到组织严密，井然有序，忙而不乱。

6.强调严格查对制度要求严防差错事故，执行口头医嘱时，护士要复述一遍，准备的药品经2人核对后方可使用。抢救过程中所用药品的安瓿、袋子均应留下以便抢救后核对统计。

7.强调记录完整作为急诊医疗、护理、教学、科研的宝贵资料，急诊科的各种记录是检查急救工作、总结经验、同时也是涉及法律纠纷问题时的依据。各种抢救工作记录应清楚完整、及时、真实、准确、简练，不可删改，医生护士均应签全名。

8.强调设备、仪器及药品适用够用。

9.强调消毒隔离，防止交叉感染。

三、急诊科护理工作制度

作为急诊科一员，必须了解科室制度及自己的职责，并作为自己的工作准则。需要了解的工作制度主要有：①各类人员岗位责任制；②首诊负责制；③交接班制度；④病情记录及疫情报告制度；⑤预诊分诊制度；⑥观察制度；⑦查对制度；⑧查房制度；⑨消毒隔离制度；⑩仪器使用与保管制度；⑪急诊室、抢救室、治疗室、观察室、监护室与其他病房的规定。

第三节　急诊护士

一、急诊护士的角色

（一）执行者

急诊护士的首要职责是为病人实施救护措施，所以最根本的角色是医疗及护理措施的实施、执行者。

（二）照顾者

保持身体健康是人的最基本需求。护士作为人类健康的照顾者，主要是满足病人日常生活的基本需求，急诊护士也不例外，帮助病人保持舒适、清洁、安全，为病人创造有利于康复的休息、治疗环境，从生理、心理、安全、自尊、社交等方面满足病人的需求，为病人提供优质的护理服务是护士作为照顾者这一角色的体现。

（三）观察者

急诊病人病因复杂、病情重、变化快，不论是预诊、分诊还是抢救、转送，护士都是专业的观察人员，时刻注意病情的动态变化，为医生诊断治疗及护士的护理提供临床资料与依据。

（四）专业顾问

多数病人常常对自身所患的疾病知之甚少。此时，最需要护士为他们提供帮助，解释有关诊断，说明病情的严重程度，告知即将采取的诊治措施等。护士平时与病人接触最多，而病人得到相关信息和指导的愿望最迫切，这就要求护士帮助病人了解其生理过程和疾病知识，鼓励病人全身心参与配合治疗与护理。

（五）维权者

由于对病人的每一项侵入性的技术操作都直接关系到病人的生命安危，特别是急救护士，常常会面临家属不在场而病人无意识的情况，因此，更是必须保护病人的合法权益。维护病人权益体现在：对病人的生命安全高度负责，准确及时执行医嘱，认真细致观察病情，为病人的正确诊断、治疗提供准确的第一手资料，为病人创造一个安全的环境，保证病人安全治疗、休养、康复。

（六）教育者

随着社会的发展，人们生活水平的提高，人们的健康意识不断提高，对健康知识及有关信息的需求越来越多，急救护士在工作中接触到不同年龄，不同文化修养，不同社会背景的人群，因此，必须应用自然科学、社会科学、人文科学等方面的知识向病人、健康人宣教，解释各种检查、治疗程序，疾病发生的有关知识，饮食、运动、康复的常识或资料，提供信息，为提高全社会的健康水平服务。

（七）研究者

随着科学技术的发展，全球出现向以知识化、网络化、国际化为特征的现代化转变，急救护理的发展更是面临多元挑战。环境、社会的影响，使疾病谱不断变化，需要更深更广的知识、技术来解决。急救护理也因此需要不断研究创新，适应社会需求。每一位从事急救护理工作的人员都有责任在工作中不断研究、总结、提高，以提升急救护理素质，促进急救护理学不断向前发展。

（八）协调者与联络者

这一角色体现了护士的沟通功能。护士担负着病人与医护人员、病人与家属之间的协调、联络责任，这一角色功能可以充分调动病人的积极因素配合治疗、护理，促进康复。

（九）管理者

急诊科的每一位护士都是管理者。要管理病人，维持就诊秩序；同时要管理好急救药品、器械、仪器、设备，使之随时处于备用状态。

二、急诊护士的素质

护士从学校毕业后，如需从事急诊工作，首先应在医院内主要科室轮转学习，对各专科危重病人的病情有一定的观察能力和基本处理知识，并接受重症监护技术的短期培训。轮转完毕，仍需在急诊科经护师以上职称人员带教 2~6 个月后，才可独立承担急诊护士工作。急诊科工作性质对护理人员的素质有着特殊的要求，主要方面如下：

(一) 医德高尚

1.热爱急诊工作 院前急救，急诊护士是先遣部队的一员；院内抢救，急诊护士与死神争夺时间。急诊科始终处在抢救病人生命的最前沿，生死就掌握在分秒间，时间的紧迫性和生命的神圣性赋予急诊护士使命感和自豪感。这是令人骄傲和备感光荣的工作，因此值得热爱，值得急诊护士为之牺牲个人利益。

2.热情服务病人 病人利益第一，急病人所急，想病人所想。不怕脏，不怕累，和蔼可亲，耐心细致，善解人意，解除病人顾虑。

3.高度责任感 时间就是生命，必须争分夺秒、果断迅速；同时应认真谨慎，仔细周密，严格查对，防止忙中出错o

4.知情与保密 尽管急诊抢救分秒必争，但护士必须明白病人及其家属仍有知情权。为安抚病人及家属，应尽量在适当的时候及时给予解释与安慰，以避免因误会引起纠纷。在急诊抢救中，会涉及一些特殊的病史与病症（比如自杀者的隐情或特殊感染），有时病人不希望别人知道，有时甚至会牵涉到法律纠纷，急诊护士有尊重病人自尊、保守秘密的义务，不可将其当作谈话资料四处宣扬。

5.团结协作，服从指挥 急诊护理工作内容广泛，与医生及医院各部门都有密切联系，急诊科护士在工作中要与其他人员相互理解、相互尊重、相互配合协作，不互相推诿责任；同时，要服从统一调度指挥，以"救死扶伤，生命第一"为原则。

6.慎独 慎独就是在无人在场和监督之下，也能够严格要求自己，实行自我监督。急诊科是一个特殊场合，很多时候病人不能或来不及对其治疗知情或家属不能立即赶到，这就要求不论有无病人及家属在场，护士都要按照规章制度办事，不做违反道德良心或不合法的事。

(二) 业务熟练

专业素质即是胜任岗位所必须具备的专业化知识和技能。急诊所面对的病人常常有多种疾病共同存在，或会涉及内、外、妇、儿等各专科疾病中的急性病、危重病，需要这些专业范畴的专业知识，这就要求护士具有扎实的基础理论知识，比较广泛的临床护理经验及熟练的技能，要加强三基（基础知识、基础理论、基本技能）的训练，以便能熟练配合医生进行抢救工作。

(三) 良好的心理素质

1.高度的注意力，敏锐的观察力，敏捷的思维能力 急诊病人往往病来凶猛、病情变化急骤、病因复杂、症状体征多样。因此，当有病人来诊时，不论是分诊还是抢救，不论是留观还是转送，都不能松懈怠慢，疏忽大意，必须敏锐观察病情动态变化，敏捷反应应对处理。

2.深切的同情心、坚强的毅力 急诊工作的特殊性决定了急诊护士常常要面对诸如车祸伤、高楼坠落伤、意外灾难事故等情况，或是大量呕吐、大小便失禁等脏、臭的情况，同时还会遇到危险场地的院前救护工作等艰巨的任务。如果没有深切的同情心，就会厌恶脏和臭；如果没有克服困难的坚强意志，就难以完成急诊救护任务。

3.情绪稳定，沉着冷静急诊室的工作具有很强的科学性和时间性，急诊病人的生命和安全与医护人员息息相关。在抢救急危重病人过程当中往往出现意想不到的紧急情况，护士应在整个工作过程中做到遇事不慌、沉着冷静、准确迅速地配合抢救工作。如果护士在工作中马马虎虎，犹豫不决，缺乏责任心和积极的工作态度，势必影响急诊抢救的顺利进行。

（四）身体强健

急诊室的护理工作烦琐，节奏紧张。护士除了完成全天正常的门诊护理工作以外，还需要有充沛的精力随时进行急危病人的抢救工作。抢救急危重病人的时间或长或短，有时需长时间的特护，有时刚抢救完前一个危重病人，护士又马上面临下一场紧张的战斗，加班加点成了家常便饭。因此，急诊科的护士必须拥有健康的体魄、动作机敏、有较强的耐力与体力，能吃苦耐劳，完成各项护理工作。

三、急诊护士的职责

1.在急诊科护士长和主管急诊科（室）负责人的业务指导下进行工作。

2.做好急诊病人的检诊和登记工作，按病情决定优先就诊，有困难时请示医生决定。

3.急诊病人来诊，在医生未到以前，遇特殊危急病人，可给予必要的急救处置。随即向医生报告。

4.在急救过程中，应迅速而准确地协助医生进行抢救工作。

5.做好抢救病人的特护记录、登记和疫情报告。

6.护送危重病人及手术病人到病房或手术室。

7.及时完成治疗及护理工作，严防差错事故。

8.经常巡视观察室病人，了解病人病情变化及对治疗护理的反应等情况，并向医生反映。

9.管理好各项急救所需药品、器材、敷料，使之适用够用。

第四节　急诊科的护理工作

一、急诊科的接诊范围

1.内科

（1）呼吸、心搏骤停。

（2）各种危象。

（3）急性心力衰竭、心肌梗死、心绞痛、严重心律失常。

（4）急性发热，腋温在 38℃ 以上或中暑。

（5）急性呼吸困难、发绀、窒息。

（6）急性内出血，如大咯血、呕血、便血等。

（7）急性炎症，如重症肺炎、急性胰腺炎、急性脑膜炎等。

（8）昏迷、晕厥、抽搐、癫痫发作、休克。

（9）脑血管意外，高血压脑病。

（10）各种中毒，如食物中毒、药物中毒、气体中毒等。

（11）重症血液病。

2.外科

（1）急腹症。

（2）各种创伤，如脑、胸、腹、四肢等部位的切割伤、刺伤、撕裂伤、烧伤以及新鲜骨折、扭伤、动物咬伤等。

（3）急性感染，如败血症、手指或脚趾感染、急性乳腺炎。

（4）急性泌尿系统疾病，如急性尿潴留、血尿。

3.妇产科

（1）阴道流血流产、功能性子宫出血、产前大出血、宫颈癌大出血、前置胎盘、葡萄胎等。

（2）急性腹痛异位妊娠、卵巢囊肿蒂扭转、黄体破裂、子宫破裂等。

（3）急性损伤外阴及阴道损伤、子宫穿孔等。

（4）急性发热产褥感染、急性附件炎等。

（5）急产、难产、早期破水、脐带脱垂等。

4.儿科参照内科，另外尚有：

（1）急性呕吐、腹泻伴脱水。

（2）突发剧烈腹痛。

（3）新生儿体温不升。

5.五官科

（1）外伤眼的擦伤、挫伤、烧伤，口腔颌面部外伤，下颌关节脱臼等。

（2）急性炎症。

（3）出血，如大量鼻出血、眼内出血。

（4）误入异物。

6.皮肤科急性皮炎、荨麻疹、带状疱疹、蜂蜇、急性过敏性疾病。

7.其他自缢、淹溺、电击伤、烈性传染病可疑者。

二、急诊科护理工作程序

（一）接诊与出诊

因为有的医院急诊科同时担负院前急救任务，故护士有出诊可能。接到出诊电话，要询问清楚病人性别、年龄、发病时间及病情、地址，准备好出诊物品。

接诊要主动、热情、耐心，做好解释，免生误会。要以良好的工作态度，树立好"窗口"形象。出诊要迅速，同时考虑周到、准备充分。

（二）护理评估

重点在生命体征、意识、精神状态和主诉。应详细询问，仔细检测，分清轻、重、缓、急。

（三）分诊

要求科学、合理、快速地安排病人到相应的专科诊室就诊。遇有危重病人，先抢救再挂号，争取最佳时机。

如有分诊不准确，应及时加强医护、护患之间的沟通，向病人耐心解释，并积极联系好合适的就诊医生，避免出现"踢皮球"现象。

以上三步是紧密联系、一气呵成的。在这个过程中，要求护士要有急诊意识，即意识到这是突发事件，意识到病人的状态会急骤变化，意识到病人的迫切需要，意识到急诊护士的责任。

（四）抢救与监护

经过预检分诊，危重病人立即送入抢救室或急诊科重症监护病房（emergency intensive care unit，EICU）进行加强监护治疗。

（五）急诊治疗与护理

对于一般急诊病人，遵医嘱给予相应的治疗、护理。但要注意观察其病情发展，以防出现意想不到的变化。

（六）送病人离开急诊（科）室

联系专科病房或做好转院准备，做好其间的衔接工作，注意不要让病人有被踢皮球的感觉，对于经急诊治疗护理康复后出院的病人，健康宣教是这时的重点。

以上（四）、（五）、（六）三步强调急诊护理观察，在急诊意识的前提下观察、思考、处理是整个急诊护理的灵魂。

三、急诊救护工作的特点与要求

急救护理学集各专科护理之大成，是专科性与综合性的统一体。同时实践性强、操作要求高，因为只有"稳、准、快"才能保证"时效合一"。所以，急救护理工作有如下特点：

（一）发病急骤、时间性强

需急救的病人多为遭受突发意外伤害、突然发病或病情剧变者，其病情急、危、重，变化快速。能否及时进行有效的救护是抢救成功的关键。这就要求护士有高度责任感和敬业精神，分秒必争，做到"百分之一希望，百分之百努力"。

（二）随机性大、可控性小

急诊病人的就诊时间、就诊人数、病种及其危重程度均很难预料，尤其是遇有意外伤害，如交通事故、灾害、传染病治疗、急性中毒如集体食物中毒事件等，病人常集中就诊。因此，要求必须保持抢救设备、药品随时处于备用、够用状态；要求急诊护士必须具有应急、应激能力，完善各种应急措施，"养兵千日，用兵一时"，以使失误减少到最小。

（三）疾病谱广泛、专业性强

急诊病人疾病谱广泛、病种复杂，病情危、急、重，尤其是疑难病例及复合伤常常涉及多个系统、多个脏器、多学科护理知识及技能，这就要求急诊护士自我素质、护理技术、跨学科跨专业领域水平较高，才能胜任。

（四）向心抢救、多方协作

由于急诊病人病谱广泛，往往需要多个学科的协调参与。急、危、重症病人抢救时更是常常需要数名医护人员甚至是数科医护人员共同完成抢救任务；不论个人业务水平多高，一个医护人员不可能包办整个过程。此外，灾难医学中的一些情况发生时如空难、地震、火灾及某些群体发病时，数量多、病情重，需要医院、交通、公安、消防等多个部门协同完成，以合理分流疏散，尽快转运，提高医疗机构的利用效率，避免因延误病情导致伤残、死亡。这就要求急诊护士要有高度协作精神，懂得协调艺术。

（五）任务繁忙、责任重大

急诊工作的服务对象是需要快速救护处置的危重、紧急病人，急诊医护人员长期处在紧张繁忙的环境中，劳动强度大、精神高度紧张，因而要求选派技术水平高、健康、灵敏的医务人员担任。

（六）连续工作、服务性强

急诊科周而复始、连续不断的工作方式使病人随时可以获得医护帮助。急诊科是向所有人开放的医疗工作第一线，是医院的窗口，社会接触面广，医疗中常涉及多种社会因素，而且易成为新闻热点，被公众关注。这就要求急诊医护人员要有很强的组织纪律性和明确的岗位责任制。尤其是护士，要重视与病人及其家属的沟通与交流，懂得心理护理的艺术，使病人满意的同时也为医院带来良好的社会效益。

四、急诊科病人的心理护理

（一）急诊病人的心理特点

对社会而言，急诊科是一个医院的窗口；对急诊科的医护人员而言，急诊科也是社会的窗口，因为急诊科的病人形形色色，从急诊科人们可以看到整个社会的缩影。

首先，急诊科的病人，因为症状所迫，比如剧烈或持久的疼痛、呼吸困难、胸闷、大出血以及伴随而来的恐惧感、严重的眩晕和由此引发的诸多不适等，使其感到生命受到极大威胁，希望引起接诊者的重视，迅速行动，药到病除；身体的痛苦使其失去冷静与理性，如果不能以其满意的速度为其治疗护理，即使这并非主观而是客观原因造成（比如病人太多），病人也会觉得委屈乃至愤怒，从而引发纠纷。

其次，由于意外伤害事故前来就诊者，通常会有一种不平衡的心理："为什么是我？我怎么这么倒霉？我做了什么错事？"尤其当病人担心身体受到的严重伤害会影响到日后的工作和生活时，常因此而迁怒于人，把怒气发在护士身上。

第三，因突发意外事故而导致病人不治而亡使家属不能接受，这种突如其来的心理打击最为严重。例如因交通事故造成年轻的家庭成员死亡，可能引发家属悲痛欲绝，甚至出现抽搐、昏厥等严重情况，家属可能不能面对丧亲现实，不许中断抢救，不让将死者抬出抢救室。此时一言一举不慎，就可能将家属的悲痛化为愤怒，而与医护人员产生的纠纷。

因病人自认为身心健康遭受到威胁而产生的恐惧、焦虑等一系列持久而强烈的情绪反应，甚至机体持续应激状态，如果得不到及时的调整和控制，即可能加重病人的病情，有碍于急救的顺利进行。同时，家属的过激情绪不加以适当疏导，也会对急诊科工作造成不利影响。所以，在对病人进行抢救时，应注意同时对病人及其家属进行心理护理，使病人及其家属在获得良好心理支持和稳定的情绪状态下，与医护人员合作，从而保障急诊工作有条不紊地开展。

由于急诊科工作的特殊性使急诊科护士常常接触与法律纠纷有关的各种意外伤害事故，急诊科被称作是医院的火药桶。在这种情况下，医疗费用往往成为引发医疗纠纷背后的真正原因，而直接的导火索可能是一句解释不当，或认为护士行动迟缓，不够迅速。所以作为一名急诊科的护士，要善于揣摩病人心理，学会运用心理护理技巧，才能既减轻病人痛苦，又减少自己的麻烦。

（二）急诊病人的心理护理

心理护理可与抢救处理同时进行，边观察病情，边了解病人的心理状态，进行恰如其分的心理护理；边实施操作，边说明操作目的，以达到安慰病人，取得其对医疗护理合作的目的。在实施抢救中，要温柔果断、轻言细语、忙而不乱，以护士的镇静感染病人，使病人在精神上能镇定并增强战胜疾病的信心。

1.急诊护士要富有同情心和爱心　同情心不仅是觉得病人可怜，还要站在病人的角度思考，与病人进行心理换位，要深切地体会到病人的痛苦。例如，在面对病人的愤怒、烦躁、误解时，护士不厌烦、不怠慢、不嫌脏、不怕麻烦；在面对病人的疼痛不安、沉默、淡漠、失眠等行为时，护士应表示理解和同情，并给予相应的身体护理和心理护理，如保暖、饮水、眼神及体位姿势的交流；如握住病人的手，按摩病人的额面和疼痛不适的部位，为病人擦汗，使病人感到安全、温暖。

尤其对自杀未遂者不能讥笑嘲讽或训斥，要动员家庭及社会给病人以心理支持，倾听病人诉说并加以疏导，但切勿随意散播。

2.急诊护士要有耐心和细心　要细心观察病人的需要，耐心解释并一一满足病人的生理、心理需求。例如，为病人安置舒适的卧位，防止坠床、烫伤、褥疮，让病人全力以赴地战胜疾病而免受并发症的痛苦；对沉默的病人要主动询问，对其要求给予及时的满足；当观察病人生命体征时，要关怀病人，询问病人有何不适与要求，并要耐心解答，让病人心情舒畅地主动配合治疗与护理。对病人的过激行为，护士千万不能采取粗暴的限制，而应当耐心劝解安慰，给予适当的保证，稳定病人情绪，减轻病人痛苦。

3.病人家属的心理护理

（1）劝导家属不要在病人面前表现出焦虑、紧张情绪，不要把不愉快的家庭琐事或是费用问题讲给病人听，以免影响病人情绪。指导家属生活护理技术，如饮食调配等，使之能配合医护，促进治疗护理顺利实施。

（2）丧亲家属的心理护理对于家属的情绪反应和过激言语，护士应以同情和爱心给予理解、容忍和安慰，尽量满足其要求。尤其对突发意外伤害事故致死的病人适当延长复苏时间。对情绪失控、不能面对现实的家属，护士应劝说安慰其离开现场；对发生昏厥的家属予以抢救。

本着人道主义精神，为了安慰亲友，减轻对亲友的心理打击，护士应严肃认真地做好善后工作及尸体料理。对肢体畸形予以矫正包扎，掉出的器官组织予以回纳，清洗身体的血迹污秽，尽力使遗体完整、清洁、易于鉴别。

（三）危重病人的心理特点与护理原则

许多危重病人因气管切开或气管插管应用呼吸机等，使语言交流受到阻碍；但病人不能用言语交流，不等于病人就没有需求。病人发病初期可能感到恐惧，继而恐惧变成焦虑，随着治疗护理时间延长，焦虑可能变成抑郁和无助感；因此，危重病人最大的心理需要便是安全感的满足，需要护士以爱心与耐心，鼓舞、支持病人的斗志与信心。

护士要用多种手段了解病人，比如可通过书写交流，通过观察病人的表情和凝视的方向及病人的各种手势理解病人的需要，并作出相应的回答，使其安心。

在实施各种护理行为之前，应将目的和操作方法向病人说明，以取得病人的信任和合作。同时，护士必须注意病人家属的需要和作用，将病人病情以及需要家属如何配合等问题向家属清楚地说明，争取家属通力合作，以利于病人康复。

五、急救护理中护士的法律责任

急诊科护士常常会接触到各种意外伤害事故：斗殴致伤、交通事故、自杀、他杀、吸毒过量等，随着病人进入医院，当事双方的矛盾也容易随之转移到医护人员身上。所以，护士在整个护理过程中，应有法律意识，更要加强自我保护意识，谨言慎行；同时要有高度责任心，良好的职业道德，严格遵守规章制度、操作规程，严防忙中出错。

1.严格遵守国家有关法律和急诊科各项工作制度和要求，严格按照操作规范履行急诊护士职责。潜在的法律问题主要有：

（1）因责任心而导致的侵犯病人权益与犯罪问题急诊护士从接诊病人开始就要有急诊意识和高度责任心，意识到这是突发的紧急事件，需要密切观察和迅速行动；漫不经心或疏忽大意轻则导致侵犯病人权益，重则酿成犯罪。比如，护士因疏忽大意，给未行青霉素过敏试验的病人注射了青霉素，如该病人对青霉素不发生过敏反应，该护士的行为只构成护理过错；但若是病人因过敏性休克而死亡，则护士行为构成渎职罪。

（2）执行医嘱过程中的问题

1）执行医嘱的合法性：医嘱是医生所给出的对病人施行诊断和治疗的依据，具有法律效应。一般情况下，护士对医嘱应该遵照执行，随意签改医嘱、无故不执行医嘱是违法行为。但在另一种情况下，即护士发现医嘱有明显的错误，则护士有权拒绝执行医嘱。而若是在护士提出明确申辩后，医生仍执意强制护士执行其医嘱，则护士对由此造成的一切不良后果不负任何法律责任。相反，护士如知道医嘱可能造成对病人的损害却仍遵照执行，若造成严重后果，将共同承担由此所引起的法律责任。

例如：医生开出"10%氯化钾 10 mL 静脉推注"的错误医嘱，而护士未加拒绝，机械地执行了，结果导致病人死亡，该护士对此后果也负有不可推卸的责任，因为"10%氯化钾禁忌静脉推注"是护士应具备的知识。故护士不仅要有良好的职业道德，还要有过硬的专业知识，护士有责任以自己应有的理论知识把好对病人治疗的最后一关。

2）执行医嘱的准确性：急诊科常常面临争分夺秒的抢救，紧急情况下来不及书写医嘱，因此口头医嘱在急诊科是很常见的医嘱形式。护士一定要注意"三清一复核"，即听清、问清、看清，与医生核对药物名称、剂量、浓度，谨防忙中出错。各种急救药品的安瓿、输液空瓶或空袋子、输血空袋用完后要集中放在一起，以便核对和计数。

（3）护理记录的法律问题要重视护理记录的书写。急诊护理病历要简明扼要、重点突出、清晰准确。对病人姓名、性别、年龄、职业、工作单位、地址、电话号码要填写完整，对到院时间、接诊时间、护理评估都要进行记录，尤其对生命体征记录应写明具体数据。抢救、病人离院或死亡时间也应记录无误，并应与医生病历一致。对抢救当时来不及记录者，允许在 4 h 内如实追记。因急诊科常遇到与法律有关的问题，故病历要注意保管，切勿遗失或涂毁。

（4）急诊科设备、仪器及药品的法律问题急诊科的各种急救所用设备仪器及药品均需定人保管、定点放置、定期消毒检查、定数量供给、定时清点、及时补足、每班交接，并且不得外借，防 IE 因工作之便挪用盗窃或工作疏忽致准备不当，使得急救时因物质不足耽误病人抢救；尤其对于麻醉药品，应防止因保管不善而违法使用。

2.对急危病人，无论其是否能够偿付医疗费用，医护人员应实行人道主义精神，急诊护士有配合医生为其提供紧急救治措施的义务，不得拒绝急救处置。

3.重危病人转送入院或进行辅助检查时，应有医护人员在场。

4.严重工伤、重大交通事故以及必须动员全员全力抢救的情况；紧急抢救或手术而病人单位领导或亲属不在；收治涉及政治或法律问题的病人，或医护人员对其死因有怀疑者应立即通知医院总值班及公安部门。

在积极救治同时自身应提高警惕，遇有干扰治疗及护理者，不宜激怒，应平静应对，同时通知医院保卫科寻求保护或拨打"110"，保护自身安全。

5.对医疗工作以外的问题不随便发表自己的看法。一个很大的潜在问题是护士可能侵犯病人的个人隐私权，比如，将病人倾诉的关于患病的隐情当作谈资随意扩散，随意发表对事故的猜测及意见，如果病人因此自杀死亡，则护士行为构成犯罪。

6.应将服毒病人的呕吐物、排泄物留下送毒物鉴定。

7.若是昏迷病人，需与陪送者共同检查其财物，有家属在场时应交给家属（要有第三者在场），如无家属，由值班护士代为保管，但同时有两人签写的财物清单。

8.涉及法律问题的伤病病人在留观期间，应有家属或公安人员陪守。

9.护生的法律问题护生指正在学习护理专业的学生。依据法律的规定，护生只能在执业护士的监督和指导下，按照严格的护理操作规程实施护理，否则她的工作被认为是侵权行为。

在护士的监督下，护生如发生护理差错事故，除本人负责外，带教护士要负法律责任；所以护理教师应认真严格带教，护生应虚心踏实学习，防止发生差错事故。护生如离开了护士的指导，独立操作造成了病人的伤害，护生应负法律责任。

故护生在进入临床实习前，要明确自己的法定职责范围，认真按照护理法规实习。

（韩秀秀　姚雨　杨加慧　王昆　陈晴）

第三章　常用急救技术

第一节　通畅气道术

气道梗阻和缺氧是危重病人死亡的原因之一。因此，保持呼吸道通畅是抢救急诊病人的基本条件，是基础生命支持的首要措施。临床上常针对气道梗阻的原因进行有效的气道疏通。临床常见的气道梗阻原因有：舌根后坠、呼吸道异物如分泌物、血、呕吐物、喉头和支气管痉挛等。

一、手法开放气道

手法开放气道技术是临床上最常用、最简易的开放气道方法。但要达到有效，需要经过严格的训练和实践。

1.开放气道三步法若病人昏迷并且无呼吸时，应紧急采用三步气道开放方法，即：头后仰—张口—托下颌。

方法 1　病人取仰卧位，去枕，双肩略垫高。操作者在病人头部一侧，用一手放于病人前额向下用力，另一手用力托起下颌，使头后仰，口微张。也可采用一手放在病人前额向下用力，另一手置于病人颈后向上用力，双手一上一下用力配合，使头后仰，口微张，此方法为最常用法。

方法 2　托下颌法：病人体位同前，操作者在病人头顶侧，用双手第2~5指从耳垂前方抓住病人下颌骨向上提起，使下门齿反扣于上门齿前方，大拇指压在病人下唇，保持轻度张口。

方法 3　病人体位同前，使其头后仰，然后直接将拇指伸进病人口中提起下颌，也可起到轻度张口的作用。

2.注意事项若病人有颈椎损伤，头不能过度后仰，以免加重脊椎损伤，可采用轻度头后仰。另外，过分张口会使颈部伸展度减小，下咽部反被阻塞，应引起注意。

二、手法清理气道

当手法开放气道后，仍不能有效地进行通气，如吹气时阻力大或胸廓不能隆起、病人呼吸粗响，应立即进行手法清理气道。

方法 1操作者位于病人头顶侧，两食指分别从病人口角处插入口腔内顶住上牙齿，两拇指与食指交叉顶住下牙齿，打开口腔，然后将病人头转向一侧，利用重力作用，使异物或分泌物流出口腔。若病人有颈部损伤，则应保持头、颈、胸在一条轴线上转动。

方法 2 病人取俯侧位，脸向下，操作者用膝部顶住病人腹部以保持体位，在病人背部两肩胛间拍击。

方法 3 病人取仰卧位，操作者骑跨或跪于病人一侧，将一手掌根放于病人剑突和脐之间的腹中线上，另一手放在该手背上用力按压病人腹部 3~5 次，然后按照第一种方法清理异物，如此反复进行。

以上方法未见效时，可借用器械如喉镜、压舌板、开口器、手术钳、负压吸引装置等进行直视下取异物或吸引气道内分泌物。

三、特殊管道通气法

徒手开放气道在很多情况下能够迅速解除气道梗阻，但操作者易疲劳，可尽早借助器械控制气道通气，其中最常用的方法是咽道通气法。

1.鼻咽通气法选择型号适宜，质地柔软的塑料或橡胶管，外涂含利多卡因的润滑液。检查鼻腔，滴入 1% 的麻黄素 1~2 滴。待鼻腔湿润后，从一侧鼻孔插入管道，并沿鼻腔中线，经舌根至咽后壁。导管不可插入过深，以免进入食管，出现胃胀气，或刺激喉部产生喉痉挛。操作时动作宜轻柔，减轻对鼻黏膜的损伤。此方法适用于浅昏迷病人。

2.口咽通气法选择适当大小的口咽导管，用左手或开口器打开病人口腔，吸净口腔及咽部分泌物，右手持口咽导管使口咽导管的凹面面向头部插入口腔，直至接近舌根时，将口咽导管旋转 180°，使口咽导管的凸面面向头部继续前进直达咽部。该方法不得用于意识清楚的病人。选择的导管不可过长，避免通气管抵达会厌，引起完全性喉梗阻。

四、环甲膜穿刺

本方法主要用于上呼吸道梗阻的现场急救。各种原因引起的上呼吸道梗阻，在短时间内不能建立其他人工通道时均可使用。它是临时应急措施，常能达到起死回生的效果，医护人员必须掌握。

1.用物 16 号注射针头 1~4 支或 10~12 号套管针 2 支、连接管、供氧装置、呼吸机、气管切开包。

2.进针点在甲状软骨与环状软骨之间凹陷处的正中线，沿环甲软骨的上缘进针，防止损伤环甲动脉吻合支。

3.穿刺方法

方法 1 病人取仰卧位，头尽量后仰。操作者打开切开包，戴好无菌手套，消毒局部皮肤，铺孔巾，用左手拇指、食指分别固定穿刺点两侧皮肤，右手持注射针头在左手拇指与食指之间垂直刺向环甲膜，有落空感提示已进入喉腔，病人可出现反射性咳嗽。若穿刺准确，立即有气流冲出，此时应立即停止进针，以免进针过深伤及喉后壁及其深部结构。若上呼吸道梗阻的症状不足以改善或解除，可再插 2~3 根穿刺针。

方法 2 病人体位同前。操作者带无菌手套，消毒进针部位皮肤，铺好孔巾，左手固定皮肤，右手用一根长 5~10 cm 的外套管针，以 45°角进针，边进针，边抽气，抽气顺畅提示进入喉腔，再送人套管针少许，然后取出针芯，外套管继续向下置于气管腔内，外套管的外端接上连接管，并与呼吸机相连，进行高频通气。若上呼吸道完全阻塞难以排气，需再插一根粗针头进入气管腔，以便排气。

由于环甲膜穿刺会引起喉水肿、声带损伤而造成声门狭窄的严重后遗症。因此最好在 48 h 内排除气道梗阻或改换气管切开。

五、气管内插管

气管内插管是通畅气道的最有效方法，也是建立人工气道的可靠途径。它不仅便于清除呼吸道分泌物，维持气道通畅，还为给氧、人工通气、气管内给药等提供条件。因此，在危重病人的治疗和抢救中具有极其重要的作用。

（一）适应证

1.窒息或呼吸、心搏骤停者。

2.各种原因引起的呼吸衰竭。

3.上呼吸道分泌物过多，且不能自行咳出，需行气管内吸引者。

4.气道梗阻。

5.各种全麻或静脉复合麻醉者。

6.需经气管插管做呼吸道疾病的诊断和治疗者。

（二）禁忌证

1.喉头水肿、呼吸道急性炎症者。

2.咽喉部血肿或脓肿。

3.主动脉瘤压迫气管者，插管时易导致主动脉瘤破裂。

4.下呼吸道分泌物潴留所致的呼吸困难，一般情况下很难从插管内清除过多的分泌物，应作气管切开。

5.颈椎骨折脱位者。

（三）术前准备

1.用物准备准备气管插管盘，其中放置以下物品。

（1）喉镜有成人、儿童和幼儿三种规格。镜片有弯、直两种类型，弯喉镜多用于成人及年长儿，直喉镜多用于新生儿或幼儿。

（2）气管导管 分为有套导管和无套导管两种。应根据病人的具体情况选择合适的型号。一般情况下导管的型号就是管腔内径大小（mm），若导管采用 F 制编号，则 F/3=内径（mm）。被选用的气管导管要检查其通畅情况，带有导管气囊的导管还要检查气囊膨胀是否均匀、导管末端是否居中，若导管末端不居中，导管不能使用。

（3）导管管芯 系铜质或铝质的细金属条，长度以插人导管后其远端距离导管开口 0.5~1 cm 为宜。

（4）其他包括开口器、压舌板、牙垫、喉头喷雾器（内装 1%地卡因）、插管钳、注射器、血管钳、胶布、吸痰管、听诊器等用物。

除准备用物以外，还应备有负压吸引器、给氧装置、呼吸机和气管切开包。

2.病人准备对意识清醒者，给予必要的解释、安慰和鼓励，取得病人的合作。对家属说明插管的必要性，履行签字手续。

（四）操作方法

根据插管的途径将气管插管分为经口腔插管和经鼻腔插管两种方法，还可根据插管时是否用喉镜暴露声门将气管插管分为明视插管和盲探插管两种方法。其中，经口明视插管法是目前临床应用最广泛的一种气管插管方法，下面以其为代表说明插管的步骤：

1.用吸引器吸净鼻、口、咽部的分泌物。

2.安装电池和喉镜片，检查喉镜各部位，确保其性能良好。

3.病人仰卧，肩下垫一薄枕，颈下枕一小枕，使头后仰，保持口、咽、气管位于一条轴线。

4.操作者站在病人头顶侧，用右手拇指推开病人下唇及下颌，食指顶住上门齿，打开口腔。意识清醒者需作咽喉部表面麻醉。

5.操作者左手拿咽喉镜，自口的右侧插入，同时将舌推向左侧，并缓慢向下推进，见到会咽壁（以悬雍垂为标志）后，镜叶移向正中线，继续前进至会厌窝处，可见到会厌边缘（为暴露声门的标志）。

6.见到会厌边缘后，继续向前至会厌的腹面，向上用力即可暴露声门。声门呈白色，透过声门可以看到暗黑的气管，声门下方是食管的黏膜，呈鲜红色，并关闭。在暴露声门时切忌不要以病人的门齿作为支点。

7.暴露声门后，右手持润滑过的气管导管尾端，紧贴镜叶顺其弧度在声门开放时轻轻插入，当导管进入声门 1 cm 左右，迅速拔除导管芯，将导管继续旋转深入气管，成人约 4 cm，小儿约 2 cm 左右。

8.放人牙垫，退出镜片，还原病人体位。

9.检查导管位置正确无误后，用注射器向导管气囊内注入约 5~7 mL 气体。检查方法采用双侧胸部听诊，若双侧呼吸音对称提示导管位置适当，否则说明插管过深，应拔出导管少许；若未闻及呼吸音，提示导管误入食管，应退出重插。

10.用"工"，字形胶布固定导管。其中一横条将气管导管和牙垫固定在一起，另一条贴在上唇和两侧颊部。

11.将气管插管与呼吸机连接起来，进行呼吸支持。

（五）护理

1.常规护理

（1）随时更换失效胶布，固定牢固，防止病人在躁动、翻身时牵拉脱出。

（2）及时吸净气道分泌物，保持气道通畅。

1）备无菌吸痰盘：为防止肺部感染，吸痰前应备无菌吸痰盘。其中的用物有吸痰管（口鼻腔吸痰管和气管内吸痰管分别备置）、治疗碗 2 个（一个盛有无菌生理盐水，另一个盛有消毒液）、无菌敷料、无菌止血钳 1 把、无菌镊 1 把。所有用物

24 h更换一次。

2）严格无菌操作：吸痰时一定要严格无菌操作，操作前要洗手、戴口罩；吸痰管用无菌持物钳夹持操作，不得接触导管口边缘及其他物品；口鼻腔吸痰和气管内吸痰使用的吸痰管要严格分开，不可将已用于口鼻腔吸痰的导管再用于气管内吸痰。吸痰管应一次性使用，若需反复使用，应浸泡在消毒液中，严格消毒后方可再次使用。吸痰时负压不可太大，动作要轻柔，避免损伤气道黏膜。

3）加强湿化，保持呼吸道湿润：若病人分泌物黏稠，可先向导管内注入生理盐水 2~4 ml，继续通气待分泌物充分稀释后，迅速进行负压吸引，每次吸引的时间不可太长，通常为10~15 s，如果一次不能吸引干净，应间隔一定时间再重复进行，如此反复多次，至吸净为止。

4）翻身、叩背：在病人生命体征稳定时，可以定时变换病人体位、叩背，以利彻底排痰。叩背方法：手掌呈杯状，2~3 次/s，沿背底部，从外向内自下而上叩击，时间大约 5 min。

5）注意观察痰液的性质、颜色和量，必要时定期痰液培养。

（3）严密观察病人的生命体征，包括神志、体温、脉搏、呼吸、血压。

（4）加强口腔护理，保持鼻腔和口腔的清洁　由于插管病人需经胃管进行管饲，进食和饮水不经过口腔，有利于口腔内细菌大量繁殖，易导致口腔疾病和肺部感染。因此，要注意对病人进行口腔护理，随时清除口、鼻的分泌物；用生理盐水、3%的过氧化氢和20%碳酸氢钠溶液清理口腔卫生，以预防口腔溃烂，减少口腔异味；经常用温水棉签擦洗鼻腔，湿润黏膜；用液状石蜡涂于口唇和鼻前庭，防止干燥。

（5）检查气囊是否有故障检查方法总结为四句话，即一听有无漏气声，二看口鼻有无气体排出，三查套管位置有无改变，四试气囊放气量与充气量能否相等。

2.并发症的观察与护理

（1）窒息引起窒息的常见原因是脱管、导管堵塞、呼吸机功能障碍等。应加强护理和观察，出现问题及时处理。

（2）肺不张多因导管插入过深导致一侧肺通气、呼吸道分泌物堵塞细小支气管、肺功能残气量减少等原因所致。护理人员要随时清除呼吸道分泌物，减少分泌物潴留；监控气管导管，防止下滑或插入过深。

（3）气道黏膜损伤系长期气管插管，插管套囊压迫气管黏膜使其缺血引起溃疡或坏死性损伤。应定时为导管套囊放气，一般 4 h 放气一次，休息 5~10 min 后再充气。充气时可触摸导管体外气囊，保持适宜的张力。正常情况下放气量与充气量一致，放气期间要防止导管脱出。同时，留置导管时间不要超过一周，否则应考虑气管切开。

（4）继发肺部感染多因机体抵抗力下降、肺不张、呼吸道分泌物滞留、吸痰时不注意无菌操作等诸多原因所致。要积极预防，严密观察病人的全身表现和呼吸道表现，出现症状及时报告医生，配合处理。

（5）插管术后喉炎表现为拔管后声嘶和刺激性咳嗽，严重时出现吸气性呼吸困难。它的发生与插管时间呈正相关，处理方法可用 1‰肾上腺素 1 ml 和地塞米松 5 mg 加入生理盐水 10 ml 内做超声雾化吸人，每日 3~4 次。有呼吸困难者可再作气管插管或气管切开。

3.拔管前后的护理

（1）拔管前应进行咳嗽、深呼吸训练，防止拔管后不能自行清理呼吸道，出现呼吸障碍。

（2）充分清理鼻腔、口咽部及气管内分泌物，松开气囊，以纯氧过度通气 10 min。

（3）嘱病人深呼吸，在病人呼气末拔除导管。立即进行鼻导管给氧、口腔护理，必要时吸痰。

（4）观察病人有无声嘶、呼吸困难、喉头哮鸣，能否咳嗽。必要时立即再插管。

（5）拔管后禁食 24 h，防止呛咳。

六、气管切开

（一）适应证

1.各种原因引起的喉梗阻。

2.各种原因引起的下呼吸道分泌物阻塞。

3.需要较长时间应用呼吸机辅助呼吸者。

4.需要行气管内麻醉而又不能经口鼻插管者。

5.气管异物不能经喉取出者。

（二）禁忌证

1.严重出血性疾病。

2.气管切开部位以下占位性病变引起的呼吸道梗阻。

（三）术前准备

1.用物准备

（1）气管切开包气管套管 1 套（小儿 0~3 号，成人 4~6 号）、剪刀 2 把（尖头、弯头各 1 把）、有齿镊 1 把、无齿镊 1 把、直头止血钳 4 把、弯盘 1 个、药杯 1 个、5 ml 注射器 1 支、7 号针头 2 根、3 号刀柄 2 个、刀片 2 片、气管钩 2 个、拉钩 4 个、三角缝针 2 根、巾钳 4 把、导尿管 2 根、气管垫 2 块、治疗巾 4 块、纱布 8 块、缝线 2 卷。

（2）其他无菌手套、皮肤消毒用品、生理盐水、l%普鲁卡因、吸引器、吸痰管。

2.病人准备气管切开是创伤性手术，对病人打击较大，如果病人意识清醒，一定要注意鼓励和安慰病人，给予心理和行为支持；及时了解病人的心理状态，说明手术的必要性，介绍配合的经验和体会，以消除病人不良的心理反应，使病人处于接受手术的最佳心里状态，取得他们的主动合作。

（四）操作步骤

1.病人取仰卧位，肩背垫高，头后仰，使气管向前突出，暴露视野。如果病人不能平卧，可半卧位，头后仰。小儿要固定头部。

2.手术区常规消毒，戴无菌手套，铺孔巾。

3.局部浸润麻醉。成人上始甲状软骨，下止胸骨上切迹。小儿沿甲状软骨下缘和双侧胸锁乳突肌前缘作三角形麻醉。

4.用左手固定甲状软骨，右手持刀在环甲软骨与胸骨上凹上方 1~1.5 cm 处沿颈前正中线作一 3~5 cm 长的切口，逐层暴露气管。

5.切开第 3~4 气管软骨环或 4~5 气管软骨环，吸出气管内血液和分泌物。

6.插入气管套管，将气管套管的带子缚于颈后固定（打死结）。若切口过长可在切口上方缝 1~2 针，套管周围填塞引流纱布条，用中间剪开的纱布在套管下两侧覆盖切口。

（五）护理

1.固定牢固，防止脱出。术后要随时调节固定带的松紧，以在固定带与皮肤之间刚好容纳一指为适宜。过松套管易脱出，过紧影响血液循环。

2.气管切开使用的金属内套管，通常每 4~8 h 更换一次，并用清水清洗干净，煮沸消毒。内套管取出的时间不可超过 30 min，以免外套管管腔因分泌物干稠结痂而堵塞。

3.保持气管切开伤口周围皮肤的清洁、干燥，及时更换伤口敷料。更换敷料时应注意观察切口有无红、肿、热、痛、分泌物增多等感染征象，必要时局部应用抗生素。

4.保持气道湿润、通畅。清理气道时所用吸痰管管径不可太大，一般不超过金属内套管管径的 1/2，以免阻塞气道。若不进行机械通气，气管套管口可用 1~2 层湿润的无菌盐水纱布覆盖，一方面可以湿润吸入气体，另一方面可以防止异物进入。定期向气管套管内滴入 0.45% 的无菌生理盐水或 2% 的碳酸氢钠，以湿润气道、稀释痰液。气管切开的病人，如果突然出现呼吸困难、发绀、烦躁不安，应注意有气道堵塞的可能。

5.给氧时，不可将氧导管直接插入内套管，可用氧罩。

6.病情好转后，应先试行堵管，再正式拔管。堵管应逐步由 1/3 到 1/2 直至全堵。堵管时要严密观察病人的呼吸，若出现呼吸困难，应及时除去堵管栓子。若全堵 24~48 h 后病人呼吸平稳、发音正常，即可拔管。

拔管后，消毒伤口周围皮肤，用蝶形胶布拉拢黏合，不必缝合，其上盖以无菌纱布。

第二节　心肺脑复苏

一、心肺脑复苏的概念

早年所谓的"复苏"主要指"心肺复苏"，即针对呼吸和循环骤停所采取的抢救措施，以人工呼吸替代病人的自主呼吸，以心脏按压形成暂时的人工循环并诱发心脏的自主搏动。

现代的"复苏"则泛指挽救垂危生命所采取的紧急医疗措施，其重点是强调维持脑组织的灌流，抢救之始即应积极防治脑细胞的损伤，力争脑功能的完全恢复，因其包括心、肺、脑复苏三个主要环节，故称之为心肺脑复苏。

心肺脑复苏（cardicl-pulmonary-cerebral resuscitation，CPCR）为急诊医学的重要组成部分。随着医学的发展，复苏的概念发生着变化。心肺脑复苏学也像其他学科一样，经历了漫长的发展过程。我国古代在《金匮要略》中就曾有胸外心脏按压和人工呼吸的描述。20世纪50年代，国内外陆续出现心搏骤停抢救成功的报道，并研究成功电休克除颤及心脏电复律法等技术，使胸外心脏按压、人工呼吸、电复律成为心脏复苏的三大要素。20世纪80年代，人们进一步认识到脑复苏的重要性，并形成一门综合学科——心肺脑复苏学。

二、心肺脑复苏的适应证

心肺脑复苏的主要适应证是心搏骤停，心搏骤停指任何心脏疾病或非心脏疾病导致心脏突然停搏，有效泵血功能消失，引起全身严重缺血缺氧的临床急症。

1.导致心搏骤停的心脏疾病 心源性猝死、心律失常、心功能不全、急性心肌梗死、心血管肿瘤、心脏大血管损伤。

2.导致呼吸骤停的呼吸系统疾病 肺栓塞、成人呼吸窘迫综合征、呼吸衰竭、呼吸道异物、肺及呼吸道外伤。

3.导致心搏、呼吸骤停的其他疾病 脑、心、肺以外的其他系统、器官的任何疾病，达到一定严重程度时均可引起脑功能障碍或脑功能衰竭和心搏、呼吸骤停，这些疾病包括严重感染、损伤、肿瘤、内分泌紊乱、水电解质酸碱平衡失调、中毒、药物过敏、淹溺、电击、自缢、麻醉及手术意外等。

若属恶性肿瘤晚期消耗衰竭、其他严重慢性疾病病情恶化、高龄寿终正寝或生物死亡，则无复苏意义；临床所见复苏常为缺血性心脏病，但大多复苏困难；复苏效果较好者，首推各种意外事故的及时救治。

常温下，心脏停搏3s病人即感头晕，10~20 s昏迷，30~40 s瞳孔散大并出现抽搐，60 s呼吸停止，伴大小便失禁，心搏、呼吸均停止称为临床死亡。人脑耐受完全缺血缺氧性损害的时限只有4~6 min，超出此时限，大脑皮质细胞将发生不可逆性损害，即使心搏、呼吸恢复，亦因丧失大脑功能（脑死亡）而变为有心搏、有呼吸、能进食、能排泄、无意识、无表情的植物人。脑循环量若能保持在正常的15%以上，其缺氧性损害常是可逆的；临床上估计脑供血完全中断的时间往往不够精确，而国外亦曾有成功抢救心搏停止超过6 min的个例；故CPCR既要分秒必争，又不轻易放弃。一般直到无心搏、无呼吸、无意识、瞳孔散大固定，且对任何抢救都无反应已达30 min者，方可终止复苏。

三、心搏呼吸骤停的判断

意识突然丧失，大动脉搏动消失，呼吸运动停止，瞳孔散大，反射消失，心音消失，血压测不出，面色苍白兼有发绀，心电图呈直线或呈室颤、心电一机械分离的无效收缩波形。其中神志丧失、呼吸气流和动作停止、大动脉搏动不能扪及。临床上常称其为"三无"，是确诊心搏、呼吸骤停的主要标准。

各种原因引起的心搏、呼吸骤停的快速而有效的判断方法可概括为"呼、听、摸"三字。呼：以一定力量推动或摇动病人肩膀或躯体，并大声呼喊或问话，若无反应可初步判定为神志丧失。深昏迷者虽对语言、机械或疼痛刺激无反应，但可能暂无心搏、呼吸骤停，因此欲判明是否为心搏、呼吸骤停尚需快速进行后续两步诊断，判断有无呼吸和心搏的时间分别为 10 s。听：检查者以耳及面颊部贴近病人口鼻，以耳及面颊灵敏的感觉去判明病人有无呼吸音及呼吸气流，"听"的同时，双眼可注视病人胸腹观察有无呼吸动作。摸：以一手的食指和中指并拢并置于病人喉部，然后滑向颈外侧的气管与肌群间触摸颈动脉判断有无搏动。"呼、听、摸"三步骤可快速判断病人是否出现"三无"。至于看瞳孔、听心音、测血压等，则在有条件时由其他抢救人员在复苏的同时协助进行，切不可为了看瞳孔、听心音、测血压等而延误抢救时间；心电图（ECG）因可判明心搏骤停的类型，有条件时应及早监测。心搏骤停心电图常表现为三种类型：①心室停搏。又称心搏停止，心房、心室肌完全失去活动能力，ECG 表现为房室均无激动波，呈一直线或偶见 P 波。②心室颤动（VF）。又称室颤。心室各肌束纤维发生不规则、不协调、颤动样的活动，几乎完全没有心排血量。ECG 表现为 QRS 波群消失，代之以大小不等、形态各异的颤动波，频率为 150~500 次/min。③心电一机械分离（EMD）。心肌仍有生物电活动，而无有效的机械功能，断续出现慢而极微弱且不完整的"收缩"情况，ECG 表现为间断出现的宽而畸形、振幅较低的 QRS 波群，频率多在 20~30 次/min 以下。

四、心肺脑复苏程序

心肺脑复苏包括心、肺、脑复苏 3 个主要环节。完整的 CPCR 包括基础生命支持（basic life support，BLS）、进一步生命支持（advanced life support，ALs）和延续生命支持（prolonged life support，PLS）三部分。国际上通用的顺数英文字母 ABCDEFGHI 代表 9 个主要步骤，即畅通气道（air way，A）、人工呼吸（breathing，B）、人工循环或心脏按压（circulation，c）、药物使用（drugs，D）、心电图监测（electrocardiogram，E）、除颤或心室颤动治疗（fibrillation treatment，F）、病情估计（gauge，G）、恢复病人意识或脑复苏（human mentation，H）、重症监护治疗（intensiVe care，I）。

（一）基础生命支持

基础生命支持（BLs）又称初期复苏或现场急救。主要任务是迅速有效地恢复生命器官（特

别是心和脑）的血液灌流和供氧。BLS 主要由 ABC 三个步骤构成，其中 A（畅通气道）是人工呼吸的先决条件，B（人工呼吸）和 C（心脏按压）是初期复苏的主要措施。一旦发现病人心搏、呼吸骤停及意识丧失，应立即实施初期复苏操作。在心脏停搏后 4 min 内开始初期复苏、8 min 内开始后期复苏者的恢复出院率最高。

1.畅通气道 心脏、呼吸骤停后病人神志丧失进入昏迷状态，常因为舌后坠和呼

吸道内的分泌物、呕吐物及其他异物引起呼吸道梗阻。为保证人工呼吸的有效，必须先保持呼吸道通畅，因此，它是基础生命支持的前提或基础。其具体措施见本章第一节。

2005年国际心肺复苏指南建议要慎重采用手指清除异物法，最好在见到有液体、固体物阻塞病人气道时使用。而且应该用指套或纱布保护手指，清除固体物时可用另外一只手分开舌和下颏，避免损伤病人气道或损伤操作者手指。

2.人工呼吸　是指利用人工方法（手法或机械）借外力来推动肺、膈肌或胸廓的活动，使气体被动进入和排出肺脏，以保证机体氧的供应和二氧化碳排出。有效的人工呼吸，应能保证病人的 PaO_2 和 $PaCO_2$ 接近正常。正常人深吸气后用力吹出的气体，其含氧量可达16%，以上，规律性地吹入病人气道，若病人原来肺功能正常，则可使病人 $PaCO_2$ 达 30~40 mmHg，$PaO_2 \geq 75$ mmHg，$SaO_2 \geq 90\%$。人工呼吸方法包括徒手人工呼吸和器械人工呼吸，后者主要用于后期复苏和复苏后处理，可取得最佳效果。现场复苏主要采用徒手人工呼吸，快速而有效，徒手人工呼吸可分为口对口、口对鼻和口对口鼻人工呼吸方法。心搏、呼吸骤停病人，在畅通气道（A）后即应立即进行人工呼吸。

（1）口对口人工呼吸解开衣领扣、领带、裤带，先行仰头抬颏，"仰头"之手压于病人额部保持头部后仰位置，拇、食指将病人鼻孔捏闭；"抬颏"之手将病人下颌向上、后方钩起以维持呼吸道通畅；深吸一口气，双唇紧贴病人口部，封住病人口唇，用力吹人，使病人胸廓升起；吹气毕将口稍移开并作下一次深吸气，同时松开病人鼻孔，让病人凭其胸肺弹性自动回缩呼出气体。2005年国际心肺复苏指南建议在10 s内完成对病人呼吸情况的检查后，应立即开放气道，进行口对口人工呼吸。并提出最初的口对口人工呼吸应缓慢吹气，时间应在2 s以上，为使吹气时间接近2 S，可默读"1001"或"1002"，让病人肺部充分扩张。吹气频率为：成人10~12 次/min，儿童及婴儿 12~20 次/min。

（2）口对鼻人工呼吸适用于张口困难或口周外伤等病人。在维持气道通畅的前提下，救护者深吸气后以口唇封住病人鼻孔周围，用力向鼻孔内吹气；吹气时用手将病人颏部向上推，使上下唇合拢，呼气时放开。其他要领同口对口人工呼吸。

（3）注意事项　①吹气量适当，以病人胸廓明显升起为宜；因救护者吹出的气体其含氧量低于空气含氧量，吹气量过小不能满足病人血液氧合的需要；吹气过猛过大可因咽部气压高于食管开放压而使气体进入胃内而引起胃扩张；过度通气（呼吸过快或潮气量过大）会增加胸内压，减少静脉回心血量，减少心输出量。②吹气时间占一次呼吸周期的1/3。③吹气时若遇较大阻力，应立即重新调整气道位置或清除气道异物。④婴幼儿对口鼻同时吹气更易施行。⑤病人尚有微弱呼吸时，人工呼吸应与病人自主呼吸同步进行。⑥口对口人工呼吸操作者易疲劳，操作同时其他救护人员宜尽快准备好器械人工呼吸设备。⑦进行人工呼吸时，每2 min 应检查一次脉搏，但检查脉搏时间不超过10 S。

（4）人工呼吸有效的主要指征①吹气时看到病人胸廓明显隆起，病人胸廓复原被动排气时吹气者应能感觉到呼出的气流；②与有效的胸外心脏按压配合，能看到病人面色、唇色由苍白、发绀转为接近正常。

3.人工循环　是指间接或直接按压心脏，有效维持心脏的被动充盈和搏出，并诱发心脏的自律性搏动的方法，其目的是预防重要生命器官因较长时间的缺血缺氧而导致的不可逆损害，并最终恢复心脏的自主搏动及机体循环功能。

心脏按压方法主要有胸外心脏按压和开胸心脏按压两种。另有经膈下心脏按压、插入式腹部加压心肺复苏（interposed abdominal counterpulsation，IAC-CPR）、主动按压、减压CPR（activecom Dression decom Pression CPR，ACD-CPR）等方法，各有其适应证、优缺点和技术要求。

（1）胸外心脏按压胸外心脏按压的机制是"胸泵"原理。即通过增高胸内压使肺循环血流进入左心，并射进主动脉，此时，由于肺动脉瓣和上腔静脉瓣关闭，阻止了上腔静脉及肺动脉血液返流；当胸骨反弹胸内压下降时，出现动静脉压差，有利于血流从外周动脉系统回到静脉系统，这时瓣膜开放，腔静脉及右心室血液分别流人右心房和肺动脉，形成人工循环。

胸外心脏按压方法是将病人平卧于硬板床或地上，抢救者站或跪在一侧，亦可跨跪或半蹲位骑跨于病人髋部，以一手之掌根部压于胸骨中下1/3交界处或胸骨下半部，另一手重叠按住前一手背，双肘伸直，对准病人脊柱方向，借双肩及上身力量垂直向下按压，使胸骨下陷3~5 cm，然后放松，任病人胸廓弹性复位，再接下一次按压，如此有节奏反复进行，按压与放松时间大致相等，频率为80~100 次/min，2005 年国际心肺复苏指南中专家们强调了按压频率最好要达到 100 次/min 的规定目标。儿童及婴幼儿则可据其身体大小采用单手、手指按压，并酌情增加按压胸外心脏按压部位次数、减少胸骨下陷深度。

胸外心脏按压应注意：①严重的胸、心外伤者禁忌胸外心脏按压；②按压部位要正确，若按压部位错误易造成肋骨骨折等并发症；③根据病人体型、胸壁厚度或强健程度，按压的第1~2次先试探、适应，快速掌握要领，按压时力量宜适度、均匀而柔和，切不可作冲击式及暴力样按压，尤其老年人骨质较脆且胸廓缺乏弹性，更应防止因强力按压而造成的肋骨骨折；④按压时姿势要正确，按压时若双肘弯曲则仅上肢用力而无肩部及上身的力量，按压力度往往不够；⑤按压时为手掌根部用力，手掌不可触及肋骨和剑突；⑥按压间隙放松期，手掌根勿离开胸壁，因为拍击胸壁易使按压力量仅局限于胸壁而难使胸骨下陷，同时会改变正确的按压部位；⑦胸外心脏按压必须同时配合人工呼吸，其胸外心脏按压与人工呼吸的比例为30:2。

胸外心脏按压有效的主要指标是：①触及大动脉搏动，肱动脉收缩压≥60 mmHg；②口唇及皮肤的颜色转红；③有尿液流出或尿量增加；④自主呼吸恢复。有条件者监测呼气末 CO_2 分压，能更可靠地判断复苏的效果，分压升高表明心排出量增加、肺和组织的灌注改善。

（2）胸内心脏按压胸内心脏按压与胸外心脏按压相比较其优点在于更容易刺激自主心跳的恢复，且对中心静脉压和颅内压的影响较小，因而增加心肌和脑组织的灌注压和血流量，有利于自主循环的恢复和脑细胞的保护。临床资料表明胸外心脏按压的完全康复率为10%~14%，而开胸心脏按压的长期存活率则高达28%。尽管开胸心脏按压在条件和技术上的要求都较高，一般在后期复苏进行，但若有明确适应证，即应及早进行。

胸内心脏按压的适应证是：①胸廓严重畸形；②严重肺气肿；③多发性肋骨骨折；④张力性气胸；⑤心包填塞；⑥胸主动脉瘤破裂；⑦心脏停搏发生于已行开胸手术者；⑧胸外心脏按压 10~15 min 无效者；⑨动脉内测压条件下胸外心脏按压的舒张压小于 40 mmHg；⑩非开胸手术病人，发生在手术室内的心搏、呼吸骤停，在胸外心脏按压的同时应积极做好开胸按压的准备。

胸内心脏按压方法为：开胸的切口位于左侧第 4 肋间，起于距胸骨左缘 2~2.5 cm 处，止于左腋前线或腋中线，可切断切口上、下方各一根肋软骨，开胸后立即伸手入胸将心脏托于掌心，以除拇指以外的四指握住心脏对准大鱼际肌群部位进行按压，指端勿用力以免呈抓捏状而损伤心肌。遇心脏较大时.可置双手掌于左、右心室壁进行挤压。心包填塞者则需沿膈神经前 1 cm 处纵向剪开心包后进行按压。按压频率为 60~80 次/min。心脏复苏后作术野止血，循环功能基本稳定后作术野及皮肤无菌处理，安放胸腔闭式引流管，并缝合胸壁。

4.基础生命支持 操作流程根据 2005 年国际心肺复苏指南。

进一步生命支持（ALS）又称后期复苏，主要任务是在 BLS 的基础上，借助于器械和设备、先进的复苏技术和知识，以取得最佳的复苏效果。国际上常称为 DEFG 程序，即药物治疗（D）、心电图监测（E）、心室颤动治疗（F）、病情评估（G）；而国内常将此阶段的程序细化为：借助专用设备和专门技术建立和维持有效的呼吸和循环功能；识别和治疗心律失常；建立和维持静脉通路，以治疗水电解质酸碱平衡失调；原发病的治疗。其具体措施有：气管插管及机械通气、心电监护、电除颤、复苏药物应用、输液输血、其他特殊治疗等。ALS 一般在条件较好的医疗单位中进行，病人从发病现场到医院的转送最好在发病后的 5~10 min 内完成，若病人在医院内出现心搏呼吸骤停，则 ALS 与 BLS 应紧密衔接，ALS 越早越好。

1.病情监测

（1）心电图监测 三种类型的心搏骤停临床表现虽然相同，但治疗却不相同；复苏过程中还可能出现其他心律失常；心电图监测可以明确心搏骤停的类型和心律失常的性质，为治疗提供依据。

（2）呼吸、循环监测 ALS 时应密切监测血压，并维持其稳定；有条件者应监测直接动脉压，循环难以维持稳定者，应监测 CVP。监测动脉压时可同时采取动脉血样作血气分析，可对病人的呼吸状态作出全面而又精确的分析与判断，评价呼吸机治疗效果，及时调整呼吸机参数；人工呼吸或机械通气，都应维持 PaO_2 在正常范围，使其不低于 60 mmHg；$PaCO_2$ 在 36~40 mmHg；血压结合 CVP 进行分析，可了解并及时调整病人的心功能状态、血管舒缩状态、循环体液量。

（3）肾功能监测 留置导尿管监测病人尿量、尿质量密度，并留取尿样送镜检，有助于判断肾的灌注和肾功能改变，并可间接了解其他内脏血流灌注情况，也可为输液提供参考。

2.呼吸道管理

（1）放置口咽通气管或鼻咽通气管，能较方便而持久地维持呼吸道通畅。

（2）气管插管有条件时应尽早作气管插管，因其能保持呼吸道通畅，防止肺部吸入异物或呕吐物，便于清除气道分泌物，并可与简易呼吸器、麻醉机或呼吸机相接以行机械人工呼吸，可使病人获得最佳肺泡通气和供氧。

（3）环甲膜穿刺严重窒息而气管插管困难者，可用粗针头作环甲膜穿刺并接上"T"型管输氧，暂时缓解病人的严重缺氧情况后，仍考虑作气管插管或气管切开。

（4）气管切开对于不适宜作气管内插管者以及心肺复苏后仍长时间昏迷的病人，可施行气管切开术，可较长时间保持呼吸道通畅，给以机械人工呼吸。

3.呼吸器应用

（1）简易呼吸器 简单而有效的人工呼吸器由呼吸气囊一单向活瓣一呼吸面罩构成，因携带方便而广泛应用于临床。呼吸气囊处于松开状态时空气经进气活瓣进入囊内，挤压气囊时囊内气体经排气活瓣一衔接管一呼吸面罩进入病人气道，气体进入肺内时病人胸廓被动升起；气囊挤压间歇期，胸廓弹性复原，因活瓣的单向作用，病人"呼"出的气体不会回到囊内。使用时一手将面罩紧扣于病人口鼻部，另一手以一定频率挤压气囊即可。呼吸气囊上附有供氧入口，可以连接氧气源，以提高病人吸入气体的含氧浓度。带有各种动力装置的简易呼吸器能进行自动机械通气，其通气和供氧效果亦更好，适合于有气管插管者及转送途中使用。

（2）呼吸机病人若被送入 ICU 或手术室作 ASL 救治，可使用呼吸机进行呼吸监测和治疗。呼吸机带有动力装置，能进行自动机械通气；又因其性能完善，故可进行呼吸参数的监测和调整，有利于维持病人的呼吸功能。必要时可作机器加压给氧，以保证重要器官氧的供应。

4.药物治疗

（1）用药目的在复苏的过程中药物治疗非常重要，其目的是：①激发心脏复跳，增强心脏收缩力，防治心律失常；增加心肌血液灌注量，增加脑血流量。②纠正水、电解质、酸碱平衡失调，使其他血管活性药物更能发挥效应。③提高室颤阈或心肌张力，为除颤创造条件。

（2）给药途径有静脉给药、骨髓内给药、中心静脉给药、气管内给药、心内注射五种给药途径，其中近心外周大静脉作为首选给药途径。要根据病情需要、技术条件限制、给药操作对 CPR 操作的妨碍等来考虑给药途径的选择。原则上在选择给药途径时要考虑给药的效果、给药方法的并发症。

（3）给药方法静脉给药需要迅速建立静脉通道，通过静脉推注，可使药物很快进入血液到达重要器官。常以上腔静脉系统给药为宜。较理想的途径为经肘静脉插管至中心静脉给药，其次为经肘静脉穿刺的输液通道给药。经锁骨下静脉或颈静脉插管对 CPR 操作有一定妨碍；手、腕及小腿部的外周静脉通道给药效果相对较差。

开放静脉有困难时，应由气管内给药。可经环甲膜穿刺给药，但以经气管导管内给药效果较好。肾上腺素、利多卡因、阿托品、纳洛酮等都可经气管内给药。常规剂量药物以注射用水稀释到 10 ml，直接注入气管导管，并快速向肺内吹气几次，以使药液雾化、弥散到两侧支气管系而加快吸收，快速吹气时应停止胸部按压；以一根细长导管经气管内导管深入到气管隆突附近或支气管内用力推注，呈喷雾状给药效果更好。气管内给药的吸收速度与静脉注药相似，而维持作用时间为静脉给药的 2~5 倍。但药物可被气管内分泌物稀释或因气管黏膜血循环不足而吸收减慢，故有时气管内给药的药物剂量应比静脉给药用量大 2~2.5 倍。所以，2005 年国际心肺复苏指南中对气管内给药的疗效提出了质疑，认为气管内给药不仅可以影响复苏效果，而且还会引起不良反应。

尚未建立以上给药途径时，骨髓内给药是一种替代途径，特别适用于小儿病人；一般情况下，骨髓内给药与静脉给药剂量相同或稍增加，如经骨髓内给予肾上腺素。

胸外心脏按压时可经皮作心室穿刺注药，开胸心脏按压时则可直接作心室穿刺注药。前者有较多缺点，如用药时需中断 CPR，操作不当可造成气胸、血胸、冠状血管损伤、心肌损伤、心包积血等，且注药部位准确性差，若将肾上腺素等药注入心肌内，可造成顽固性室颤。因此只有当静脉或气管内给药途径仍未建立时才采用自胸外向心内注射肾上腺素，且必须注意选择适当的注射部位及方法。开胸心按压虽可直接作心室穿刺注药，但因其亦须暂停心按压，故在已建立其他给药途径的条件下也不应作为首选途径。

1) 心内注射注药部位及方法：注药部位有三种，不同注药部位其方法不同。①心前区注射法。于左侧第 4 肋间胸骨旁 2.5 cm 处，常规消毒皮肤，右手持注射器，必要时以消毒的左手拇、食指扶持长针头头端 1~2 cm 处，用力将针垂直刺入皮肤并不断深入，边进针边试抽回血，达一定深度（成人 4~5cm，小儿不超过 3 cm）见大量回血时即可迅速注药；如进针较深仍无回血，可缓慢退针并持续抽吸回血，若仍无回血，可改变方向重新穿刺。②剑突下注射法。于剑突与左肋弓连接处下方 1 cm 处常规消毒皮肤，穿刺针刺入皮下后改变方向，使针头与腹壁呈 15°~30° 角，向心底部刺入，边进针边回抽，抽得大量回血即可注药。③直接心内注射法。对开胸心按压病人，在无菌条件下，用 7 号注射针头避开冠状血管直接向右心室穿刺注药。

2) 注意事项：①胸外心按压经皮作心室穿刺注药时，宜选择合适的心内注射针，否则针头长度达不到心室腔可导致穿刺失败；②为避免损伤冠状血管，宜选择右心室进行穿刺；③穿刺部位要准确，穿刺时应暂停人工呼吸以避免刺破肺组织形成气胸；④进针后抽得大量回血时方可注药，切忌将药物注入心肌内，以免起心肌坏死或心律失常；⑤动作迅速，尽量缩短 CPR 中断时间。

5.电击除颤　动物实验和临床研究已证实，心脏电复律是终止心室颤动的一种最有效的方法。因此，心搏骤停后，有条件时应尽早实施电击除颤。室颤发生后 1 min 内除颤的成功率最高，迟于 4 min 者抢救成活率仅 4%。电击除颤的次数目前并无规定，多主张反复多次电击除颤，直至除颤成功。2005 年国际心肺复苏指南建议使用双相波除颤，但对于双相波电除颤的最佳电击能量，以及如何重复使用等问题，指南中没有明确指出，要凭借抢救者的经验选择。

6.人工心脏起搏　复苏时所采用的人工起搏术必须满足的条件：起效快、效果好、损伤小、易操作、易监测。尽管目前起搏器种类和起搏方式较多，但要达到上述要求尚有一定难度，因此需根据心搏骤停病人的具体情况选用。

心搏、呼吸骤停病人可分为心脏无病变和有病变两大类，前者有电击伤、溺水、迷走神经反射引起的心搏骤停、麻醉意外、药物反应等，此类病人心脏的起搏或传导虽发生障碍，但心搏骤停后短时间内心肌仍保持着兴奋、收缩、心肌纤维间的传导功能，心肌有良好的电反应性和机械反应性，人工起搏术可使其建立起有效的血液循环；后者则多指心血管病史的病人，因其心肌和心脏传导系统存在严重的病变，对电刺激的反应较差或无反应，人工起搏术对此类病人往往效果不佳或无效。

（三）复苏后处理

复苏后处理又称持续生命支持或延续生命支持（PLS），可归纳为 HI 步骤，即恢复病人的精神活动（H）、加强监护（I）。此阶段主要针对原发病或并发症进行处理，尽可能较为完全地恢复病人的脑功能，而当病人神志恢复后，又需加强对病人的心理护理，以使病人在身、心两方面都能得到较为全面的治疗与护理，从而提高病人在复苏成功后的生存、生活质量。这一阶段的基本内容有：脑复苏、心理治疗与护理、维持循环与呼吸功能稳定、纠正水电解质酸碱平衡紊乱、维护其他重要器官功能。

1.脑复苏　机体与外界环境之间气体交换的过程总称为呼吸，包括外呼吸（肺通气、肺换气）、气体在血液中的运输、内呼吸三个环节。广义的呼吸停止应包括此三个环节中 1~3 个环节的严重异常或明显中断；狭义的呼吸骤停则主要指肺通气功能的突然停止。

不同组织、器官对缺血缺氧的耐受时间不同，因此，不同器官的疾病对生命构成威胁的严重程度不一。CPCR 之所以成为急救医学的重要组成部分，就是因为脑、心、肺三大器官对缺血缺氧的耐受时间相对短暂。

需要进行 CPCR 处理的疾病可分为两大基本类型：即脑、心、肺本身的疾病和其他器官的疾病（所谓全身性疾病）。

易导致脑功能障碍或脑功能衰竭的颅脑疾病有：①颅脑损伤；②脑血管疾病；③颅内占位性病变；④颅内感染；⑤脱髓鞘性疾病；⑥其他疾病。

颅脑疾病，严重者可直接威胁病人生命，较轻者又可因颅脑病变使其他器官的功能发生障碍而进一步加重颅脑本身的疾病；尽管后者在临床上也需作 CPCR 处理，但此二者多直接由神经内科和神经外科处理，故临床所指的较为狭义的 CPCR，一般是指心、肺本身疾病及其他全身性疾病引起的心搏、呼吸骤停并因此进一步影响脑功能、威胁生命时的急救处理。

（1）脑损害的病理生理心搏骤停后，脑循环停止，脑内 ATP 和糖原储备很快耗竭；BLS、ALS 建立呼吸和循环功能后，脑循环虽有所恢复，但会出现脑的"再灌注损伤"；这种急性缺血一再灌注能引起脑细胞中毒、代谢紊乱、血脑屏障损害，导致体液中大量水分及某些电解质成分进入脑细胞和积聚于脑细胞外间隙，即引起脑水肿，导致脑的体积和重量增加，进一步引起颅内压增高，颅内压增高到某种程度时又明显影响脑血流量致使脑缺血脑缺氧，严重时可致脑疝而使脑干受压，导致脑功能障碍。

心搏、呼吸骤停后尽快实施 BLS 和 ALS 以恢复脑的血流灌注固然重要，但近年来对再灌注损伤的深入研究给脑功能衰竭的救治带来了新的认识。所谓再灌注损伤，是指机体或某一器官经数分钟乃至数小时缺血缺氧，重新获得氧合血液后所发生的一系列的缺血缺氧性损害。再灌注时脑循环改变可分三期：①充血期。恢复灌注后的 15~30 min 内，脑血流量高于正常水平，可能是代谢性扩血管物质的作用及药源性高血压的结果；②延迟性低灌流期。继充血期之后，脑血流逐渐减少，持续时间 18~24 h，可能与缺血组织释放出缩血管物质、血管内皮细胞肿胀、血液黏度增高易凝、血小板的聚集及释放出缩血管物质等有关；③恢复期。低灌期过后，脑循环逐渐恢复正常。脑再灌注损伤的确切机制尚不完全明了，目前主要有钙离子学说、自由基学说、细胞内酸中毒学说、兴奋性神经递质学说等几种学说，但都不能很好地解释其机制，现在一般认为，再灌注损伤是多因素作用的结果，其中钙离子内流是激活其他反应的始动因素，也是造成脑细胞死亡的最后途径。基于再灌注损伤的研究，认为，脑复苏时必须采取促进再灌注、应用巴比妥类药物、清除自由基、阻滞钙离子内流、对因治疗等综合治疗措施。

(2) 脑复苏的治疗措施

1) 低温疗法：低温疗法目的有：①降低脑代谢、减少 ATP 耗竭、减少酸性代谢产物在脑组织内堆积；②减轻脑水肿、降低颅内压；③减缓脑充血，减轻脑缺血后再灌注的程度；④减少脑细胞内外电解质离子的异常流动。

降温时间及方法：①头部降温开始时间越早越好，争取在抢救开始后 5 min 内即用冰帽作头部降温，最好在几小时内将头温降到预定的温度（肛温 30~32℃），但是体表降温则应在循环恢复之后才进行；②温度适宜，第一天使肛温降至 30℃左右，头温降至 28℃，以后维持体温在 32℃，体温过低易诱发心脏再次停搏；③低温维持时间，一般需 2~3 天，病人出现四肢运动和听觉初步恢复时即可中止降温，任其体温自然升高，1 周后仍无意识恢复，则无继续降温价值；④降温方法，以头部冰帽降温为主，大血管经过体表的部位可用冰袋降温；物理降温时若出现寒战或抽搐，可交替应用镇静剂和止痉剂，也可应用短效肌松剂。

值得强调的是 2005 年国际心肺复苏指南一方面对低温治疗的积极作用进行了肯定，另一方面又对低温治疗的负面影响提出了警告，认为低温治疗可以增加感染机会，使心血管系统不稳定，导致凝血功能障碍和高血糖等。建议使用中要积极预防并发症。

2) 维持脑灌注压：在心肺复苏后，常有血压不稳或低血压状态存在，必须提高动脉压到正常水平以保证脑的灌注压，除用血管活性药物提高动脉压外，还必须降低血液黏稠度、扩充血容量。人造血氟碳液具有扩容、降低血液黏稠度、携氧三方面的功能，是一种比较理想的血液稀释扩容剂，但有一定毒性。另可根据病人情况，适当选用平衡液、低分子右旋糖酐、自体血浆等进行扩容。

3) 控制脑水肿：①选用高渗脱水剂。首选 20% 甘露醇，常用剂量为 0.5~1g/kg，静脉注射或快速静脉滴注，其脱水作用可持续 4~6 h；应用甘露醇时应注意防止急性肾衰竭和水电解质紊乱。也可用复方甘油注射液、高渗盐水等。②选用利尿剂。适用于肾功能良好、血压正常者。可用呋塞米 20~40 mg 肌内注射或静脉滴注，或用 250 mg 溶于 250 ml 林格液中 1 h 滴完，其利尿作用可持续 2~4 h，使用时应预防电解质紊乱，也可用利尿酸钠。③选用肾上腺皮质激素。常用地塞米松，首剂 10~15 mg 静脉注射或静脉滴注，以后每 4~6 h 给以 5 mg，至病情稳定脑水肿消除后逐渐减量至停药。使用时应注意防止消化道出血、低血钾、尿潴留、感染扩散等并发症。也可用氢化可的松。

4）应用巴比妥类药物：在局灶性脑缺血突触活动存在的情况下，可选择性降低突触活动，使氧仅用于维持细胞的基本活动，同时使脑血流重新分布流向缺血区，减少脑梗死面积。常用戊巴比妥钠和硫喷妥钠，首剂 3~5 mg/kg 缓慢静脉滴注，以后每 1~2 h 给 1~2 mg/kg 维持。

5）应用钙拮抗剂：①尼莫地平可透过血脑屏障，聚集于脑组织中，抑制脑细胞 Ca^+ 内流，缓解脑缺血的血管痉挛和抑制肾上腺素能受体介导的血管收缩，增加脑血流量，使梗死的大脑半球血流重新分布，缺血区血流增加，对脑组织起保护作用。常用剂量：30~40 ml（6~8 g）加入 5% 葡萄糖注射液 500 ml 中静脉滴注，每日 1 次，7~14 天为一疗程。②尼卡地平可选择性作用于脑和冠状动脉，增加脑、心血流量。0.6~1.2 mg 加入 5% 葡萄糖注射液 500 ml 中静脉滴注，每日 1 次，15~30 日为一疗程。

6）清除自由基：脑缺血后产生的自由基有超氧化物自由基（O_2^-）、过氧化氢（H_2O_2）和羟基，自由基易导致脂质过氧化而损害生物膜。自由基清除剂 VitE、甘露醇、中药制剂如丹参等，已广泛用于临床；尼莫地平、糖皮质激素亦有清除自由基的作用；超氧化物歧化酶（SOD）和过氧化氢酶（CAT）的应用正处于研究之中。

7）高压氧疗法：高压氧疗法可增加血氧含量、血氧张力和氧弥散率，有利于改善全身缺氧；脑组织氧供改善又可中断脑缺氧—脑水肿恶性循环；高压氧结合低温疗法可使循环阻断的安全时限明显延长，有利于防止急性脑缺氧；高氧压下椎动脉血流增加，网状激活系统和脑干处氧分压相对增高，有利于改善觉醒状态和生命功能活动，促进意识的恢复。心肺复苏后，呼吸循环不稳定、末梢发绀、全身缺氧明显、脑缺氧—脑水肿—颅内压增高的恶性循环不能阻断、缺氧性抽搐反复发作而止痉效果不好者，均可考虑应用高压氧治疗。

8）改善脑代谢、促苏醒：①三磷酸腺苷（ATP）。可直接作用于脑细胞，激化脑细胞的代谢。②辅酶 A（CoA）。对维持脑内胆碱能神经元的兴奋性起重要作用。③细胞色素 c。脑缺氧时脑细胞的通透性增高，细胞色素 c 可进入脑细胞内，起到纠正细胞呼吸与促进物质代谢的作用，同时对其他组织的缺氧也有较好的改善作用。④脑活素。含有人体必需的多肽及氨基酸，含有神经递质、肽类激素等，可活化腺苷酸环化酶及催化其他激素代谢，增加脑内氨基酸代谢及葡萄糖的转运，有改善脑功能的作用。⑤其他如氨乙异硫脲、甲氯芬酯、二甲弗林等，可通过促进脑代谢或促进细胞氧化还原过程，直接对大脑起兴奋作用，促进病人意识苏醒。

2.复苏后监测与护理 与普通病人相比，心肺脑复苏病人的循环、呼吸、中枢神经、营养代谢及肝肾功能等非常脆弱，有时甚至出现功能衰竭，严密的监测可全面地掌握病人重要器官的功能状况、及时发现病情变化、直接为治疗及护理提供依据。复苏病人的监测内容涉及心、肺、脑及全身其他各重要器官，监测仪器要求安全、实用、简便，不得过多过滥，监测指标亦不宜过于复杂，不可片面追求监测仪器的高档化、不得过分依赖仪器设备。最好的监测应来自于医护人员本身，应根据病人的实际情况与临床需要选用恰当的监护手段，并结合临床经验作出综合判断与处置。复苏病人的护理虽要强调系统化及整体化，但更应强调护理措施的快捷性、实用性及有效性。

(1) 循环监测与护理

1) 一般监护：脉搏监测是最简便的指标，其频率、节律、强弱的综合分析可判断病人心排血量的大小及有无心律失常。皮肤色泽则可反映末梢循环状态。护理时应注意触诊脉搏的部位首选颈总动脉，复苏病人因外周循环差，末梢的常规触诊部位往往触诊不满意；脉搏应每 15 min 测量一次，必要时随时测量，发现有明显异常时应及时处理，直至循环平稳为止。循环不稳或休克时，皮肤血管常最先出现代偿性收缩，故当发现病人皮肤苍白、湿冷、毛细血管充盈时间延长时，应考虑及时应用血管活性药物并适当或快速补充血容量。

2) 心电监护：CPCR 病人应常规行心电图监测，有条件时最好选用电脑智能化多功能组合型心电图监测仪，其在监测 ECG 同时还可监测其他多种循环、呼吸指标，甚或兼有除颤、起搏功能，但应注意用于连续监测的监测仪与临床用于检查和诊断的心电图仪在使用方法和波型观察上的区别。监护时应根据病人具体情况选用恰当的导联，一般采用 2 或 3 只电极导线，且仅监测一个导联的心电图；II 导联最常用，需监测心肌缺血或传导阻滞时可选择其他相应导联；监测程序上应设置好恰当的报警参数，但又不能仅仅依赖于仪器的报警才对病人作出处理，应随时观察监视屏上的变化，出现异常时应尽快用记录纸记录并及时进行处理。因心电图只能反映心脏的电活动而不能准确反应心脏的机械活动能力，故应结合其他血流动力学指标进行综合分析，还应注意与病人活动、肌电活动、导线脱落、起搏器的干扰等进行鉴别。

3) 动脉压监测：临床上常用的方法是手动无创间断测压法，即通过缚于四肢的袖带间断加压—放气—听诊的方法来测定收缩压和舒张压；近年来电脑智能化多功能组合型监测仪上的自动无创间断测压装置已成为重症监测治疗时必不可少的基本设备，但在血流动力学变化急剧或长时间使用自动测压装置者，应间断用手动法进行校对。CPCR 病人原则上应行有创动脉直接测压，即以动脉内留置套管针作左侧桡动脉直接穿刺进行测压。动脉压监测的数据有收缩压、舒张压、平均压和脉压，这些数据与病人的心排血量、循环血容量、外周血管阻力和血液黏稠度有关，与其他指标及病人的全身状况综合分析，以判断病人的循环功能；心肺复苏后应维持较高的血压（平均动脉压>90 mmHg），以维持充分的脑灌注压。

4) 中心静脉压（CVP）监测：CPCR 病人应常规作中心静脉置管以监测 CVP。

穿刺部位首选右颈内静脉或右锁骨下静脉，置管后应明确判断导管是否在中心静脉内，并注意防止穿刺及置管的并发症；CVP测定方法有水柱法及压力换能器自动测量法，有条件的医院应尽量采用后者，CVP与血压结合分析、CVP的动态改变、输液负荷试验时CVP的变化等综合分析，能准确判断心功能、循环血量和周围血管舒缩状态。

5）其他循环监测方法：有条件的医院可置入漂浮导管（Swan-Ganz导管）监测肺小动脉压、应用心脏超声技术作无创心功能监测。

（2）呼吸监测与护理可根据病人情况及医院条件，选用适当的呼吸监测方法，避免繁杂的监测方法，而应重视监测的简便、实用、监测数据的临床意义。监测的目的是保持呼吸道通畅、防止肺部并发症、指导正确使用呼吸机、保证病人氧的供应、维持正常的呼吸功能。

1）一般监测：包括呼吸运动的幅度、节律、呼吸周期比值、胸腹式呼吸活动、呼吸音、呼吸频率等，最常用的监测指标是呼吸频率。

2）肺容量监测：包括肺容量、用力呼出曲线、流量一容积曲线、最大通气量、药物吸入试验等。

3）呼吸力学监测：包括胸廓与肺的顺应性、呼吸道阻力、气道压力、呼吸做功量、压力一容量环等。

4）肺气体交换功能监测：包括血气监测、二氧化碳分压监测、肺气体交换率监测等。

5）呼吸机监测：监测内容包括通气量、气道压力、氧浓度、肺通气模式等。

（3）脑功能监护：CPCR病人循环和呼吸功能监护是最基本的监护，但脑组织在一定时间缺血缺氧后即可发生明显的不可逆性损害，因此脑功能的监测与处理应视为更重要的措施。

1）一般监测：包括意识水平、瞳孔及眼底的改变、神经反射、全身状态等。

2）颅内压监测：重症脑外伤、颅内出血、脑梗死、脑水肿、颅内感染、代谢性脑病导致心搏呼吸骤停者应及时行颅内压监测，可用脑室内置管、蛛网膜下腔置管、硬膜外置管等方法进行监测，其中蛛网膜下腔置管法较为常用。

3）其他监测：包括脑血流监测、脑代谢监测、脑电图监测、诱发电位监测等。

3.复苏后的心理护理复苏后病人一般都害怕再次心搏骤停，特别是周围无人时，怕发生意外，心情焦虑而紧张。因此，护士不仅要继续严密监测其病情变化，而且还要关注其心理动态并给予相应的心理护理，使病情平稳康复。

（1）护士应以熟练的护理技术，诚恳的服务态度，热情稳定的情绪去服务病人，给病人以信赖感和安全感。

（2）主动与病人交谈，耐心细致地倾听病人的心声，了解病人对疾病的认识、对治疗和护理的要求，消除病人对疾病的忧虑和对死亡的恐惧。

（3）做好解释工作，指导病人如何配合治疗和护理，调动其主观能动性，帮其树立战胜疾病的信心。

（4）理解病人的心境，尽量满足病人的特殊要求和期望，如家人陪护、人际交往、受尊重等需要，使病人逐渐恢复正常生活能力。

五、特殊人群的复苏问题

（一）婴幼儿复苏

1.婴幼儿心肺脑解剖生理特点 婴幼儿心脏体积相对较成人大、重量相对比成人重；婴儿心脏呈球形或椭圆形，2岁以内心脏呈横位，6岁后接近成人形态；动脉相对较成人粗；年龄越小，心率越快；迷走神经对心脏抑制能力弱；鼻腔相对短小、狭窄，咽部相对垂直、喉相对较长，喉位置较高，最狭部在环状软骨处而不在声门处；气管支气管腔相对较小，气管位置较高，右支气管更直，细支气管无软骨；肺发育差，呼吸储备能力较少；呼吸肌发育差、易疲劳，主要靠膈作腹式呼吸，腹内气体增加更易影响呼吸功能；年龄越小，呼吸频率越快；囟门未闭的婴儿，对颅高压的缓冲能力较强。婴幼儿脑缺氧的耐受时限较成人大。

2.婴幼儿心搏骤停的病因和诊断 婴儿心搏骤停多见于窒息、呼吸道感染、呼吸功能不全、婴儿猝死综合征（主要原因为呼吸暂停，多在睡眠中发生，可能与心、肺、脑功能异常有关或与睡姿及体位有关）等，幼儿心搏骤停多由心脏疾患、呼吸系统疾患或中枢神经系统疾患引起。其他原因及诊断类似于成人。

3.婴幼儿复苏特点 保持气道通畅的方法基本同成人，但因其呼吸心搏骤停常由呼吸道异物堵塞所引起，故可采用俯卧头低位（可让患儿卧于术者大腿或手臂上）行背部叩打加胸部压迫法让其胸内气流冲出呼吸道异物。有呕吐兼舌根后坠者可取去枕的俯卧体位。口对口或口对鼻人工呼吸频率：婴儿40次/min，幼儿20~30次/min，吹气末用手掌轻压患儿上腹助其呼气。需作气管插管或气管切开时应根据年龄大小选择相应型号用具、注意插管深度。需作机械辅助呼吸时亦应据年龄调整参数。胸外心脏按压部位过低易致肝破裂，婴儿在胸骨中点处用2~3指头按压，或两手将胸部呈钳夹样，用两拇指压迫胸骨中点，幼儿则在剑突上两横指处用三根指头或单手掌根按压胸骨；按压深度：婴儿1.5~2.5 cm，幼儿2.5~3.5 cm；频率：婴儿100~120次/min，幼儿80~100次/min；人工呼吸与心按压次数之比：婴、幼儿均为2:30；人工呼吸时应瞬间暂停心脏按压以确保通气效果，按压时可轻压腹部升高腹压以提高按压效果，手掌按压心脏时手指不应附在胸壁上。需作电除颤时注意选用小儿电极，据小儿体重选择除颤能量。复苏药物剂量应据小儿体重进行计算。

（二）孕妇复苏

孕妇的循环系统、呼吸系统、母儿的气体交换与非孕期相比，发生了解剖和生理上的变化，导致孕妇对心搏、呼吸骤停的反应与非孕期不同。孕妇复苏时，还要同时考虑到胎儿的问题。因此，孕妇的复苏，除具有一般CPCR的共性外，另具有因妊娠而带来的特殊性。其特点如下：

1.血容量增大（主要是血浆容量增加、血液生理性稀释）、心率的增快、心搏量的增多，使孕期心脏的负荷明显加大，因此当孕妇遇有任何意外情况使心肌供血供氧不足或被骤然阻断，则更易发生心搏骤停。

2.孕妇发生缺血缺氧和低血压，或注射过缩血管药物，必将使胎盘血流减少，故孕妇复苏时，缩血管药物的应用必须慎重，必须用肾上腺素时，首量以 1 mg 为稳妥，若首量失败，3~5 min 后可重复 1~3 mg。

3.血容量的增加，使孕妇对血容量丢失的耐受性加大，一定量的血容量丢失孕妇不会出现相应的反应，但孕妇血容量丢失会使胎盘血供明显减少而出现胎心胎动的变化，故胎心胎动的变化可作为孕妇血容量丢失的前兆，以此可提前掌握孕妇循环骤停的时机。

4.妊娠子宫体积和重量的增加，可对孕妇腹主动脉和下腔静脉造成机械性压迫，因此孕妇复苏时不宜经下肢血管进行给药、输液输血和循环监测；孕妇复苏时采用半左侧卧位（垫高孕妇右侧臀部，使其胸以下呈半左侧卧式）或将子宫尽量向左推移，有利于减轻血管压迫、有利于孕妇复苏、还可减少胎儿宫内窘迫。

5.子宫向上的推移使孕妇心脏向左上移位，仰卧胸外心脏按压时到达心脏的力量会减弱。孕妇的腹式呼吸减弱胸式呼吸增强，肺通气量增加；孕激素的过度肺通气作用，使孕妇在低血压或心搏骤停时处于低缓冲肺容量状态，孕晚期对缺氧特别敏感，心搏骤停后呼吸很快停止。横膈的上移以及心胸比的改变，又可降低心、肺对人工呼吸和胸外心脏按压的顺应性，因此在做口对口人工呼吸及胸外心脏按压时一定要注意其有效性。

6.胎儿的血红蛋白高、并有很高的氧亲和力，孕妇心搏、呼吸骤停后短时间内胎儿能适应缺氧的变化，孕妇心搏呼吸骤停后 5 min 内娩出的胎儿，不但能存活，并可不出现神经方面的异常，故孕妇复苏困难时可考虑及时娩出胎儿，既可解除子宫对孕妇腹内血管的压迫、又可使横膈复位，有利于孕妇复苏，因此，可在孕妇半左侧卧位下心肺复苏的同时，作好开胸心脏按压准备和剖宫产准备。

7.孕妇心搏呼吸骤停，孕 24 周以前，复苏的目标是救活孕妇，同时也为宫内胎儿提供存活机会；孕 24 周以后，胎儿已达娩出后可能存活期，复苏目标是母儿兼救，但孕妇复苏仍是首位，两者不可兼得时一般原则是弃儿保母。母儿兼救的主要措施是及时剖宫产，术前术中术后，孕妇的复苏操作均须连续进行。

（三）传染病病人复苏

传染病病人的复苏方法、步骤、措施基本与非传染病病人相同，但应做好消毒、隔离措施，其注意点如下：

1.事故现场就地抢救病人时，若确定或高度怀疑为传染病病人，即应树立消毒、隔离观念，既要保证病人的抢救，又要尽量减少普通人群或无关人员与病人的接触；操作者尽量避免与病人及病人的分泌物、排泄物等直接接触，同时注意避免病人分泌物、排泄物等污染周围环境；病人转运后，事故现场应作终末消毒。

2.现场抢救病人时，因病情紧急或条件所限，抢救者未能较好地采取隔离措施，在抢救结束后，抢救者应采取预防性治疗，如给予主动或被动免疫注射，或进行隔离观察。

3.现场抢救时未发现病人为传染病病人，而转送到上级医疗单位后诊断为传染病病人时，抢救现场应及时作终末消毒，抢救人员应作预防性治疗和隔离观察。

4.传染病病人心搏、呼吸骤停在事故现场初步救治后，转送途中应注意消毒隔离，转送到上级医疗单位后，严格按传染科规则进行处理。

5.病人在医院传染科诊疗期间发生心搏、呼吸骤停，在传染科实施 cPcR 操作时，应严格按照传染科消毒、隔离原则进行，避免因抢救的紧张忙乱而导致或增加其他病人及医务人员被传染。

6.传染科住院病人，若因病情需要而转至手术室或其他特殊科室进行 CPCR 抢救时，亦应严格进行消毒和隔离；抢救完毕转回传染科后，手术室内的手术器械等均应进行严格消毒。

六、终止 CPCR 的指征

"心脏死亡"、"呼吸死亡"、"临床死亡"、"脑死亡"、"生物学死亡"等的诊断和宣布，均是较复杂的医学、伦理、法律问题，目前争议较多。国内众多专家学者曾于 1996 年 4 月共同提出了"植物状态"的诊断标准，但目前尚无正式的脑死亡的标准。国内对"死亡"的宣布、对 CPCR 终止指征的确定，一方面可按传统的观念进行，另一方面又可参照国外不断更新的"标准"进行改进。

国外多种"脑死亡"的标准可概括为：一定时间内、经一定救治后的"五无"，即无心跳、无呼吸、无反应、无反射、无脑电。

国内目前终止 CPCR 的指征：有效指征：心搏、呼吸骤停后 4 min 内施行 BLS、8 min 内施行 ALS，各项生命指征很快恢复平稳，即可终止 CPCR。

无效指征：①CPCR 已历时 1 h，心或脑死亡的征象仍持续存在；②确知在开始 CPCR 前心搏、呼吸停止已超过 15 min 以上者。

第三节 心脏电复律

临床上有许多原因会导致心搏骤停，它是一种常见的临床急症，如果不能及时抢救，其死亡率很高。据资料显示，在美国每年有 45 万人死于心搏骤停，占所有死亡人数的 36%。心脏电复律是借用除颤器向病人胸廓放电或直接作用于心脏，达到有效抢救心搏骤停病人目的的方法之一。它的问世大大提高了心搏骤停病人的生存率，是临床上非常重要的抢救技术。

世界上最早是使用交流电除颤器在胸腔内放电，用于抢救室颤病人。因该技术对操作者的要求比较高，安全性能较差而受到限制。直流电形式的除颤器问世之后，心脏电复律在临床上的应用得到了进一步发展，但仍然有操作较复杂、安全性不高的问题存在。目前，体外自动除颤器已从欧美等发达国家传入我国，使心脏电复律技术更简单、安全、应用广泛。

由于除颤器的不断更新，如今的心脏电复律技术不仅可以进行体内、外两种形式的电复律，还能将房颤、房扑、室上性心动过速、室性心动过速等快速心律失常转复。

一、基本原理

所有心肌细胞在受到适宜的外界刺激时均会产生兴奋，这是心脏的电生理特征所决定的，也是心脏电复律的理论基础。

心脏电复律要向病人心脏发放一定强度的电脉冲，其发放的形式有两种，同步电复律是在病人自身心律的有效不应期中传递电脉冲；非同步电除颤是在整个室颤期间的任意时刻传递电脉冲。强大的电流可使心肌细胞在短时间内同时除极，然后进入静息期，从而打断了心律失常的折返环，造成了心脏短暂静止，窦房结便可乘机重新控制和主导心脏的活动，恢复窦性心律。

二、适应证

（一）非同步电复律

1.室颤、室扑。

2.心脏停搏。

3.心电—机械分离。

（二）同步电复律

1.房颤发病的时间在一年以内，药物治疗无效，无明显心脏扩大，出现生命体征改变者。

2.心室率较快的房扑，应首选同步电复律。

3.药物和其他治疗无效，且出现明显血流动力学改变的室上性心动过速和室性心动过速者。

4.合并有预激综合征的异位快速心律失常，在诊断和选药较困难的情况下，亦可用同步电复律治疗。

三、禁忌证

1.病史较长，反复发作而药物难以维持疗效的房颤、室上性心动过速等。

2.伴有高度或完全性房室传导阻滞的异位性快速心律失常。

3.伴有病态窦房结综合征的快速心律失常。

4.洋地黄中毒所致的快速心律失常。

5.低血钾者。

四、除颤前准备

这里值得指出来的是，面对心搏骤停这种紧急情况我们一定要争分夺秒，抢在病人的心脏还处于应激性较高的最佳时期除颤，以提高除颤的效果，抢救病人的生命。因此往往来不及准备病人。除此以外对于选择性同步电复律者要做好以下准备：

（一）病人准备

1.病人心理准备　向病人和家属说明电复律的目的、意义，给予病人心理上的支持和安慰，取得病人合作，家属签字同意。

2.复律前 12 h 禁食，防止复律中出现呕吐，引起窒息。

3.充分吸氧电击前面罩给氧 15~20 min，以防在除颤中发生短暂心搏骤停时保证脑组织供氧。

4.建立静脉通道，为电复律过程中用药做好准备。

5.排空大小便，除去假牙，测血压，记录全导心电图。

6.复律前给予镇静和麻醉处理。可缓慢静脉推注安定 15~20 mg，并嘱病人数数，观察其入睡情况。在病人入睡后方可开始复律。

7.计划选择电能量在心脏电复律的过程中，能量的选择非常重要。一方面作用于心脏的电能量越大，取得成功的可能性就越大。另一方面电能量太大会导致心肌细胞的损伤。因此，一定要合理选择电能量。

一般情况下，同步电复律可以从小能量开始逐渐递增，首次用量 50~100 W·s，如未成功，以后每次递增 50~100 W·s，最高能量不超过 300 W·s；非同步电除颤则主张一开始就在较高的能量水平上进行，起步能量多为 200 W·s。

（二）用物准备

1.电复律用物，包括除颤器、电极膏或盐水纱布套。

2.抢救药物及用品。

五、电复律的方法

（一）根据电极板作用的部位分类

1.体内电复律　是将电极板直接放在病人心脏的前、后壁，电极板的体积小，呈"匙"状，便于操作。常用于开胸手术中出现恶性心律失常者。

2.体外电复律　是临床上最常用的一种方法。是将两个电极板分别放于病人的胸壁上放电。体外电复律要求电极板体积较大，多呈圆盘状或矩形。

（二）按发放电脉冲的形式分类

1.非同步电除颤　是由医护人员手控放电完成，按下电钮，除颤器将立即放电，电流会落入心动周期的任何时间，如果病人有自主心律，电脉冲落到了自主心律的易损期，就会造成心室颤动，应注意回避。

2.同步电复律　适用于有自身心律的病人，如房颤、房扑、室上速、室速者。当心肌细胞兴奋进入相对不应期时，心脏处于易损期，在心电图上与 T 波相一致，在此期间如果发放强大的电脉冲，有诱发室颤的极大危险。因此，为了避开易损期放电，保证病人的安全，除颤器在探测到 QRS 波时，才形成放电回路，放出的电流与 R 波同步，抢在易损期前完成放电，从而安全复律。

（三）按自动化程度分类

1.手动电复律　手动电复律是医护人员在对病人的病情进行判断后，选择适宜病人的复律方式，进行人工放电，是临床上应用比较广泛的电复律方法。

2.自动电复律　由于自动除颤器可以自动识别，判断心律失常的类型，当出现室颤、室性心动过速等恶性心律失常，它会按预先设置的程序自动释放预定的电脉冲，进行电复律。

（四）操作步骤

1.病人卧于绝缘的木板床上，取仰卧位或右侧卧位。

2.操作者站在病人右侧，打开除颤器电源开关，并启动心电监测，了解病人心电图情况。

3.根据病人情况选择心脏电复律的方式。一般情况下心搏骤停选用非同步电除颤，房扑、室上性心动过速等心律失常选用同步电复律。

4.在电极板表面涂上适量导电糊或加用盐水浸湿的纱布垫，以保证电极板与病人皮肤之间有良好的接触。据悉目前临床上已经开始使用凝胶状垫片，其作用与导电糊相同。另外，还有一种新型的柔软自动黏附式一次性电极板也出现在临床。

5.充电，即根据不同病情，设置复律电能量。

6.正确放置电极板，电极板放置的位置有两种：

（1）常规位置：左手电极板放置于病人右侧锁骨下方，右手电极板放置于病人左侧腋前线5~6肋间。

（2）后前位置：左手电极板放置于病人左侧肩胛骨下方，右手电极板放置于心前区，即左侧乳头下方。

7.在核实无任何人与病人和电极有直接或间接接触的情况下实施放电。此时，如果见到病人的身体和四肢发生抽动，说明放电成功。否则，应检查原因。

8.观察病人的心律转复情况，如果未成功，可重复进行。

六、注意事项

1.注意安全　除颤器工作时输出的电压可达数千伏之高，即使一个小的疏忽也将会造成很大的危险。因此，操作者一定要沉着冷静，保证安全。具体做法如下：

（1）充电不应过早，最好在放置电极板的前一步完成。否则，如果误碰放电开关，会随时放电。

（2）充电后，两个电极板不应该相互接触，用双手分别持握，保持一定距离。避免误放电损坏仪器。

（3）电极板盐水纱布以浸湿而不滴水为宜，防止将大量的水带到病人皮肤上，引起电能的流失或灼烧病人皮肤。

（4）在允许的情况下，要停止吸氧，以防引起爆炸。

（5）有必要的情况下，要暂时断开或取下病人的电子仪器，避免损坏。

2.提高复律效果，减少复律次数心脏电复律的成功与否，一方面取决于心脏的自身条件，另一方面与复律的时间、所用电能量大小以及胸壁阻抗等因素有很大的关系。因此，在电复律的过程中要注意这些问题。

（1）积极改善心脏的自身条件，对于非同步电除颤者在电除颤的同时一定要积极给予有效的气道给氧、胸外心脏按压等基础生命支持，纠正酸中毒和电解质紊乱。对于同步电复律者术前要给予相应的药物治疗，充分吸氧，尽量改善心脏的自身状态。

（2）两个电极板放置的位置距离不要太近，要让整个心脏刚好位于其中，使流经两个电极板之间的电流准确通过心脏。

（3）为了减小病人胸壁的阻抗，要使两电极板与病人皮肤紧密接触，除了在电极板上涂导电糊等措施以外，还应将电极板放置平稳，分别加上 2~5 kg 的压力，然后放电。

（4）把握好复律的最佳时间和电能量。

3.同步电复律时应特别注意以下几点

（1）同步电复律必须选择 QRS 波直立，R 波幅较大的导联。如果 QRS 波过小或倒立，不易被除颤器识别，将会出现易损期放电，诱发室颤。

（2）在按下放电开关的瞬间，除颤器不会立即放电，要延迟到 R 波出现并予识别才能放电。因此，操作者不要过早松开按键，要严阵以待，等待放电。

（3）如果同步电复律之后出现心室颤动，应立即将除颤器调到非同步电除颤状态，给予电除颤。

七、电复律的并发症及其防护

1.诱发各种心律失常　心脏电复律后可见到多种心律失常，其中室颤最为严重，可以按室颤处理。另一种严重的心律失常就是窦性停搏、房室传导阻滞以及心脏停搏等，可采用药物治疗和临时心脏起搏。此外，还可能出现房性期前收缩、室性期前收缩和新的室性心动过速，这些往往是一过性的，不会造成严重的血流动力学的改变。

2.心肌损伤　心脏电复律引起心肌损伤的情况较少见，可能与电能量选择过大或反复多次电击有关，临床上可能出现心肌酶增高、急性左心衰、肺水肿以及低血压等，要积极按照有关原则进行处理。

3.栓塞　心脏电复律后栓塞的发生率仅有 1%~2%，多与心房内血栓脱落有关。因此，对于有栓塞史者，要重视电复律前的抗凝或溶栓治疗。

4.皮肤灼伤　心脏电复律后常有皮肤灼伤，轻者病人皮肤局部出现红斑，不予处理可自行好转。如果灼伤严重，应按烫伤处理。

第四节　紧急人工心脏起搏

紧急人工心脏起搏属一种暂时性或过渡性的人工心脏起搏，是用体外携带式起搏器向病人心脏发放一定能量和形式的电脉冲，刺激心肌细胞产生兴奋，以代替窦房结的功能，达到抢救心搏骤停、治疗心律失常和检查心脏电生理的目的。

人工心脏起搏技术已经历了 200 多年的探索和研究，是集抢救、治疗和诊断为一体的临床重要措施，在临床
上广泛应用，从事急重症护理工作的医护人员应对其有充分的认识和了解。

一、基本原理

人工心脏起搏的基本原理是在心脏的不同位置建立一个人造的异位兴奋灶，替代窦房结的作用。生理状态下，心脏的激动是由窦房结产生，并沿着心脏传导系统

传至整个心脏，引起心肌细胞兴奋，来维持心脏的活动。当窦房结的起搏功能或传导系统的传导功能出现障碍时，就会影响激动的产生或传导，发生缓慢性心律失常，甚至心脏停搏。此时，需要立即在心脏的适当部位安放电极，用起搏器的脉冲发生器通过电极向心肌细胞放电，使局部的心肌细胞产生兴奋，并通过心肌细胞间的传导向周围扩散，激动整个心脏。

二、适应证

1.心搏骤停者。

2.严重的缓慢心律失常病人在植入或更换永久性起搏器之前的过渡性保护起搏。

3.快速心律失常，不宜用药物治疗或电复律者，包括电刺激或超速抑制中止折返。

4.大手术和心血管检查前后的病人。

5.各种原因引起的一过性缓慢心律失常，如窦性心动过缓、窦性停搏、Ⅲ度房室传导阻滞等。

6.需进行窦房结功能检查和房室传导功能检查者。

三、术前准备

（一）病人准备

需要进行紧急人工心脏起搏的病人常常病情较重，护理人员要严密观察病人生命体征和心电图变化，积极做好病人的心理和生理准备。在病人意识清醒时主动向病人及家属介绍手术目的、方法以及配合的知识，取得他们的同意和合作。要协助病人做好术前各种常规检查，如血常规、血型、出凝血时间、血糖、血脂、超声心动图、心脏 x 线检查等。在时间允许的情况下，要对病人的手术区皮肤进行充分的清洁。

（二）用物准备

1.临时起搏器 1 个临时起搏器是由脉冲发生器、电极及其导线、电源三部分组成。

（1）脉冲发生器脉冲发生器由输出量控制装置、频率调控装置、跟踪并感知心电变化的装置和体外程控装置等部分组成。它可根据不同病人的需要在不同时机发出不同能量、不同频率的电脉冲，引起心肌细胞的兴奋，是电脉冲发放的控制中心。

（2）电极和导线 电极质量的优劣直接影响起搏器的功能，它与心脏相接触，是刺激和感知心脏最关键的部分，常制成箭头状、螺旋状、带钩状等。导线是位于电极和脉冲发生器之间的线路，多采用低电阻的铂铱合金为原料，具有传导和连接作用。电极在使用前要消毒，常备无菌电极 1 根（线形或尖头形或柔软"J"形金属丝），导线 2 根。

（3）电源临时起搏器使用的电源是锌—汞电池，可以在起搏器停止工作的状态下随时更换。但是，每一位病人开始应准备新电池。

（4）连接器 1 套。

2.无菌手术包 1 个（孔巾、纱布、治疗碗、棉球、小药杯）、套管针 1 根、5 ml 注射器 2 具、无菌手套 1 双。

3.心电图机 1 台。

四、操作方法

（一）根据起搏方式安放电极

起搏方式的分类如下：

1.根据电极放置的部位可分为经皮起搏、经食道起搏、经静脉插管心内膜起搏、经皮穿刺心内膜起搏等方式。

2.根据病人自身心搏与起搏之间的关系分为以下两种：

（1）非同步起搏是一种按照预先设定的起搏频率进行起搏的方式，不会因为心脏的自发心搏而改变起搏频率。因此，在病人有自发心搏时会产生起搏心律与自身心律相互竞争，特别是在急性心肌缺血等病情时能够引起心肌细胞兴奋性增高，室颤发生的阈值降低的情况，极易发生室颤。该起搏方式只适用于无自发心搏病人的抢救。

（2）同步起搏是指起搏器感 emmA.自发心搏后自动调整发放电脉冲的方式，起搏心律不影响自身心搏，适用于有自发心搏的病人。

（二）电极安装方法

体外携带式起搏器安装的关键是安放好起搏电极，起搏电极的安装有以下几种途径：

1.经皮肤安放　将电极片粘贴在病人的胸壁皮肤上，阳极放在左肩胛下角与脊柱之间，阴极放于心前区或乳房下。

2.经食管插入　起搏电极方法与下鼻胃管相同。

3.经静脉插入　起搏电极　该方法是临时起搏常用的方法，多选用锁骨下静脉和颈内静脉穿刺置管。程序如下：常规皮肤消毒—铺巾—局部麻醉—静脉穿刺—见回血退出针芯—插入引导钢丝—退出穿刺针—插入静脉导管鞘—退出引导钢丝—通过导管鞘将起搏电极导线送入心腔—确定合适的位置—妥善固定。

4.手术中安放电极　通常是开胸手术或直视心脏手术中在病人心脏显露清楚的无脂肪区安放电极，并进行妥善处理和固定。

5.经胸壁插入法　该方法多用于紧急抢救，护理人员应对其熟悉。操作步骤如下：

（1）常规皮肤消毒、铺巾、戴无菌手套、局部麻醉。

（2）在胸骨左缘第四肋间或胸骨剑突左缘与左肋弓夹角处进行心内穿刺，针尖向右、上、后方向，见回血退出针芯。

（3）用电极上的小套将 J 型电极的尖端拉直，并通过套管针送入心脏，然后退出穿刺针头。

（4）使电极前端钩入心内膜或乳头肌内，固定妥善。

无论采用什么安放方法，电极安放妥善后，均要将电极与起搏器连接。若电极有正、负两极，可直接接于起搏器上。否则，先将电极外端接在连接器上，再将连接器上的两个接头分别与起搏器相连，打开起搏器电源开关，调整参数，观察起搏效果，必要时及时调整。

五、护理

（一）常规护理

1.无论是术中还是术后都需要严密观察病人神志、血压、心律、呼吸的变化，持续心电监护。发现异常及时向医生报告，并积极配合处理。

2.术中要协助医生测定有关起搏参数，传递各种所需用物，并做好一切抢救准备。

3.术后嘱病人绝对卧床休息 72 h；限制置管侧肢体的剧烈活动，以防止电极脱位。

4.保持穿刺局部或皮肤切口的干燥、清洁和无菌，防止局部感染。

（二）起搏器工作状态的监护

1.由于起搏器设置的参数直接影响到起搏效果，因此，术后要认真调节各种参数，使起搏能达到最佳效果。常用参数有以下几个：

（1）起搏频率根据病人病情不同，一般设在 60~100 次/min。目前新一代频率程序方式起搏器，可在病人的活动时自动调整起搏频率，以适应病人的需要。

（2）起搏强度起搏强度的调节原则上要保证有效的起搏。一般情况下，设定在起搏阈值的 2 倍或略高。

（3）起搏阈值能引起心肌细胞有效兴奋的最小起搏强度称起搏阈值。其测量方法有两种：一是借助起搏分析仪测定，二是通过调整电流输出强度，观察心电图的方法进行测试。通常的起搏阈值≤1.5 V。

（4）感知灵敏度是起搏器能够感觉到来自心脏本身的电生理活动的能力，常以能探测到除极特征电位的最小值为适宜。心房追踪时，主要感知 P 波电位，心室追踪是感知 QRS 波电位。调节时既不能使灵敏度过低，引起感知不足或失去感知，也不能使灵敏度过高导致误感知。

（5）房室间期使用双心腔起搏器时，要保证心房起搏和心室起搏不会同步进行，它们之间需要有延迟时间，一般设在 150~200ms 之间。

2.加强对起搏功能的观察，严防起搏器失灵。观察的方法有两种：

（1）触摸病人的脉搏如果脉搏弱或脉搏数减少，是起搏功能差的表现。应检查有无起搏器故障，电极移位，电极导线断裂、电池耗尽、起搏强度是否过小等情况，并给予及时处理。

（2）观察起搏心电图如果每次起搏标记后均出现一次 QRS 波，表示起搏功能良好。

（三）并发症的观察及处理

1.与手术有关的并发症

（1）电极脱位 电极脱位是较常见的并发症，主要与电极固定不牢，早期没有限制活动有关。预防的方法除了手术中要妥善固定电极外，更主要是严格术后制动。

（2）感染 感染的出现多因护理不当或安放起搏器的过程中没有无菌操作等原因造成，术后护理人员要精心护理局部伤口，保持其无菌状态。一旦出现感染先兆，要及时给予抗生素治疗，必要时更换新的起搏器电极。

（3）心脏穿孔 多因电极头太硬、操作鲁莽、电极放置时将心肌顶得太紧或术前使用较大量激素等因素造成。要尽量避免以上问题，防止心脏穿孔发生。

（4）其他 电极的置入会诱发心房血栓的形成，易出现栓子脱落，导致肺栓塞，可酌情服用小剂量肠溶阿司匹林等抗凝剂。另外，锁骨下静脉穿刺可引起气胸、空气栓塞等并发症，手术中要细心操作。

2.与起搏器有关的并发症

（1）起搏综合征主要发生在单心腔心室起搏，由于激动传导的顺序因起搏而发生改变，引起心室先收缩，心房后收缩。若心房收缩发生在房室瓣开放之前，则会引起右房压增高，心排血量减少，轻者出现头晕、头胀、心悸、气短，重者可致血压下降，甚至休克。因此，护理人员要多关心病人，询问病人的不适，一旦确诊为起搏综合征.，唯一的处理方法是更换心房起搏或房室顺序起搏方式。

（2）起搏器失灵包括完全性起搏衰竭、夺获失败、起搏频率减慢、感知不良、起搏器介导的心动过速等。要注意积极作出判断，明确失灵原因，给予及时纠正。

（3）意外微电流产生意外漏电对心脏会造成严重的影响，甚至会诱发室颤。护理中必须保护好起搏电极末端导线以及接头，保持其绝缘性，切不可用手接触或与其他任何带电装置接触。

第五节 动、静脉插管术

一、深静脉穿刺插管

深静脉穿刺插管术是指经皮肤直接穿刺锁骨下静脉、颈内静脉和股静脉等深静脉，并插入导管的置管方法。它在急危重病人的抢救、治疗和监测中起着非常重要的作用，所有医护人员均应熟悉和掌握。

（一）适应证

1.血流动力学监测，包括测定中心静脉压、血流导向气囊导管（Swan-Ganz漂浮导管）监测等。

2.需快速输液或者四肢静脉输液困难者。

3.全胃肠外营养，或者需要输入浓度较高、有刺激性液体时应用。

4.心导管检查。

5.安装心脏起搏器。

（二）术前准备

1.病人准备

（1）心理准备 良好的心理状态和积极、健康的情绪，对于血管插管手术中和手术后病人的配合有不可估量的作用。因此，病人的心理准备非常重要。护理人员要认真分析和了解病人不同的心理状态，采取积极的护理措施，如：说明手术的重要性和必要性，介绍手术者的工作业绩和技术水平，教会配合的方法，以减轻病人思想负担，增强安全感和信心。

（2）皮肤准备皮肤准备是术前的重要护理内容，其准备是否充分直接影响到导管感染的发生率，是预防导管感染的重要环节。因此，应认真准备。传统的备皮方法是用肥皂和温水清洗手术区域的皮肤，然后剃去毛发。备皮范围参见《外科护理学》相关章节内容。

2.物品准备

（1）带鞘的穿刺针或者长约 6~10 cm 薄壁穿刺针。

（2）血管扩张器为质地较硬的中空导管，用来扩张皮肤与血管穿刺口。

（3）金属引导丝为不锈钢合金细丝。

（4）皮肤消毒用物及无菌手套 1 双。

（5）无菌包（缝线 1 卷、缝合针 1 根、无菌纱布 2~3 块、手术刀片 1 把）。

（6）三通、连接管及其他用物。

（三）操作方法

由于锁骨下静脉穿刺插管不会影响人工呼吸、气管插管和病人的活动，因此是临床上较常用的方法之一。下面以其为例介绍深静脉穿刺插管的方法。

1.锁骨下静脉的解剖位置锁骨下静脉起自腋静脉，与颈内静脉汇合形成无名静脉进入胸腔。它跨行于第一肋骨上方，行走在锁骨中段的下方。

2.穿刺点定位

（1）第一进针点锁骨中点内侧 1~2 cm 或者锁骨中点与中、内 1/3 交点之间，是最常用的穿刺点，一般在锁骨下缘进针，多选右侧。

（2）第二进针点 在胸锁乳突肌锁骨端外侧缘与锁骨上缘所形成的夹角的平分线顶端外 0.5 cm 处，沿锁骨上缘进针，针头指向胸锁关节。

3.操作步骤

（1）行右侧锁骨下静脉插管时，病人仰卧位，头偏向左侧，右肩部垫高。

（2）操作者站在病人右侧，定位穿刺点，用甲紫作标记。

（3）常规皮肤消毒，铺孔巾，戴无菌手套，必要时穿无菌手术衣。

（4）用 1%~2% 普鲁卡因局部浸润麻醉，取装有肝素盐水的注射器，接 18 号穿刺针，或者取带有导管鞘的套管针。

（5）第一进针点穿刺时，针头与额面成 30°~35°角，针尖指向胸骨上凹处进针，在针头触及锁骨下缘时，转向深部避开锁骨，然后转至与胸壁平行的角度，继续向胸骨上凹推进。见回血再继续前进 2~3 mm。

（6）左手固定穿刺针，右手取下注射器，若用套管针穿刺应左手固定外套管，右手退出针芯。然后，通过针头或者套管插入引导丝，退出针头或套管，保留引导丝。

（7）用血管扩张器经引导丝插入皮肤和皮下，进入血管。再将导管通过其中空插入血管内，退出血管扩张器。或者在引导丝处作一皮肤切口，通过引导丝将导管以旋转方式送入血管预期位置，退出引导丝。

（8）固定导管，接上输液装置或测压装置。

二、动脉穿刺插管

（一）适应证

1.需要准确监测动脉血压者，如休克、心脏大手术、正在使用血管活性药物等。

2.需反复采取动脉血标本者。

3.交换输血。

（二）禁忌证

1.桡动脉侧支循环试验（Alien）实验阳性。

2.处于高凝状态者。

3.有出血倾向者。

4.正在进行抗凝治疗的病人。

（三）术前准备

1.病人准备

（1）选择插管动脉最常用的插管部位有桡动脉、尺动脉、足背动脉和股动脉，新生儿则常用脐动脉。其中桡动脉解剖部位表浅，便于穿刺和固定，并有良好的侧支循环，是首选插管动脉。股动脉是全身最大的表浅动脉，在周围动脉搏动消失时，是唯一能触及、可行的插管动脉。

（2）桡动脉插管前应先做 Allen 试验，在证实其侧支循环良好时才能插管。若病人出现休克，常使这项试验变得难以观察，此时可用多普勒探查。

（3）向病人说明插管的目的、必要性，尊重病人的意见，取得病人的合作。

（4）介绍插管的简单步骤、持续的时间、术中可能出现的感觉、术中术后如何配合等知识，使病人了解插管的全部经过，以减轻病人的担心和恐惧。

2.物品准备

（1）16~18 号带套管的动脉穿刺针 2 根。

（2）皮肤消毒用物、无菌手套 1 双。

（3）无菌包（无菌针头 1 个、缝线 1 卷、缝合针 1 根、无菌纱布 2~3 块）、三通、连接管及其他用物。

（四）操作步骤

1.选择桡动脉穿刺时，病人仰卧，手臂外展，腕背曲。

2.适当固定穿刺部位，触摸动脉搏动，以动脉搏动最明显处为穿刺点。

3.常规用碘酒、酒精消毒皮肤、铺巾、戴手套。

4.用无菌针头刺破局部皮肤，以防穿刺针的套管外翻，再用适宜型号的套管穿刺针穿刺动脉。进针时，针头与皮肤成 20°~30°角，见回血，继续将导管送入血管深部，同时退出针芯。

5.立即将导管与其他装置相连。

6.妥善固定导管，可用胶布固定，还可缝一针于皮肤上。

三、动、静脉插管术后的护理

（一）常规护理

1.固定妥善，防止脱出。严密观察插管局部有无渗血、渗液。

2.保持导管的通畅，防止受压、扭曲和堵塞。

3.加强心理护理，在整个检查、治疗、监护的过程中要有专人护理，随时询问病人的感觉，帮助病人分析其原因，教给病人解决问题的办法，给予精神鼓励、心理支持和生活的全面照顾。

（二）并发症的预防及护理

1.血栓形成　血栓栓塞是动静脉插管术后最常见的并发症，造成的原因较多，主要与病人的防御反应加强、血液循环的速度减慢、血容量不足和血液黏稠度增高等因素有关。护理中要重视预防血栓的形成，减少栓塞的发生。其预防措施如下：

（1）为减小血栓形成的几率，应选择管径适宜、管腔粗细一致、质地较柔软的导管进行插管。

（2）导管要固定牢固，减少移动，从而减轻血管壁的损伤，防止血栓形成。

（3）用肝素溶液冲洗导管，以维护导管通畅和预防血栓形成。一般情况下在0.9%生理盐水 500 ml 中加入肝素 50~100 mg，用持续冲洗器、微量泵或输液器持续缓慢滴注，进行冲洗；也可用 1%肝素盐水 0.5~1 ml 定时或根据需要从输液器莫非氏滴管中加入导管或直接经导管口注入导管，在推注时，一旦遇到阻力切不可强行注入，以免引起血栓脱落，造成人为血栓栓塞。

（4）尽量缩短导管留置的时间，一般不超过 72 h，因为最安全的留置时间应该是 48~72 h，时间再长血栓发生的几率将成倍增加。

（5）加强置管侧肢体的观察与护理。一方面要严密观察肢体的温度、皮肤颜色、肢体的感觉以及有无肿胀和疼痛等情况，以了解肢体供血情况，有助于及早发现栓塞的迹象，迅速加以纠正。另一方面，要帮助病人按摩肢体肌肉，活动关节，以促进肢体血液循环，减少血栓形成。

2.感染　导管感染在动静脉插管术后的发生率也较高，感染与许多因素有关，如机体抵抗力下降、用物的污染、无菌操作不严格以及置管时间过长等，要加强护理。

（1）慎重选择置管部位，一般情况下要尽量避开会阴部、焦痂及创面等处，以减少感染机会。

（2）术前要认真准备皮肤，术中要严格无菌操作，术后要减少污染。

（3）加强导管入口处及周围皮肤的护理，保持其干燥、无菌。每 24 h 更换敷料一次，若有污染，应随时更换。在更换敷料时，要观察伤口有无红、肿、热、痛等炎症反应，有无出血倾向，一切正常，可用碘伏消毒，用无菌敷料重新敷盖伤口。

（4）所有用物均应保持无菌状态，每 24 h 更换一次。

（5）若发现导管少量脱出，不可随手送人血管。要经消毒后方可重新送回血管。

（6）增强病人的抵抗力，必要时可用抗生素治疗，并争取尽早拔管。

3.出血　引起出血的原因有：插管时反复血管穿刺加重了血管壁损伤、插管后常规抗凝用药、护理不当致导管连接处松脱、拔管后按压血管时间过短等。针对这些原因可采取以下护理措施：

（1）插管时要求技术娴熟，动作轻柔、稳准，避免反复穿刺加重血管壁的损伤。

（2）所有的接头都要衔接紧密，"三通"开关的位置要正确，否则会导致快速出血。

（3）动脉插管后穿刺部位要加压包扎，必要时用 1 kg 沙袋压迫 6~12 h。

（4）插管后要严密观察出血倾向，如伤口有无渗血、牙龈有无出血，必要时进行凝血时间的监测。

（5）拔管后立即局部按压 10 min，以减少血肿的形成。

4.气胸 主要因为锁骨下静脉插管时伤及胸膜腔和肺尖所致。预防的关键是熟悉局部解剖，正确操作。术后要注意观察病人呼吸，一旦出现呼吸急促或呼吸困难，应及时与医生取得联系。

第六节 呼吸机的临床应用

呼吸机是利用机械的力量，将气体送入肺内，以改善肺通气和肺换气，防止缺氧和二氧化碳潴留，有效治疗呼吸衰竭和抢救呼吸停止病人的强有力工具。

呼吸机的治疗和抢救作用能否有效发挥，不仅与呼吸机本身的性能、质量密切相关，而且与医护人员的正确使用、精心护理有很大关系，如果使用和护理不当会造成不利后果。因此，熟悉和掌握呼吸机的应用知识非常必要。

一、呼吸机的作用

1.保持呼吸道通畅，改善通气功能 呼吸机在使用时必须建立人工气道，它能有效开放气道，维持气道通畅。同时，机械通气时送入气体的量较大，足以达到生理潮气量，保证机体的供氧。

2.提高肺通气量，改善肺换气功能 呼吸机有特殊的通气方式，如：呼吸末正压通气（positive end expiratory pressure，PEEP）、持续气道正压通气（Continuous positive airway pressure，CPAP）等，它们可以改变通气与血流比，有利于换气。

3.减小呼吸肌做功，有利于呼吸肌恢复疲劳，减轻体力消耗。

二、呼吸机工作原理

（一）呼吸机基本工作原理

机械通气的动力来源于气道与肺泡内压力的压差。送气时，呼吸机通过提高气道的压力，使气道压超过肺泡内压，气流进入肺泡内。继而呼吸机除去或减小对气道的压力，当肺泡内压力大于气道压时，开始排气，完成呼吸全过程。

（二）呼吸机的切换原理

呼吸机是如何自送气转为排气，这涉及呼吸机的切换原理，我们有必要作一个全面了解。切换方式有三种：

1.压力切换 采用压力切换原理的呼吸机被称为定压型呼吸机。其切换原理是以气道内预定的压力值为送气和排气的转换条件。在呼吸机开始工作之前，给呼吸机人为设定一个送气压力值，呼吸机送气时气道压力不断上升，达到规定预值后，送气终止或转为负压。此时，气道内压开始下降，出现排气，当排气时间达到预设值，送气再次发生开始下一次送气。

定压型呼吸机气道压力稳定，但潮气量不稳定，易受到气道痉挛、咳嗽、分泌物潴留等因素影响，使吸气阻抗增加，造成吸气过早终止，潮气量不足。该类呼吸机一般不用于肺实质病变的病人。

2.容量切换 以容量切换为主的呼吸机属定容型呼吸机。它是以预定潮气量为条件，只有在送气量达到预定潮气量时送气才可能停止，转为排气。

定容型呼吸机通气量比较稳定，不受肺部病变和气道阻力的影响，但是，当气道阻力较大时，为了保证有效潮气量，气道压力必须提高，易造成气压伤。

3.时间切换 定时型呼吸机采用时间切换原理，呼吸机送气和排气时间均预先设定，潮气量也可预先调定，但与吸气流速有关，当气道阻力增加时气流速度减慢，输入气量受到影响。

目前有许多先进的呼吸机具有多种功能，可将几种切换方式组合在同一台呼吸机中，医护人员可根据病人的需要预先选择或调整，或者由呼吸机自动转换。

三、呼吸机通气模式

（一）控制通气

控制通气（controlled ventilation，CV 或 controlled mode ventilation，CMV）是指完全由呼吸机来控制病人的呼吸频率、通气容量或气道压力的方法，适应自主呼吸完全停止或较微弱的病人。该通气方式在病人自主呼吸恢复或加强时易发生"人机对抗"，即呼吸机的送气和排气与病人的自主呼吸不同步。控制通气的具体模式如下：

1.容量控制通气（volume controlled ventilation，VCV） 是以容量切换为基础的控制通气方法，呼吸机在容量切换的前提下控制病人的通气频率和通气量，以维持病人的呼吸，保证有效的通气量。

2.压力控制通气（pressure controlled ventilation，PCV） 是在压力切换的条件下，呼吸机控制病人的呼吸，具有气道压力恒定的优点。

3.间歇指令通气（intermittent mandatory ventilation，IMV） 是一种在每分钟时间内既有自主呼吸，又加以强制性通气，两者交替进行，共同构成通气量的机械通气方法。

4.间歇正压通气（intermittent positive pressure ventilation，IPPV） 指呼吸机在吸气时相用正压将气体送入病人肺内，呼气时相将压力降为零，使病人排气的一种通气方法。

（二）辅助通气

辅助通气（assist ventilation，AV 或 assist mode ventilation，AMV） 是由病人控制呼吸频率，呼吸机控制吸气深度，当病人呼吸深度不够时呼吸机开始工作，呼吸机与病人的呼吸具有同步性的通气方式。其作用是为自主呼吸保驾护航，帮助病人恢复呼吸功能。常适用于有自主呼吸，但达不到足够通气量的病人。

1.容量辅助通气（volume supported ventilation,vsv）　其特点是通气容量恒定，但需要病人的自主呼吸触发呼吸机工作，目的是为了补充自主呼吸的不足。

2.压力辅助通气（pressure supported ventilation，PSV）　是在病人自主呼吸容量不足时呼吸机给予病人一定的压力辅助，使更多的气体进入病人肺内的通气方法。

3.同步间歇指令呼吸（synchronized intermittent mandatory Ventilation，SIMV）是一种在间隔的时间里由病人自主呼吸触发呼吸机自动产生气流，补充病人呼吸的通气方法。其优点是：①在呼吸机工作以外的时间里，完全由病人自由呼吸，有利于呼吸肌的锻炼。因此，撤离呼吸机之前常常使用该通气方式。②SIMV是在有自主呼吸的前提下进行的，只负担部分通气，从而减轻心血管负担，减少气道压力损伤。

4.持续正压呼吸（CPAP）　是建立在病人自主呼吸基础之上的一种通气方式。这种通气方式的特点是无论在病人的吸气相，还是在病人的呼气相，均给予一定的压力，为病人的自主呼吸提供一个较高压力的呼吸平台，让肺泡充分扩张。

5.指令性每分钟通气（min mandatory ventilation，MMV）　需要规定预定的每分通气量，呼吸机在工作中可根据病人实际情况自动调整以达到规定的每分钟通气量。如果病人自主呼吸微弱而低于规定的预定气量，呼吸机则提供不足部分。若自主呼吸大于或等于预定量时，呼吸机自动停止供气。这种通气方式的优点是：①医护人员不必顾虑病人自主呼吸恢复以后可能出现的人机对抗。②能应对病人突然出现的病情恶化。③不需担心因使用镇静剂、止痛药而发生的呼吸抑制和呼吸停止。

（三）辅助—控制通气

是在辅助通气和控制通气两种通气方式的基础上建立起来的特殊通气模式。最常用的通气模式是呼吸末正压通气（PEEP），其工作原理是：在呼气末或整个呼气期对病人气道施加一个高于大气压的压力，阻止肺泡内气体的排出，从而增加了功能残气量，使肺泡不易塌陷，同时也提高了动脉血氧分压。

四、呼吸机治疗的适应证

1.自主呼吸障碍如胸廓外伤、多发性肋骨骨折、反常运动等。

2.通气不足导致的低氧血症或二氧化碳潴留　包括急性呼吸衰竭、慢性呼吸衰竭、慢性阻塞性肺部疾患等。

3.严重的呼吸困难或呼吸停止者。

4.重大的手术病人如心脏直视手术、体外循环、开胸手术。

5.为降低颅内压需过度通气的颅内高压者。

6.严重的代谢性酸中毒需过度通气代偿时。

五、呼吸机治疗的禁忌证

1.急性大咯血发生窒息或呼吸衰竭气道未疏通前。

2.重症肺结核播散期。

3.急性心功能衰竭和急性心肌梗死。

4.低血容量性休克未纠正。

5.肺大泡、气胸、纵隔气肿未进行有效引流之前。

6.支气管异物取出之前。

六、呼吸机与病人的连接

1.面罩 面罩连接主要用于神志清楚的病人，缺点是容易漏气，不便于吸痰，气体易进入胃内，引起腹胀。

2.气管插管是最常用的连接方法，具有牢靠、效果好、维持时间长等特点。据报道：梭形乳胶高压气囊插管维持时间为72 h，低压预成形气囊插管维持时间可达一周。

3.气管切开 长期需要进行呼吸机支持的病人应作气管切开。由于气管切开带来的并发症较多，要精心护理。

七、呼吸机参数设定

1.潮气量（tidal volume，VT） 指一次吸入或呼出的气体量。正常人生理潮气量为6~8 ml/kg，使用呼吸机时预设潮气量要大于生理潮气量的1.5~2倍，通常成人设为10~15 ml/kg，小儿设为5~7 ml/kg。其原因是：①呼吸机的导管本身可容纳一定的气量，再加上导管有一定的顺应性，因此，大大增加了死腔量。②气管插管与病人的气道之间存在着空隙。

2.呼吸频率（frequency，F） 呼吸机送气频率的设定应依病人的病情而定，如：在肺顺应性降低时或需要过度通气时可设定成较快的呼吸频率（16~20次/min）；在气道阻力增加时或同步间歇强制通气时则应将呼吸频率设定为低值（10~15次/min）。

3.每分钟通气量（minute ventilation，MV） 一般情况下，每分钟通气量成人设为90~100 ml/(kg·min)，儿童设为120 mL/(kg·min)。常用的公式：每分钟通气量=潮气量×呼吸频率。

4.呼/呼比值（inspiratory：expiratory ratio，I:E） 通常情况下吸气时间要短于呼气时间，在阻塞性通气障碍时吸/呼比值应设为1:2或1:2.5，如支气管哮喘、慢性支气管炎、呼吸道分泌物多、肺水肿等；限制性通气障碍吸/呼比值应设为1:1.5，临床上胸廓严重外伤、ARDs、呼吸肌麻痹、重症肌无力等常出现限制性通气障碍。

5.氧浓度（FiO_2）使用呼吸机时氧浓度应根据病人的病情而定，原则上长时间给氧时，FiO_2不超过40%；60%以上的浓度氧吸入不超过24 h；100%纯氧吸入不超过6 h，以免发生氧中毒。在进行吸痰操作的前后，可给予1~2 min的100%氧，以防止低氧血症。

6.通气压力（ventilation pressure，VP） 对于定压型呼吸机在使用时要预设通气压力，一般情况下无呼吸道疾病的病人，通气压力设为10~20 cmH2O（1.0~2.0 kPa，

1 kPa=0.09 cmH$_2$O），肺内轻度病变设为 20~25 cmH$_2$O，中度病变设为 25~30 cmH$_2$O，重度病变设为 30~35 cmH$_2$O，最高压力不超过 40 cmH$_2$O，压力过大会造成气压伤。

7.PEEP　通常情况 PEEP 设为 3~5 cmH$_2$O，不超过 10 cmH$_2$O。

8.叹息（sigh）　是呼吸机的一种特殊功能，它能定时、自动地将预设潮气量增加一倍，达到扩张肺泡，改善低氧血症的目的。一般情况下每 100 次呼吸周期中预设 1~2 次叹息。

八、应用呼吸机的护理

（一）病人的监护

1.常规护理

（1）密切观察病人的生命体征包括病人的神志、体温、脉搏、呼吸、血压、皮肤颜色和尿量等，其中血压的观察在呼吸机开始使用的 30 min 内显得非常重要。因为，机械通气可增加气道内压力，使回心血量和心排血量减少，导致血压下降，尤其在初次使用呼吸机时血压下降迅速，要严密监测，防止不良后果的发生。神志的改变可以反映缺氧和二氧化碳潴留对大脑皮质的影响，一旦改善提示缺氧和二氧化碳潴留得到缓解，病情得到控制。一般情况下病人体温的升高提示有合并感染的可能，体温不升意味着循环较差，此时若出现皮肤苍白湿冷、尿量减少，应考虑有休克的发生，要注意保暖，配合医生积极改善循环功能。呼吸的观察主要注意听诊双肺呼吸音，以判断有无气管插管移位、气胸、肺不张、肺炎等情况发生，观察呼吸动度以了解肺通气和肺扩张的程度，如果呼吸动度降低或消失，常提示有呼吸道堵塞和呼吸机故障。

（2）保持病人呼吸道的通畅保持病人呼吸道的通畅是使用呼吸机的首要环节，一旦气道

被堵塞，呼吸机的功能将无法发挥。充分吸痰是防止痰液淤积阻塞气道，提高通气效果的强有力措施。吸痰时要尽量深入病人气管的深部，采用旋转上提的方法进行，动作要轻、稳、快。吸痰的过程中要注意观察血压和心电图，尤其是老年病人、冠心病和心律失常等危重病人，应给予格外关注。

（3）加强口腔护理具体措施见第五章第一节相关内容。

（4）通常情况下机械通气的病人不能经口进食，需鼻饲增加其营养。鼻饲时病人头部抬高 30°~45°或者取半卧位，给流质前要先抽胃液，观察消化情况证实确无消化不良后再注人流质，注入的速度要慢，首次剂量不可太多，一般情况下为 250~300 ml。鼻饲之后要注意观察病人的反应，30 min 以内不要吸痰，防止因刺激引起胃内容物反流。

（5）心理护理用呼吸机治疗的病人在神志清醒后常因极度不适或不明真相而出现恐惧、焦虑、孤独感和情绪不稳定，出现躁动、"人机对抗"、不合作等反应，医护人员要格外关心病人，时刻守候在病人床前，体谅他们的痛苦，给予高度同情，向他们说明呼吸机治疗的原因，用言行表达和暗示有生存的希望，帮助他们树立战胜疾病的信心，指导他们配合治疗和护理。由于人工气道的存在，病人不能用

语言表达心理的感受和需求，护理人员要仔细观察病人细微的眼神和表情，细心体会其含义，临床上常采取让病人用文字书写、选择图画纸板或词组卡片以及打手势的方法来表达和交流。

2.并发症的预防和护理

（1）通气不足造成通气不足的原因很多，如："人机对抗"、机械故障、气道阻力增加、管道漏气、气囊滑脱堵塞气道、呼吸机调节不当等。护理中要随时吸尽呼吸道分泌物；观察管道有无漏气、气道有无堵塞，发现问题及时纠正；及时调节各种参数和通气模式，以适应病人的需要。特别要重视有效通气量，防止气道压力过大，而导致动态死腔量增大，引起的通气不足。

（2）呼吸性碱中毒引起呼吸性碱中毒的主要原因是过度通气，过度通气可以使 CO_2 排除过多，导致 $PaCO_2$ 迅速降低而发生呼吸性碱中毒。预防和纠正的方法是合理调节潮气量和呼吸频率，一旦有通气过度的情况发生，应减小通气量。必要时可以在呼吸机与气管导管之间新增一条管道，达到加大死腔、减少 CO_2 排除的目的。

（3）消化系统并发症常见的消化系统并发症有：胃肠胀气、消化道出血、黄疸、门静脉高压、肝功能损伤。其主要原因是静脉回流受阻，消化道淤血。应加强观察，并给予相应的处理。

（4）循环系统并发症使用呼吸机可引起低血压，诱发和导致心脏功能不全。因此，要积极补充血容量；在确保有效通气的前提下适当降低吸气峰压、缩短吸气时相；对心功能不全给予相应处理。

（5）呼吸系统并发症 以肺部感染最常见，它是导致呼吸机治疗失败的重要因素。应用呼吸机时，一定要严格无菌操作，注意呼吸机的消毒，积极抗感染治疗，加强营养支持，以控制和减少肺部感染。此外，自发性气胸、纵隔气肿、"呼吸机肺"也是机械通气的并发症，应积极预防。

（二）血气分析监测

血气分析不仅能诊断呼吸衰竭，判断其类型和程度，更是观察病情变化和机械通气效果的客观指标。它对于判断疾病的预后有着极其重要的意义，是机械通气中最常监测的指标。血气分析常用指标有酸碱度、动脉血氧分压、动脉血二氧化碳分压等，在以后的章节（常用监测技术）中会详细阐述。

（三）呼吸机的监护

1.工作运转的监护

（1）通过监听呼吸机运转声、报警声，随时判断机器有无机械故障，及时查明原因，及时排除，保证病人安全。临床上检查故障的规律是：首先根据报警内容进行寻找。若无报警故障，应先检查电源、气源，再查看管道及各衔接接头，最后观察呼吸机上各种参数是否符合要求，有无变化。

（2）定容型呼吸机在工作中要重点观察气道压力，如果气道压力增高，提示呼吸道分泌物较多、支气管痉挛、呼吸机道管堵塞、肺部病变加重；若气道压力降低，则可能有漏气、呼吸机送气不足、肺内病变好转。

（3）定压型呼吸机的送气压力一旦预定，就恒定不变，如果呼吸道阻力增加，则会引起通气量减少，在监测中要严密观察潮气量或每分通气量，若有减少，要积极清理气道分泌物，疏通呼吸机管道，治疗肺部病变，以保证病人的有效通气量。

（4）仔细观察呼吸机工作与病人自主呼吸是否同步，尤其对于无自主呼吸的病人，要密切观察病人自主呼吸恢复时间，一旦自主呼吸恢复，较易出现"人机对抗"。通常病人表现为自主呼吸加强、烦躁不安、口唇发绀，甚至有窒息样表现，应立即给予处理。首先要清理呼吸道分泌物，提高通气效果，改善病人缺氧和二氧化碳潴留；如果病人神志清醒，护理上可以通过指导病人与呼吸机同步呼吸来减轻或避免"人机对抗"；在病情允许的情况下可调整通气模式；必要时使用吗啡等镇静剂，暂时抑制自主呼吸。

2.工作参数的监测　呼吸机开机 30 min 后，作血气分析和 pH 测定，根据其结果调节通气量、通气压力、呼吸频率和氧浓度等工作参数，以后每天监测并调整一次，直至病情好转逐渐减少。

3.呼吸机湿化功能的监护　正常生理状态下，机体的上呼吸道黏膜具有强大的加温、湿化、过滤和清洁等防御保护功能，被吸入的气体经过上呼吸道黏膜的加温和湿化最终成为温暖而湿润的空气进入肺泡，它对肺组织有重要的保护作用。使用呼吸机时，需要建立人工气道，人工气道使呼吸道失去湿润和加温作用，造成气道分泌物干结，不宜排除，从而堵塞气道，影响通气功能；同时，过冷、干燥的气体对肺组织会产生强烈的刺激，导致肺部并发症。所以，进行呼吸道湿化非常有必要，一定要注意监护。

呼吸机的主要加温湿化装置是加热湿化器，其温度的调控范围在 30~35℃，湿化程度为 100%，它可使气体形成温度适中的饱和水蒸气。护理中要做到以下几点：

（1）加热湿化器中应加入无菌蒸馏水，不宜使用自来水和生理盐水。加入的剂量应在上、下水位线之间，并经常补充消耗量，使其保持在相对固定的水平面上。一般情况下成人每小时耗水量至少应在 10 ml 以上，若呼吸机湿化性能不好，应采取其他的湿化措施，给予弥补。如：静脉输液以保持充足的液体入量（成人每天 2500~3000 ml）、气道内持续滴注湿化液、气道冲洗、雾化吸入等。同时，病室内湿度也应保持在 50%~70%。

（2）严密监控加热温度，避免水温过高，引起呼吸道烫伤。

（3）及时清理呼吸机道管和积水器中的积水，始终保持湿化瓶和呼吸机道管低于气管导管水平，防止管道中冷凝水灌入气道。

九、呼吸机的撤离

（一）撤离呼吸机的指征

1.病人的病情明显好转，原发病也得到了有效控制。

2.神志清楚，循环功能稳定，咳嗽反射良好。

3.自主呼吸恢复，并且呼吸频率<25 次/min、肺活量≥10 ml/kg、潮气量>5 ml/kg、每分通气量>10 L/分、最大吸气负压>20~25 cmH$_2$O。

4.吸入 40% 的氧时，PaO$_2$>60 mmHg，PaCO$_2$<50 mmHg。

5.酸碱失衡基本纠正，pH 值接近正常。

6.无严重肺部及全身并发症。

（二）撤离呼吸机前的准备

1.心理准备　撤机会给病人带来心理负担，尤其是慢性疾患的病人，他们用机时间较长，常会对呼吸机产生依赖心理，造成脱机困难。护理人员要耐心做好心理护理，使病人了解撤机的重要性和必要性，让其明白万一撤机失败还可以再次上机，从而消除他们对撤机的顾虑，鼓励其主动配合撤机。

2.生理准备　撤机前积极进行生理准备非常重要，可为成功撤机打下良好的基础。如：①控制呼吸道感染，减少气道分泌物，解除呼吸道平滑肌痉挛和喉头水肿，保持呼吸道通畅，防止撤机后因气道堵塞而失败；②通过使用 AMV、CPAP、SIMV 等通气模式，锻炼病人的自发呼吸，保证安全有效的撤机。③积极纠正低血钾，适当补充氨基酸、白蛋白等营养物质，提高呼吸肌做功的能力，以助于撤机的成功。

（三）撤离呼吸机的方法

撤离呼吸机首先要脱机，然后才能除去人工气道，最终撤机。具体方法如下：

1.间断脱机　是指将呼吸机与气管插管接头分开一定时间，让病人自由呼吸的方法。每次脱机的时间应逐渐延长，直至脱机数小时后病情无特殊变化，方可考虑拔管。脱机应该在白天进行，以便观察病情。

2.除去人工气道　对气管插管的病人，在除去人工气道之前应进行咳嗽训练，然后充分清理口、口咽和鼻咽部分泌物，松开气囊，再彻底清理气管和支气管分泌物，嘱病人深呼吸，在病人呼气末拔除气管插管。对气管切开者，首先逐步改换小号内套管，若无不适，可试行堵管。如果堵管 24 h 病人无呼吸困难、能有效咳嗽、病情稳定，则可拔管。拔管时，要充分吸痰，清洁伤口周围皮肤，拔除道管并处理创面。

（四）撤离呼吸机后的护理

1.除去人工气道后，立即进行鼻导管给氧，防止病人不适，甚至出现呼吸困难。

2.积极给予口腔护理，预防口腔感染和继发性肺部感染。

3.肺部物理疗法撤离呼吸机后要定时为病人翻身、叩背和雾化吸入，以协助病人排痰，防止肺部并发症。

十、呼吸机的消毒与保养

1.呼吸机是用于抢救和治疗危重病人的重要仪器，一定要专人管理，定期维护，保持其性能的完好，常备不懈。

2.使用中的呼吸机其管道和衔接管应定期更换，并清洗、消毒后待用。同时，要定期更换或消毒呼吸机上的过滤器、过滤管道和传感器。

3.由于病人的咳嗽常常会严重污染呼吸机，呼吸机停止使用后一定要彻底清理、消毒方可用于其他病人。

4.做到"五防"，即防尘、防水、防热、防震、防潮。保持各部件清洁无灰尘，外部可用湿纱布轻轻擦净后用紫外线消毒。主机上不能放置任何物品，备用期间罩好机罩，定期通风、通电，不随意搬动。

第七节　洗胃术

洗胃术是将洗胃液经口饮入或通过胃管注入胃内反复冲洗胃，以排除胃内容物，减轻或避免 吸收中毒的方法。对于急性中毒，如吞服巴比妥类药物、有机磷杀虫药物中毒等，洗胃是一项极 重要的抢救措施，一般服毒后 6 h 内均应洗胃。

一、目的

1.清除胃内毒物或刺激物，避免或减少毒物吸收。
2.抽取胃内容物进行毒物鉴定。

二、适应证和禁忌证

（一）适应证
口服毒物，无禁忌证者。
（二）禁忌证
1.强腐蚀性毒物（强酸、强碱）中毒者。
2.中毒所致的惊厥未控制者。
3.食管胃底静脉曲张、上消化道出血、胃癌病人。
4.严重心脏疾患。

三、方法

急救时根据病人情况、急救场所与设备条件采用不同的洗胃方法。常用的方法有口服催吐 洗胃法，胃管洗胃法。

（一）口服催吐洗胃法
此法常用于服毒量少清醒而能合作者，现场救护无胃管情况下。
1.用物 10 000~20 000 ml 洗胃液（温度为 25~38℃）、量杯、压舌板、毛巾、橡胶围裙、水 温计、盛水桶、标本瓶 2 个。
2.操作程序
（1）向病人解释，取得合作。
（2）病人取坐位，戴好橡胶围裙，置盛水桶于病人座位前。
（3）嘱病人自饮洗胃液约 300~500 ml 后引吐，不易吐出者，用压舌板压其舌根引起反射性呕吐，如此反复，直至呕吐液与洗胃液的颜色、气味、澄清度一致为止。
（4）协助病人漱口，擦脸，必要时更换衣服，卧床休息。
（5）记录洗胃液名称，液量以及呕吐物的颜色、气味和病人的一般情况等。必要时留标本送检。
（二）胃管洗胃法是将胃管由鼻腔或口腔插入胃内将大量洗胃液灌入或注入胃

内以冲洗胃的方法。

1.自动洗胃机洗胃法　是利用电磁泵作为动力源，通过电路的控制，使电磁阀自动转换动作，分别完成向胃内冲洗药液和吸出胃内容物的洗胃过程。此法洗胃速度快，效率高，抢救及时。

（1）用物　自动洗胃机、洗胃管（用无菌巾包裹）、治疗碗1（内置纱布、镊子、压舌板、开口器、牙垫）、治疗碗2个（内盛清水）、20 ml注射器、听诊器、液状石蜡、胶布、标本瓶2个、弯盘、棉签、橡胶围裙、塑料桶2个（一个盛洗胃液，一个盛污水）。

（2）操作程序

1）通电检查自动洗胃机的性能。

2）向病人解释，以取得合作。病人取坐位或半坐位，中毒较重者取左侧卧位，昏迷病人去枕平卧头偏向一侧，将橡胶围裙围于胸前。如有活动义齿应取下。

3）用棉签蘸液状石蜡润滑胃管前端约15~20 cm，嘱病人张口，一手用纱布托住胃管，另一手持镊子夹住胃管前端自口腔轻轻插入，当胃管插入咽喉部时（约10~15 cm），嘱病人作舌咽动作，将胃管推进胃内，胃管插入的深度为45~55 cm，相当于前额发际至剑突的距离。

4）在插管过程中，如发现病人呛咳、呼吸困难、发绀等情况，表示误入气管，应立即拔出，休息片刻后重插。昏迷病人，需要时用张口器助其张口，因吞咽和咳嗽反射消失，不能合作，为提高插管的成功率，在插管前使病人头向后仰，当胃管插入会厌部时（约15 cm），左手将病人头部托起，使下颌靠近胸骨柄，以增大咽部通道的弧度，便于管端沿后壁滑行，缓缓插入至45~55 cm。

5）确定胃管在胃内：①用注射器抽出胃液；②用注射器快速通过胃管向胃内注入20 ml空气，同时用听诊器在胃部听诊有气过水声；③将胃管末端放人盛有清水的治疗碗内，无气泡冒出，则证明胃管在胃内。

6）用胶布固定胃管，必要时用注射器抽胃液送检。

7）将三根橡胶管分别和洗胃机的药管、胃管和污水管口连接，将药管的另一端放入盛洗胃液桶内（管口必须在液面以下），污水管另一端放人污水桶内，胃管的一端和病人的洗胃管连接，调节药量流速。

8）接通电源后按"手吸"键，吸出胃内容物，再按"自动"键，洗胃机开始对胃进行自动冲洗。冲洗时，"冲"红灯亮，吸引时，"吸"红灯亮。等冲洗干净至流出液与洗胃液相近为止，按"停机"键，机器停止工作。

9）洗胃完毕，根据医嘱通过胃管注入对抗剂或导泻剂。拔出胃管时，要反折胃管拔出。协助病人漱口，擦脸。

10）记录灌洗液名称、量，洗出液性质、颜色、气味、量及病人一般情况等。

2.电动吸引器洗胃法是利用负压吸引原理，用电动吸引器连接胃管进行冲洗胃的方法。

（1）用物电动吸引装置一套（电动吸引器、输液瓶、"Y"形三通管、贮液瓶）、洗胃液按需要准备、洗胃管、纱布、镊子、夹子、液状石蜡、棉签、胶布、弯盘、橡胶围裙、压舌板、张口器、输液架、标本瓶2个。

（2）操作程序

1）安装洗胃装置：输液瓶连接橡胶管，下接三通管的主干；洗胃管和三通管的一端相接；三通管的另一端和贮液瓶的橡胶管相接；吸引器连接5 000 ml的贮液瓶。通电检查吸引器装置是否完好。

2）向病人解释，取得合作。病人取坐位或半坐卧位，中毒较重者取左侧卧位，昏迷病人去枕平卧头偏向一侧，将橡胶围裙围于胸前，如有活动义齿应取下。

3）将洗胃液倒入输液瓶内，然后挂于输液架上，用夹子夹住输液瓶上的橡胶管。接通电源，按"自动洗胃机洗胃法"插入胃管。

4）证实胃管在胃内后，用胶布固定，开动吸引器，使吸引器压力在13.3 kPa左右，将胃内容物吸出，必要时，留标本送检。

5）吸尽胃内容物后，将吸引器关闭。夹住引流管，开放输液管，让洗胃液流入胃内约300~500 ml，夹住输液管，开放引流管，开动吸引器，吸出胃内的洗胃液。如此反复，直至吸出的液体与灌入的液体颜色、气味一致为止。

6）洗胃完毕，应根据医嘱通过胃管注入对抗剂或导泻剂等。拔胃管时应反折胃管拔出。协助病人漱口，擦脸。

7）观察并记录洗胃液的名称，液量和吸出液的颜色、气味、量及病人一般情况。

3.漏斗胃管洗胃法是利用虹吸原理，将洗胃溶液灌入胃内后再吸出来的方法。

（1）用物按需要备洗胃溶液、漏斗胃管、量杯、纱布、镊子、液体石蜡、压舌板、张口器、棉签、弯盘、橡胶围裙、盛水桶。

（2）操作程序

1）向病人解释，以取得合作。病人取坐位或半坐位，中毒较重者取左侧卧位，昏迷病人去枕仰卧位，头偏向一侧。将橡胶围裙围于胸前，如有活动义齿应取下，盛水桶放在床边。

2）按"自动洗胃机洗胃法"插入胃管。

3）证实胃管在胃内后，即可洗胃，先将漏斗放置低于胃部的位置，挤压橡皮球，抽尽胃内容物，必要时留标本送检。

4）举漏斗高过病人头部30~50 cm，将洗胃液缓慢灌入漏斗约300~500 ml，当漏斗尚余少量溶液时迅速将漏斗降低至胃的位置，倒置于盛水桶内。利用虹吸作用吸出胃内洗胃液。若引流不畅，可挤压橡皮球，再高举漏斗灌入洗胃液，如此反复，灌洗，直至流出与灌入液颜色、气味一致为止。

5）洗胃完毕，根据医嘱通过胃管灌入对抗剂或导泻剂等。拔出胃管时，要反折胃管拔出协助病人漱口，擦脸。

6）观察并记录灌洗液名称、液量和吸出液的颜色、气味、量以及病人一般情况等。

四、护理

（一）术中护理

1.严格掌握洗胃的适应证、禁忌证及操作方法。

2.根据毒物种类不同正确选择洗胃液，当中毒物质不明时，可选用生理盐水或温开水，待物质明确后，再采用相应对抗剂洗胃。

3.插管动作要轻柔，避免损伤食管黏膜。

4.洗胃过程中，要观察病情变化，注意洗出液的颜色、气味，如出现血性洗出液，应立即停止洗胃，通知医生及时处理。

（二）心理护理

对于误服中毒的病人，因突然发病而精神紧张、恐惧或怨恨心理，对于自服中毒的病人，心情变化则更复杂，个别病人消极情绪极严重，有再自杀的可能。加上洗胃本身使病人很痛苦，有时难以忍受。因此，护士应评估病人的精神心理状态，了解中毒的原因、家庭、社会文化背景，病人对中毒的了解程度以及心理需要，做好心理护理。

1.向病人讲解洗胃的目的及重要性，以取得病人的主动配合。

2.鼓励安慰病人，为其提供感情的支持。

3.做好家属及其亲人的工作，消除病人的后顾之忧。

4.对消极情绪极严重的病人，选择对病人有感情的陪护，鼓励病人认识自身价值；保管好病房内危险物品，以免被病人利用，防范病人再度不测，严密观察病人的心理变化，发现异常及时给予引导，消除再轻生的念头。

5.在护理过程中，应注意保护病人的隐私权，不追问病人不愿谈及的问题。

第八节　闭式胸膜腔引流术

胸部损伤、感染及其他疾病，可使气体、液体进入或积聚于胸膜腔，导致气胸、血胸、脓胸等；根据伤侧胸膜腔积气或积液的量的不同，伤侧肺及健侧肺受压的严重度可以不同，胸膜腔的负压改变也不同；大量气体、液体积聚于一侧胸膜腔时，伤侧肺明显受压，呼吸功能明显受限，同时因纵隔被压向健侧，使健侧肺的功能亦部分受限；张力性气胸则使伤侧肺完全受压、健侧肺明显受压，呼吸受限更严重；胸内负压明显减小、消失或呈正压时，静脉回心血量和心搏出量亦下降；严重的呼吸、循环功能障碍或衰竭，有可能导致病人短时间内死亡。

因此，胸膜腔大量积气、积液时应行紧急闭式胸膜腔引流。引流时，借助水封瓶内的液体，使胸膜腔与外界大气隔绝，当胸膜腔积气、积液压力升高时，气、液即被排入瓶内，胸廓运动及肺膨胀可加速气、液向外引流；一旦胸膜腔恢复负压，瓶内液体将阻止外界空气经引流装置进入胸膜腔；由于引流管有足够的垂直长度，以及地心引力作用，使瓶内液体无法返流到胸膜腔，仅在引流管下端形成一定高度的水柱。

一、目的

1.排除胸腔内的气体和液体，使压缩的肺脏复张。

2.维持纵隔在固定的位置。

3.防止胸腔感染，减少胸膜粘连。

二、适应证

用于气胸、血胸或脓胸需要持续排气、排血或排脓者。

三、术前准备

（一）用物准备

1.无菌用物胸腔引流管、无菌水封瓶引流装置、5 ml 注射器及针头、孔巾、血管钳、持针器、缝合针线、手术刀、镊子、纱布、手套、棉球。

2.麻醉剂 1%普鲁卡因。

3.皮肤消毒剂碘伏。

（二）病人准备

1.向病人解释，取得合作。

2.根据体征和胸部 X 线检查，明确脓胸、气胸的位置，选择插管的肋间隙。液体处于低位，一般选在腋中线和腋后线之间的第 6~8 肋间插管引流；气体多向上积聚，以在前上部胸腔引流为宜，常选锁骨中线第 2 肋间。

四、操作步骤

1.病人取半卧位，局部消毒，戴无菌手套，铺巾。

2.局部麻醉，在选定的肋间以 1%普鲁卡因 3~5 mL 浸润全层胸壁。

3.作一长约 2cm 小切口，插入血管钳分开肌层，再沿肋骨上缘分入胸膜腔，将胸腔引流管沿切口插入胸膜腔内 4~5 em。

4.缝合切口并固定胸腔引流管。

5.连接无菌水封瓶引流装置，连接时，水封瓶应放在低于胸腔的位置，胸腔引流管与水封瓶没水长玻璃管相连，长玻璃管没水深度为 1~2 cm，接通后，即见管内水柱上升，并随呼吸上下移动。无菌水封瓶引流装置有单瓶式和双瓶式两种。单瓶式设备简单，使用方便，其缺点是胸液与水相混，不易观察胸液性质，胸腔积液多时，引流入水封瓶内也多，使瓶中液平面不断升高，玻璃管浸水深度也随之升高，增加了排气阻力，要经常调节长玻璃管在水封瓶下的深度，否则会影响气体排出。双瓶式设备较复杂，但可纠正单瓶式引流的缺点，其效果与单瓶式相同。目前已有各种一次性塑料胸腔引流装置供临床应用，使用十分方便。

为了持续保持一定负压，排除胸腔内气体与液体，促使肺膨胀，可加用负压吸引水封瓶装置，即将水封瓶连接于一负压调节瓶。调节瓶的两根短玻璃管分别连接水封瓶上短玻璃管和负压吸引器，长玻璃上端与大气压相通，下端插入水面下 10~15 cm，按水柱深度来调节抽吸的负压。

五、护理

（一）术中护理

1.严格无菌操作规程。

2.长玻璃管插入水封瓶液面不宜过深，否则不利减压排气；胸腔插管进入 4~5 cm 即可，插管太深顶住肺组织，可引起气急、疼痛，不利肺复张。

3.导管连接必须牢固，必要时可用胶布固定或丝线结扎。

4.连接插管与水封瓶的导管应保持一定的长度，不影响病人的活动，如病人坐起，起床大、小便等。

（二）术后护理

1.严密观察 水封瓶长玻璃管水柱的波动情况，保持引流通畅，长玻璃管内的液面随呼吸上下移动是引流通畅的标志。如每次呼气时均有气泡排出，说明胸腔压力高，胸膜破口未闭；如玻璃管内液面升高，可随呼吸上下移动而无气泡排出，提示胸膜破口已闭，胸腔压力高；如呼吸时，水柱无波动，呈负压，用力咳嗽也不动，提示肺扩张或引流管阻塞；如水柱无波动，其液面与瓶内液面等高，提示引流管漏气或引流管脱出胸膜腔。

2.及时处理 引流不畅，不通畅的原因多系胸腔插管内端被纤维性渗出物或血液、脓液阻塞，可注入少量空气冲开；如胸腔插管脱出，应更换消毒管重插；如导管连接处堵塞，应立即更换；导管扭曲受压亦使引流不畅。

3.观察病人病情变化，注意呼吸、神志的变化。

4.导管水封瓶 1~2 天更换一次，详细记录引流量、颜色。

（三）心理护理

病人因气胸引起疼痛、呼吸困难而烦躁不安，产生焦虑与恐惧的紧张心理，闭式胸腔引流术因创伤对病人无疑是一种心理刺激，因此，护士在操作前向病人耐心解释闭式引流术的目的、操作要点，说明采取此治疗措施，可很快缓解病情，使病人心中有数；鼓励安慰病人，使其增强战胜疾病的信心，从而消除焦虑、恐惧的紧张心理。在操作时，护士要保持镇静，态度诚恳，动作轻柔，技术熟练，给病人以安全感和信赖感，指导病人配合操作，争取最佳的治疗效果。操作完毕，给予解释，安抚病人。

第九节　创伤急救技术

一、止血术

（一）目的

防止伤口继续出血；防止急性大出血引起休克。

（二）适应证

各种类型的出血。

出血按其部位分为外出血和内出血。外出血见于身体各部位开放性损伤，不论伤口大小及深浅，均可从体表伤口处看见出血情况，但若伤口深创腔大而创口小，则出血可能主要积于创腔内，体表创口处出血情况并不能完全反映创腔内出血情况；另者，如头皮开放伤，伤口小而浅时外出血却可能较为凶猛。内出血见于闭合性损伤，包括表浅的闭合伤、深部组织或内脏闭合性损伤，所出血液积于组织间隙或体腔内，据受伤史、循环状态不稳定、穿刺及其他检查可诊断内出血，体表不能直接看到所出血液，但较浅的闭合伤内出血时，体表可发现血肿隆起、波动感等；有些内脏损伤的内出血可表现为咯血、呕血、便血、血尿等。

根据出血血管的性质，出血又可分为动脉、静脉、毛细血管出血。动脉出血时血色鲜红，呈喷射状，压力高、速度快；较大动脉出血可在短时间内造成大量失血，易危及生命。静脉出血时血色暗红，呈持续涌出状，速度相对较慢、危险性相对较小。毛细血管出血时血色较为鲜红，血液自创口渐渐流出，出血点多而小；出血有可能自行停止。

本节主要阐述外出血的止血。

（三）术前准备

1.用物准备　绷带、充气止血带、橡皮止血带、止血钳。紧急情况下可用干净的毛巾、布料、衣物代替。

2.病人准备　向病人解释止血的目的、操作要点，取得病人的合作。鼓励安慰病人，消除病人的紧张心理。

（四）止血方法

1.加压包扎止血　较小的伤口出血，先用消毒液涂擦创口周围皮肤，无菌敷料覆盖在伤口上，再用绷带或三角巾包扎，包扎的松紧度以能达到止血的目的为宜。适用于小动脉、中小静脉、毛细血管出血。此法是伤口出血的首选止血方法，既能止血，又包扎了伤口，可防止伤口进一步污染和损伤；伤口内有碎骨片时不宜用此法，绷带或三角巾打结勿打在伤口处。

2.指压止血　以一至数个手指、手掌或拳头压住经过骨骼表面的动脉破口或断裂处的近心端，适用于中等或较大的动脉出血；部位准确、用力适当时即可起到有效临时止血作用，因不能持久，仅可作为应急措施。

（1）头颈部出血　以拇指或食指在伤侧耳前正对下颌关节的颞浅动脉搏动处进行压迫，可用于颞部及头顶部的止血；头顶部因血循丰富，必要时可另加伤处敷料直接压迫。

（2）颜面部出血　拇指或食指在伤侧下颌角前方1.2 cm凹陷处压迫面动脉止血。

（3）头面部出血用拇指或其余四指在气管与胸锁乳突肌之间相当于甲状软骨的平面，将颈总动脉压向颈椎横突，一般用于头面颈部大出血，但不可同时压迫两侧颈总动脉，以免影响脑的供血。

（4）头后部出血可用拇指压迫同侧耳后乳突下稍往后的枕动脉搏动处止血。

（5）肩部、腋部、上臂上部出血拇指在锁骨上凹处向下向后摸到锁骨下动脉搏动点，其余四指放在病人颈后，将锁骨下动脉压向第一肋。

（6）上肢出血拇指或其余四指在上臂肱二头肌内侧沟处，将肱动脉压向肱骨，用于上臂下部、前臂、手部出血；两手拇指分别压迫腕横纹稍上方的内、外侧搏动点（尺、桡动脉），用于手部止血。

（7）下肢出血髋关节稍屈曲、外展、外旋，双手拇指或双手掌重叠用力压迫腹股沟韧带中点稍下方的股动脉搏动处，用于大腿、小腿、足部出血；在腘窝处双拇指摸住搏动的腘动脉，向下按压，可用于小腿、足部出血；双拇指或双食指分别压迫足背中部近脚腕处的胫前动脉和足跟内侧与内踝之间的胫后动脉，用于足部出血。

3.屈肢加垫止血法 肘、膝关节以下较大出血，上臂前臂、大腿小腿无骨关节损伤时使用。在肘窝或腘窝放纱布垫、绷带卷（或毛巾、衣物）等，然后屈曲关节，借衬垫物压迫动脉，用三角巾或绷带将肢体固定于屈曲位。此法可能压迫神经，且不便于搬运，故须谨慎使用。

4.止血带止血法 四肢大动脉出血而上述止血方法无效时可临时使用，因有一定危险性，只能作为应急措施。使用止血带不当可造成远端肢体组织缺血、坏死，严重者可导致急性肾衰竭而死亡。

（1）充气止血带压迫均匀、有效、安全，有压力表指示压力大小，方便调节。

（2）橡皮止血带松紧度不易准确掌握，有一定危险性，仅在十分必要时使用。

（3）无弹性止血带可使用绷带、三角巾等布类带，在肢体上缠绕后勒紧或绞紧，虽方法简便、止血较可靠，但因无弹性，危险性更大；更不可随意使用绳索、金属丝等进行勒、绞。

1）勒紧止血法：在伤口上部用绷带或三角巾叠成带状或用布料等勒紧止血，第一道绕扎为衬垫，第二道压在第一道上面，并适当勒紧。

2）绞紧止血法：将三角巾叠成带状，在伤口上方绕肢体一圈，两端拉紧打一活结，并在一头留一小套，取细杆状物作绞棒插进带圈内，提起绞棒绞紧，再将绞棒一头插入小套内，并拉紧小套固定绞棒。

（4）注意事项

1）衬垫：橡皮止血带不能直接扎在皮肤上，需用敷料或衣物等作衬垫。有条件者可使用带塑料槽板的橡皮止血带，效果更佳。

2）部位：止血带扎在伤口的上方，尽量靠近伤口，但上臂不可扎在中 1/3 处，以免损伤桡神经。

3）压力：充气止血带止血时的一般压力为：上肢 250~300 mmHg，下肢 400~500 mmHg；其他无压力表的止血带以刚好阻止动脉出血为宜。

4）标记：上止血带的伤员胸前挂红色布条标记，以便优先处理和后送。上止血带的伤口处亦应作好明确标记，记录好使用止血带的时间和部位，每小时松解 1~2 min，松解时伤口处用敷料加压以防大出血，若松解时发现伤口处出血已明显减轻或停止，可改用加压包扎或其他止血方法；松解后须再次绑扎时宜在另一稍高平面绑扎。若肢体严重毁损考虑已不能保留，在伤口上方扎止血带后中途可不必松解，直至手术截肢。

5.钳夹结扎止血若能清楚看到伤口内出血的血管断端，可用简易现场急救箱（包）中的止血钳、结扎线进行钳夹结扎止血，其方法类似于后送到医院后清创时的操作。结扎止血后再包扎伤口。损伤组织辨认不清者不宜使用此法，随意钳夹有可能损伤重要血管和神经。

6.填塞止血 口腔、腋窝、大腿根等处的出血，用以上其他方法不易止血时，可用无菌敷料等填塞人伤口内，外盖敷料后再以绷带、三角巾等加压包扎。

二、包扎术

（一）目的

防止伤口进一步损伤、污染；固定敷料；压迫止血；减轻疼痛。

（二）适应证

重伤者在转送医院途中、轻伤者在继续工作劳动时，伤口有可能进一步遭到损伤、污染，或伤口有明显出血须加压包扎止血。部分伤口因部位特别或伤情、诊治需要，可采取暴露疗法而不需包扎。

（三）术前准备

1.用物准备

（1）无菌纱布用绷带等固定带进行包扎时伤口上均须覆盖无菌敷料，若无无菌用品，应急时可用干净的布类、毛巾等临时替代。

（2）绷带为较常用的包扎用物。石膏绷带（硬绷带）用于固定骨折；用于急救包扎的绷带常为软质纱布绷带，战地所用为橡皮布包好的消毒压缩绷带，非战地所用普通绷带并非严格无菌用品，长度一般为 6 m，宽度则有 3~10 cm 数种不同规格，可根据伤员伤口部位及大小进行选用。

（3）三角巾 标准制式三角巾由边长 1 m 的正方形白布对角剪为两块制成，顶角处有用于打结固定的细布带；使用时根据需要可折叠成宽条带、窄条带、燕尾巾等形状。

（4）丁字带、多头带等一般用于特殊部位的包扎。

2.病人准备 向病人解释包扎的目的、操作要点及注意事项，取得病人的合作。

（四）包扎方法

1.绷带包扎法

（1）环形法 下一圈完全压住前一圈绷带。为使固定更为牢固，可将始端稍呈斜状，斜角翻折压于 2、3 圈之间。尾端用胶布贴好固定或开叉打结固定。此法一般用于伤口处肢体周径相同的部位，亦用于其他包扎法的起始和终结部位。

（2）螺旋法每圈绷带压盖前一圈的 1/3~1/2。用于上下周径相近的躯干、四肢伤口的包扎。

（3）蛇形法下一圈绷带与前一圈不重叠或有明显间隔，用于邻近两处伤口包扎的过渡，或用于固定敷料、夹板等。

（4）螺旋反折法基本同螺旋法，但每绕一圈绷带时以一定角度反折一次，每次反折的部位宜在同一方向（既美观又能可靠固定），反折处不要在伤口上或骨隆突处。此法主要用于上下周径明显不等的肢体部位如前臂或小腿等处。

（5）回返法用于包扎头部和残肢。

（6）8 字法在关节的上下部作 8 字形来回缠绕，用于包扎屈曲的关节部位。

2.三角巾包扎法

（I）头顶部包扎三角巾底边中点放在额部，顶角经头顶拉到枕后，底边经耳上向后扎紧压住顶角，在颈后交叉再经耳上绕至额部打结；最后将枕后的顶角向上反折嵌入底边内。

（2）头部风帽式包扎三角巾顶角和底边中点各打结，顶角结放于额前，底边结放在枕后，两底角向下拉紧包住下颌部，交叉绕至枕部打结。

（3）面部包扎三角巾顶角打结套在下颌部，底边经面部、头顶部拉到枕后，底边两端在枕部拉紧交叉绕至额部打结，口、鼻、眼部开窗。

（4）单眼包扎三角巾折成 4 指宽带状，取 1/3 斜放在伤眼部，下侧长端经健侧耳上绕至伤侧耳上打结。

（5）双眼包扎 4 指宽带中央部盖住伤眼，一端经耳下、枕后、对侧耳上绕至额部压住上端，另一端经枕后绕至对侧耳下与反折的上端打结。

（6）下颌包扎 4 指宽带一端 1/3 放于下颌前，长端经耳前、头顶绕至对侧耳前与另一端交叉，两端分别经额部、枕部在另一侧耳上打结。

（7）单肩包扎燕尾中夹角向上放于伤肩，燕尾底边包绕上臂上部打结，两燕尾角分别经胸、背拉到对侧腋下打结。

（8）胸、背包扎三角巾底边向下，围绕胸部于背后打结，顶角绕过肩部以顶角小带与底边打结。

（9）腹部包扎三角巾顶角向下底边横放腹部，拉紧底角至腰部打结，顶角绕过会阴以顶角小带与后方底角结再次打结，然后将会阴部三角巾剪一裂。

（10）臀部包扎燕尾夹角向上放于臀部，燕尾两底边在大腿根部打结，两燕尾分别经腹部和臀部拉至对侧髂骨上打结。

（11）上、下肢包扎三角巾折成带状，中段斜放伤部，两带端分别压在上、下两边绕肢体一周呈 8 字形包扎打结。

（12）手（足）包扎手（足）放于三角巾中央，顶角朝向指（趾）端并经指（趾）端绕过，盖住手（足）背，两底角交叉压住顶角绕至腕（踝）部打结。

（五）注意事项

包扎时应做到：轻巧快捷，松紧适宜，牢固可靠，舒适美观。结打在不易受压部位，有出血的伤口应加压包扎，骨隆起或凹陷处宜加软垫。

三、固定术

（一）目的

伤肢伤处制动，减轻疼痛，防止骨折断端进一步损伤血管、神经以及重要脏器，利于防治休克，便于伤员搬运。

（二）适应证

现场明确诊断有骨折或高度怀疑有骨折者，急救时均须作临时外固定，四肢骨折应作可靠固定，脊柱损伤和骨盆骨折则可作相对固定。

（三）术前准备

1.用物准备夹板、绷带、三角巾、敷料软垫等。夹板有木质夹板、金属夹板、可塑性或充气性塑料夹板。用作捆绑夹板的横带、悬吊肢体的吊带。敷料类软垫用于衬垫在夹板与伤肢骨隆突之间。抢救现场若无以上用物，可因地制宜用竹竿、木棒、农具、布带、毛巾等替代，亦可将受伤上肢固定于躯体、受伤下肢固定于对侧健肢上。

2.向病人解释固定的目的、操作要点及注意点，取得合作。先抗休克、止血、包扎，后固定。

（四）固定方法

1.锁骨骨折 用敷料垫于两腋下前上方，骨折处放一薄垫，绷带从健侧背部经腋下、肩前、肩上绕至背后，再经患侧腋下、肩前、肩上绕至背后，使绷带在背后交叉呈8字形，缠绕2~3周后绷带两端打结或用胶布粘贴好。

2.上臂骨折 用两块夹板分别置于上臂内外侧，夹板上下端用横带固定，屈肘90°，用三角巾将前臂悬吊，并固定于胸前。

3.前臂骨折 用两块夹板分别置于前臂掌侧和背侧，夹板两端用横带固定，屈肘90°用三角巾将前臂悬吊于胸前。

4.大腿骨折 两块夹板分别置于下肢内外侧，或仅置一从腋下至足跟的长夹板于伤肢外侧，用多根横带固定；病人平卧，踝关节90°背屈，足尖向上。

5.小腿骨折 方法基本同大腿骨折固定，但应选用稍短的夹板。

6.脊柱骨折 以三人平托法或整体滚动法将病人平卧于木板上，躯体下方置软垫维持脊柱生理弯曲弧度，躯体两侧置软枕防止脊柱扭曲。

（五）护理

1.有明显骨折畸形时，可沿肢体正常轴线方向牵直后再固定。

2.夹板长度、宽度应与肢体相适应；现场临时固定所用夹板，其长度应超过骨折部的上下两个关节。

3.夹板与肢体皮肤之间应衬以软垫，骨突部位应加固定垫。

4.横带绑扎松紧应适度，过松起不到固定作用，过紧则阻碍肢体血液循环。肢体骨折固定时应将肢端外露以便观察末梢循环。

四、清创术

开放伤口一般分为三类。清洁伤口一般系指手术切口，手术完毕时直接缝合即可。污染伤口指受伤后6~8 h以内，伤口有细菌污染而尚未发展成感染，但伤口内存在细菌、失活组织、异物等，不利于伤口愈合；感染伤口指伤口已感染甚至化脓，包括延迟处理的开放伤口和继发感染的手术伤口，须经换药处理方能愈合。

污染的开放伤口通过处理使其变为清洁、闭合伤口，即为清创术。一般伤口的清创宜在伤后6~8 h内进行；血运丰富、污染轻、失活组织少的伤口，只要伤口的污染未发展为感染，均可考虑作清创处理。

（一）目的

经伤口清洗、清除伤口内异物、切除失活组织、止血、缝合伤口等处理，以促进伤口的愈合。

（二）适应证

各种污染伤口。

（三）术前准备

1.用物准备清创缝合包、麻醉剂、无菌注射器及针头、皮肤消毒液、伤口冲洗液、刀片、缝针、无菌手套等。

2.病人准备

（1）防治休克，全身情况平稳后方可清创。

（2）有活动性大出血时，在抗休克同时紧急清创止血。

（3）分析受伤史、临床表现、实验室检查等，明确诊断，作麻药过敏试验，然后进行清创，伤口情况难以确诊时边探查边清创。

（四）清创的基本原则

1.尽早清创，越早越好。

2.严格无菌操作。

3.清创必须彻底。

4.注意失活组织的判断。

5.尽量保持创伤局部形态及功能的完整，重要的血管、神经、肌腱、器官应尽可能保存；浅部的血管、神经、肌腱、骨、关节囊，应有皮下组织及皮肤的保护。

6.开放性骨折清创时一般不作内固定。

7.缝合时注意组织层次对合；力争一期缝合伤口。

（五）操作步骤

根据伤口部位、大小等，选择适当的体位和麻醉。

1.清洗消毒　创口局部毛发较多时先剃去毛发，以无菌敷料盖住伤口，根据伤口周围皮肤情况，采用擦洗、刷洗、冲洗等方法清洁伤口周围皮肤。揭去伤口上的敷料，以适量无菌生理盐水和刺激性小的无色消毒液反复冲洗伤口，冲走伤口内游离的异物、血块、失活组织。创口周围皮肤常规消毒铺巾。术者戴无菌手套；较大的清创，术者须常规刷手泡手穿无菌手术衣戴无菌手套后进行伤口清理。

2.清理伤口　由浅入深仔细检查伤口，创腔大创口小时需适当扩大创口后再检查，彻底去除伤口内异物及血块，切除失活组织，尚未失活但血循差、污染重的不重要组织亦应适当切除，创缘皮肤不规则不整齐且考虑缝合时张力不大时可适当修剪使之整齐，创腔内进行可靠止血。清理伤口时随时注意用刺激性小的无色消毒液冲洗创口。经以上处理，使伤口尽量类似于无菌手术伤口，简单伤口即可逐层缝合，复杂伤口则需作组织修复，作组织修复前应重新消毒铺巾、更换手套和器械。

3.组织修复

（1）骨直视下解剖复位，一般不作内固定，但若污染轻、清创早，可考虑作内固定。

（2）血管创口内明显出血的非重要血管在清创时均应可靠结扎或缝扎止血；重

要的血管损伤时则应力争修补、吻合或移植以重建血循，修补、吻合时应在无张力情况下作外翻缝合。

（3）神经重要神经断裂时，须用锐刀片切齐断端，对准轴线（营养血管为标志）后以5-0丝线间断缝合神经鞘。若污染重、清创迟，则断裂的神经应留待二期修复。

（4）肌腱损伤严重的非重要肌腱应予切除；重要肌腱断裂时应行双垂直或双8字缝合、缺损过多时应行肌腱移植。污染重、清创迟，断裂的肌腱应留待二期修复。

（5）关节囊彻底清创后关节囊宜作一期缝合，囊外放乳胶片引流。

4.伤口缝合彻底清创、修复重要结构后，创口按组织层次一期缝合；缝合时皮肤有较大张力者应作减张缝合，估计减张缝合仍难缝闭皮肤者，则应作皮肤移植。考虑缝合后伤口内仍有渗液可能时，可留置乳胶片或乳胶管作预防性引流；估计清创后伤口仍有感染可能者，可只缝合深层组织，2~4日后仍无感染发生再缝合皮下组织和皮肤。

（六）护理

1.清创前注意收集病史，作好护理检查，充分了解全身和局部的伤情。

2.伤情严重时主动配合医生作好病人抢救工作。

3.全身伤情严重、局部因创伤而导致形态和功能明显受损，病人因此而焦虑、恐惧时，应做好解释、安慰工作，争取病人术中的配合。

4.清创时做到认真、仔细、正确、快捷，严格无菌操作，尽可能保证创伤局部形态和功能的完整。

5.清创后注意适当固定和抬高患肢，并注意其血运情况。

6.术后遵医嘱给予抗生素预防感染，并作破伤风预防的常规处理。

7.密切观察伤口愈合情况，清创后的伤口仍发生感染者及时按感染伤口进行处理。

第十节　体外循环技术

体外循环技术，又称心肺转流术，是将回心的静脉血经上、下腔静脉或右心房引出体外，通过人工心肺机的氧合，再回输体内动脉的一种人工肺循环技术。

一、目的

在一些特殊手术过程中确保重要组织器官的血液供应，维持血液的含氧量，使机体处于正常的生理环境，避免重要器官功能受损，并促进术后生理功能尽快恢复，防止并发症。心脏手术时通过体外循环技术可以创造一个无血手术视野，便于术者进行手术操作。

二、适应证

主要是心脏外科手术，也用于某些大血管手术及一些特殊的非心脏外科手术，如肺肝联合移术等。

三、禁忌证

机体严重感染致脓毒血症者为绝对禁忌证，除此之外，不能耐受低温或严重凝血功能障碍者也不宜进行。

四、装置

1.氧合器　在体外循环中发挥"肺"的功能作用。按照氧合原理可将氧合器分为鼓泡式氧合器与膜式氧合器两种类型。鼓泡式氧合器的氧合原理是气血的直接接触扩散，膜式氧合器氧合时气血不直接接触，而是通过透气性能较好的高分子膜进行氧合，目前在临床上膜式氧合器的应用更加广泛。

2.血泵　在体外循环中发挥"心脏"的功能作用，又称人工心脏，是体外循环的动力部分。

3.其他装置　除氧合器与血泵外，还需要过滤泵、热交换系统和各种管道等与机体的心血管系统共同建立起特殊的循环系统。

五、术前准备

1.加强心理护理，保持病人情绪稳定，缓解焦虑与恐惧。

2.指导病人进行有效咳嗽、深呼吸等术前训练，同时应改善病人的一般状况，加强营养，保证充足睡眠，预防呼吸道感染等。

3.测量病人的身高、体重，检查血常规、血浆蛋白浓度及凝血酶原激活时间（ACT），为灌注师制订体外循环手术方案提供依据。

4.桡动脉与中心静脉穿刺、置管测压及建立静脉输液通道。

5.安装人工心肺机，并进行管道预充，排净空气，调整泵压。

六、术中配合

为减少由于心肌缺血造成的损害，目前广泛应用全身中度低温、心脏局部深低温的方法使心肌得到妥善保护，维持机体温度在28℃左右，心肌温度在15~20 ℃。机体温度的维持常依赖于低温灌注来实现，心肌温度可由主动脉根部灌注配好的4℃冷停跳液，使心肌迅速停止跳动，并每20 min灌注一次，同时用冰袋或冰泥于心脏外冷敷，或4℃生理盐水循环灌注，以减少能量消耗。在体外循环开始时应注意先向体内注入一定量的液体，然后再进行静脉引流，以避免血压迅速下降，心脏在未达到预定温度时停跳。体外循环过程中应监测动、静脉压，尿量与体温的变化，观察静脉引流是否通畅，保持有效的灌注压，每30 min监测一次ACT，维持ACT于480~600 s，根据ACT的测试结果及时补充肝素量。停止体外循环前首先进行复温，复温时变温水箱内的水温与血温的温差不可过大，应小于10℃以下，当复温达到一定程度时心脏可自然复苏或电击复苏。然后重新恢复体内肺循环，有效排出心腔内气体，待循环维持稳定后，拔除心内插管，使用鱼精蛋白中和肝素，使ACT恢复至100~130 s，以减少术后伤口出血。

七、术后护理

1.病情监测　密切监测生命体征、心电图、动脉压、中心静脉压，定时听诊心音，并注意神志状态，肾脏功能，呼吸功能，出、凝血功能及血气分析与酸碱平衡状况，及时发现血容量不足、低心排血量、心律失常等异常情况。准确记录24 h出入量，术后3日内应测量并记录每小时尿量，注意观察尿色与性状。使用人工呼吸机过程中应注意观察病人双侧胸廓是否起伏一致及是否与呼吸机同步，有无人机对抗现象。

2.心包引流的护理　每15~30 min挤压1次引流管，保持引流通畅，详细记录引流液量的变化。成人术后若每小时引流量大于100 ml，小儿大于50 ml，引流液颜色鲜红，有较多血凝块，或伴有血压下降、脉搏增快等表现时，应考虑有活动性出血，立即通知医生采取紧急处理措施。

3.血流动力学监测护理　定时观察穿刺局部有无出血、肿胀、导管有无脱出，保持局部清洁干燥，防止污染，拔管后应加强局部压迫，防止出血。

4.呼吸道护理　保持呼吸道通畅，使用人工气道时应注意妥善固定，防止导管脱出或移位，定时吸痰，拔管后应加强雾化吸入，定时拍背，促进咳嗽排痰，并加强呼吸功能训练，防止发生呼吸道感染或肺不张。

八、并发症的防护

1.出血　体外循环后引起出血的原因常与止血不善、凝血机制紊乱有关。可采用手术止血和止血药止血，或者根据AcT检查结果给予鱼精蛋白治疗。

2.栓塞　气体栓塞多发生在脑部，常见的原因有：心内排气不彻底、人工心肺机排气不彻底、人工肺内血平面低于动脉输出口。处理的方法：将病人置于头低脚高位，给予头部低温保护，必要时采取脱水、镇静、解痉等对症治疗。

3.灌注　肺是体外循环术后较为常见的肺部并发症。包括：肺不张、肺炎、肺水肿、肺栓塞等。术后应立即行胸部x线检查，了解肺膨胀的情况，一般需使用人工呼吸机辅助通气2~24 h。护理人员应注意观察双侧胸廓随呼吸运动的起伏状况，拔除气管插管前应及时吸痰，保持病人呼吸道通畅，拔管后要鼓励病人咳嗽，协助病人有效排痰。

4.低心排血量综合征　引起术后低心排血量的原因主要包括心肌损害、血容量不足、心脏压塞、心律失常、严重电解质紊乱等。术后应加强防护，以免影响手术效果，威胁病人生命安全。

（1）心脏功能监测　体外循环术后血流动力学监测应重点注意心率、心律、动脉压、中心静脉压、心排血量等变化，以便及早发现病情变化，及时根据原因进行抢救处理。

（2）合理补充血容量应根据液体出入量情况和血流动力学监测结果，结合病人的病情补充血容量，既要保证血容量充足，又要防止血容量过多造成的心脏损害，尤其对于心功能不全者，要严格控制液体入量，以减轻心脏负担，必要时应遵医嘱酌情使用利尿剂。

（3）尽量缩短人工呼吸机正压通气时间　由于机械通气时胸膜腔内压力增高，使回心血量减少，导致心排血量减少，因此，体外循环术后如病人自主呼吸恢复，应及时停止正压通气，及早撤除呼吸机。

5.心律失常　体外循环术后由于心脏组织受缺氧、酸中毒、电解质紊乱、机械刺激等影响，易发生心律失常。常见的心律失常有房室传导阻滞、室上性心动过速、心房纤颤、室性期前收缩，严重时可发生室性心动过速，甚至发生室颤。护理人员应注意监测心律变化，发现异常时应及时报告医生，采取有效的急救措施。

6.心脏压塞术　中止血不好或病人出现凝血功能障碍及心包引流不畅是导致心脏压塞的主要原因。心脏压塞时可表现为：心搏微弱，听诊心音遥远，静脉压增高，动脉压降低，脉压差减小。护理人员应密切监测病人的病情变化，保持心包引流通畅，促进心包内积血排出。如心包内积血形成较大的血块而无法引流时，应报告医生，立即采取手术方法进行抢救。

第十一节　　血液净化技术

血液净化技术是指将血液引流至体外，并通过净化装置来排除体内的代谢产物、毒物及过多的水分，调节机体内环境，从而达到抢救和治疗的目的。

一、血液透析

（一）目的

通过血泵将血液从体内引出进入透析器，使血液与透析液在半透膜两侧以相反的方向运动，利用弥散及超滤原理，使血液中的小分子物质与水分子能够通过半透膜进入对侧透析液，利于去除血液中多余的水分与溶质，达到清除体内代谢产物及毒性物质，纠正人体水、电解质平衡紊乱的目的。

（二）适应证

主要适用于急性肾功能衰竭、慢性肾功能衰竭、急性药物中毒及肾移植准备阶段的病人。

（三）禁忌证

严重低血压、休克、心肌梗死、心力衰竭、心律失常、出血或感染时不宜进行血液透析。

（四）装置

1.血液透析　机能按一定比例稀释透析液，使其达到治疗要求，并能控制透析液与血液的温度、流量、超滤量及肝素用量，同时还具有监测功能。

2.透析器主要由半透膜、支架与外壳组成，常用空心纤维型透析器。

（五）术前准备

1.透析器准备　仔细检查透析器的外包装有无破损，彻底冲洗透析器，连接透析装置与管道系统，以生理盐水进行预冲洗，排除其内空气。透析血液在体外进行循环，为避免发生凝血，透析前应用肝素盐水冲洗整个系统。

2.透析溶液准备　透析液的主要成分包括水、碳酸氢盐或醋酸盐、钠、钾、钙、镁、葡萄糖等。

3.病人准备　透析前应为病人补充适量蛋白质，控制水分的摄入，消除紧张心理，同时应称重并记录透析前体重。对于无出血倾向者常采用在透析前静脉内注入15~20 mg 肝素的方法进行血液抗凝。

4.建立血液通路　即建立将血液从体内动脉引出至透析器，再经静脉系统回输体内的循环通路。常用临时性血液通路、动一静脉外瘘或内瘘及移植血管等方法建立血液通路。

（六）术中配合

1.病情观察　透析过程中应严密观察并记录病人的生命体征，对于急性透析者应每 15 min 测一次血压，以便调节脱水速度。观察穿刺局部有无渗血、血肿，倾听病人主诉，并监测透析液的温度、压力等，注意有无漏血及凝血现象。

2.透析血流速度调节　透析开始时应控制血流速度 50 ml/min，逐步根据病人情况将速度调至所需流量 200 ml/min。

3.透析时间控制　首次透析时间不宜过长，一般透析 2 h，第二次透析可增至 3 h，以后透析时间可延长至 4 h，但每次透析时间不应超过 4 h。

4.血液抗凝　对于无出血倾向者，可通过肝素泵每小时注入肝素 10 mg，于透析结束前 1 h 停用。

5.血液回输　透析结束时应将体外循环的血液回输体内，一种方法可以通过生理盐水回输，此法需输入生理盐水 100~200 ml；另一种方法是用空气回输血液，先断开动脉血管通道，通过血泵低速运行，利用空气将血液回输体内。

6.透析记录　透析结束后要记录透析时间、超滤量、肝素用量、体重等。

（七）术后护理

1.局部压迫止血　拔除动脉和静脉穿刺针时，应立即对血管穿刺点进行压迫止血，静脉穿刺点应压迫 10~15 min，动脉穿刺点压迫时间应至少 30 min，并辅以沙袋进行压迫 2~4 h。

2.病情观察与记录　密切观察病人的生命体征及血管穿刺处情况，留取血标本进行生化检查，了解血液净化效果。

（八）并发症的防护

1.低血压　与透析过程中血容量迅速减少有关。病人表现为恶心、呕吐、胸闷、面色苍白等。应严格掌握超滤量，避免超滤过多、过快，透析液可选用碳酸氢盐溶液，一旦出现明显的低血压症状时，应减慢血流速度，将容量超滤率调至零。

2.平衡失调综合征　与透析前后血液与脑脊液 pH 变化及血液与组织液中尿素、钠等含量变化有关。主要表现为恶心、呕吐、躁动不安、头痛、抽搐、甚至昏迷等神经系统症状。主要预防措施是避免低钠透析，一旦发生可输注高渗盐水或高渗糖，保持呼吸道通畅，给予吸氧等。

3.出血　与肝素使用不当、凝血功能障碍或高血压等有关。表现为鼻腔、牙龈、消化道、皮肤出血，甚至颅内出血。应合理使用肝素，避免过量，透析时一旦发生出血，应减少肝素用量，静脉注射鱼精蛋白中和肝素，如仍不能有效止血，应使用凝血酶及纤维蛋白原止血。

4.透析器反应　又称首次应用综合征，多发生于使用新透析器的过程中，分为过敏型与非特异型两类。过敏型反应主要表现为全身瘙痒、荨麻疹、咳嗽、腹部痉挛等，严重时可有呼吸困难、濒死感，甚至心跳停止，发生过敏型反应时应立即停止透析，关闭血流通道，弃去体外循环中的血液，给予心肺支持，并根据医嘱应用抗组胺药物。非特异型反应主要表现为胸痛，有时伴有背痛，发生非特异型反应时可继续透析，一般于透析结束后 1 h 内症状自然消失。为防止透析器反应，在透析前应彻底冲洗透析器。

二、血液滤过

（一）目的

依据超滤和对流原理，血液在跨膜压作用下，水和溶质滤出，同时补充所需液体，达到血液净化的目的。

（二）适应证

合并心功能不全的肾脏功能衰竭、难治性高血压、透析中低血压反应、体腔积液、多脏器衰竭等。

（三）禁忌证

无绝对禁忌证，但休克或低血压、严重感染、严重出血倾向者慎用。

（四）装置

1.滤过器主要部分为滤过膜，具有良好的生物相容性，能透过中小分子溶质，物理性质稳定。

2.血液滤过机　由体液平衡装置与加温装置两部分组成。

（五）术前准备

1.滤过机准备　连接滤过装置与管道系统，以生理盐水进行预冲洗，排除其内空气，然后用肝素盐水冲洗整个系统。

2.置换液准备　血液滤过过程中有大量超滤液滤出，每次所需的置换液可多达 30L 以上，根据补充置换液的输入途径分为前稀释法与后稀释法。

3.病人准备　调整病人一般状态，加强营养，保证充足的休息与睡眠，减轻心理压力。

4.动静脉穿刺置管建立　血液滤过通路并行肝素化。

（六）术中配合

将病人的动静脉分别与血液滤过器管道相连，依靠血泵和滤过器静脉管道夹使滤过器血液产生 100~200 mmHg 正压，调节滤过机负压装置，使负压达到 200 mmHg，滤过液排出量达到 60~100 ml/min，与此同时补充置换液。如每次要求去除体内 1500 ml 液体，则滤出液总量减去 1500 ml，即为置换液的补充量。血液滤过过程中应注意观察病人一般状态、生命体征等变化，合理使用肝素，并监测滤过压力，评价与记录滤过效果。一般一次滤过时间 4~5 h，根据病人具体情况，每周进行 2~3 次。

（七）术后护理

参见血液透析术后护理。

（八）并发症的防护

1.低血压参见血液透析并发症的防护措施。

2.血液凝固常见于后稀释法，此法虽然清除率较高，但由于大量超滤液滤出后再补充置换液，常因血液超浓缩而致凝固，因此，建议采用前稀释法。

三、血液灌流

（一）目的

将病人动脉血引入储有吸附材料的血液灌流装置，通过血液与灌流器内物质直接接触，使毒物、代谢产物被吸附，然后再通过静脉回输体内，能更有效地清除与蛋白结合的物质及脂溶性物质，从而达到血液净化的目的。

（二）适应证

主要适用于药物或毒物中毒、尿毒症及暴发性肝功能衰竭等。

（三）禁忌证

血小板减少、有出血倾向、休克、低血压病人禁忌使用。

（四）装置

1.灌流器 常用的血液灌流器为活性炭与高分子树脂两种类型。

2.血泵 用以控制血流量，流速越快，吸附率越低，灌流时间越长，但流速过慢，发生凝血的机会增多。

（五）术前准备

1.血液灌流装置准备 仔细检查灌流器的外包装有无破损，将灌流器垂直固定，与病人心脏处于同一水平。彻底冲洗灌流器，连接灌流装置与管道系统，以生理盐水进行预冲洗，排除其内空气，然后用肝素盐水冲洗整个系统。

2.病人准备 灌流前应检查血常规，了解血小板含量，以确保血液灌流安全进行。对清醒病人应加强心理护理，消除病人紧张情绪。

3.建立血液通路 动、静脉穿刺置管，建立将血液从体内引出至灌流器，再回输人体内的临时性血液循环通路。

（六）术中配合

将病人的动、静脉分别与血液灌流装置的管道相连接，利用血泵维持血液流速 200 ml/min 左右。一般每次灌流 2~3 h，根据病人病情每日或隔日一次血液灌流，直至临床症状好转。灌流结束前以生理盐水回输血液，静脉缓慢推注 25~50 mg 鱼精蛋白以中和灌流过程中所用肝素。

（七）术后护理

参见血液透析术后护理。

（八）并发症的防护

1.血小板减少　由于灌流器对血小板的吸附作用所致。在灌流过程中常规 0.5~lh 测定一次血常规及出、凝血时间，随时调整肝素用量，并根据血小板的减少情况及时终止血液灌流。术后应注意观察出血倾向，必要时根据医嘱补充血小板。

2.低血压参见血液透析并发症的防护措施。

四、血浆置换

（一）目的

将病人血液引入血浆交换装置，将分离出的血浆弃去，并补回一定量的血浆，以清除病人血浆中抗体，激活免疫反应的介质和免疫复合物。

（二）适应证

主要包括自身免疫性疾病，如肾小球肾炎、风湿性疾病、系统性红斑狼疮、溶血性贫血等，还有重症肌无力、吉兰一巴雷综合征、血栓性血小板减少性紫癜、肝昏迷、毒蕈中毒、肾移植后急性排异反应、高脂血症等。

（三）禁忌证

无绝对禁忌证，但休克或低血压、严重感染、严重出血倾向者慎用。

（四）装置

1.血浆分离装置多采用醋酸纤维素膜、聚甲基丙烯酸甲酯膜或聚砜膜所制成的空心纤维型分离器。

2.血泵用以控制血液流速。

（五）术前准备

1.血浆置换装置准备　连接血浆置换装置与管道系统，以生理盐水进行预冲洗，排除其内空气，然后用抗凝剂冲洗整个系统。

2.病人准备　加强心理护理，消除病人紧张情绪。

3.建立血液通路　即通过动、静脉穿刺建立将血液从体内引出至血浆置换器，再回输体内的临时性血液循环通路。

（六）术中配合

将病人的动、静脉分别与血浆分离器管道连接，调整血泵速度与负压，维持血液流速 200 ml/min，控制超滤血浆量 30~60 mlMmin，每次总量为 4 L 左右。从血浆滤过器静脉端回输液体 3.8 L（其中 20%白蛋白 400~800 ml，其余为复方氯化钠溶液）。一般每次进行血浆置换的时间为 90~120 min，可根据病人病情每周进行 1~2 次。

（七）术后护理.

参见血液透析术后护理。

（八）并发症的防护

1.低钙血症　血浆置换中使用的抗凝剂中含有枸橼酸钠，可结合血液中的钙离子，若置换血浆量大，速度过快，常使血钙降低，出现低血钙症状。血浆置换过程中应监测血钙浓度，及时补充钙离子。一旦出现低血钙症状，应立即降低血流速度，并静脉注射葡萄糖酸钙溶液。

2.低血压 当血浆置换速度过快，血量减少过多时，可出现一系列低血容量症状，如头晕、胸闷、心慌、出冷汗、面色苍白、血压下降、晕厥或休克等，应合理控制置换速度，并监测血压变化，及时补充血容量。

3.过敏 多见于新鲜冰冻血浆做置换液及长期反复输血浆引起的过敏反应，病人常出现荨麻疹、发热、血管神经性水肿，重者可出现呼吸困难、血压下降，甚至休克。使用新鲜冰冻血浆者，应使用糖皮质激素及抗组胺药物，以防止发生过敏反应或控制过敏反应症状。一旦出现严重过敏反应，应及时抢救治疗。

五、腹膜透析

（一）目的

经腹腔内置管注入透析液，以腹膜作为半透膜，通过不断更换透析液，以达到清除体内代谢产物、毒性物质及纠正水、电解质平衡紊乱的目的。

（二）适应证

同血液透析，尤其更适合有出血倾向、心功能不稳定的高危病人及小儿需血液净化治疗者。

（三）禁忌证

广泛腹膜粘连、严重腹外伤或留置腹腔引流、腹壁广泛感染、膈疝、严重肺部病变伴呼吸困难及妊娠者不宜进行腹膜透析。

（四）装置

1.腹膜透析管常用的有单毛套、双毛套及无毛套等三种硅橡胶腹膜透析管。

2.腹膜透析机如需持续循环式腹膜透析、自动腹膜透析时常需使用腹膜透析机。

（五）术前准备

1.病人准备 术前应嘱病人排空大小便，必要时给予留置导尿或灌肠。做好心理护理，消除焦虑与恐惧情绪。

2.透析液准备 根据病人病情按医嘱合理配制透析液，透析前应将透析液加温至37℃。

3.手术置管术前准备 同一般腹部外科手术前准备。

（六）术中配合

1.熟练掌握腹膜透析的操作方法，严格无菌技术，尤其分离或连接管道及更换透析液时，应避免发生医源性感染。

2.加强病情观察，尤其应注意观察流出液的色、质、量的变化及有无伤口渗漏，并做常规检查，如引流液细菌培养等，同时还应进行血糖、蛋白测定及水电解质与酸碱平衡监测。

3.记录透析液输入及流出量，如流出液量小于输入液量，应暂停透析，及时查找原因，采取有效措施加以纠正。

（七）术后护理

1.注意观察病人生命体征、腹部体征及伤口渗漏情况。当病人体温增高、腹痛，同时伴有腹肌紧张时应高度警惕急性腹膜炎。

2.加强导管护理，保持伤口局部清洁、干燥，每天进行换药处理。鼓励病人更换体位，置管术后 1 周应根据病情及早下床活动。

3.加强营养支持。腹膜透析使蛋白质、维生素等营养成分丢失过多，故应及时补充。

(八) 并发症的防护

1.腹膜炎　以细菌性腹膜炎多见。感染可来自伤口、手术操作或透析液污染。主要表现为腹痛、高热、透析液混浊、血白细胞计数增高。腹膜炎时可引起蛋白质丢失，腹膜粘连、增厚，导管堵塞，使腹膜透析被迫停止。发生腹膜炎时应根据医嘱合理使用抗生素，同时应减少透析次数。如感染控制无效，病情日趋严重或合并腹腔真菌感染时，应拔除透析管，改用其他血液净化方法治疗。

2.腹痛　透析液渗透压过高、pH 不当、温度过低或过高、腹腔感染、导管移位刺激及腹腔注入液体量过多或进入空气过多等均可引起腹痛。应根据引起腹痛的原因采取有效措施，必要时酌减透析次数。

3.透析管引流不畅　常见于导管移位、扭曲、阻塞及肠粘连等，也可发生于腹腔内气体过多、透析管前端小孔部分暴露在腹腔内液面之上，使虹吸作用消失，无法正常引流。可通过按摩腹部、变换体位，如取半卧位，或用生理盐水、肝素、尿激酶等溶液注入透析管内，留置 30~60 min 后引出等方法恢复虹吸作用。如上述方法无效，可在严格无菌技术条件下，送入硬质透析管内芯疏通或重新植入透析管。

4.水潴留与肺水肿　连续使用高浓度葡萄糖透析液进行脱水，可使病人血浆渗透压高于透析液渗透压，一旦改为常规透析液，易致水潴留，甚至发生肺水肿。因此，应根据病人的病情合理调配透析液浓度与渗透压，高渗透析时应加强监护。

第十二节　抗休克裤的应用

抗休克裤也称复苏治疗裤，是专为紧急抢救各种原因所致的低血容量性休克病人而设计，它通过为休克病人的腹部和下肢施加可测量和控制的压力，使体内有限的血液实现最优分配，进而迅速改善心脑重要脏器供血，对心肺复苏有重要意义。现场穿抗休克裤，只需 1~2 min，可使自身输血达 750~1500 ml，迅速纠正休克。复苏治疗裤特别适用于院前和住院期间使用。

一、结构

抗休克裤一般是用两层聚乙烯织物制成，囊内能耐受 100 mmHg 以上的压力，外包护套可供换洗。气囊有两种类型：①腹部及双下肢相通气囊；②腹部、双下肢共有 3 个气囊。可根据需要充放气。

二、作用机制

抗休克裤充气后，腹部及双下肢静脉血池受压，血液移至人体上半部，保障了心、脑、肺等重要脏器的血液灌注。其血液转移量约在 600~1000 ml 左右，有效指征是病人面色转红，颈静脉充盈，上肢血压迅速上升。其次，对减缓抗休克裤包裹范围内的创伤后活动性出血有一定作用，对其部位的骨折也起了固定作用。

三、适应证和禁忌证

（一）适应证

1.收缩压低于 80 mmHg 的各种休克患者。

2.腹部及股部以下出血需直接加压止血者。

3.骨盆及双下肢骨折的急救固定。

4.脑外科手术中预防低血压。

（二）禁忌证

1.心源性休克。

2.脑水肿或脑疝。

3.肺水肿者。

4.横膈以上出血。

四、方法

1.使用前检查抗休克裤及附件是否完好和齐全，根据病人情况选择适当的型号。

2.将患者外裤、鞋袜脱掉，留着贴身内衣。

3.使用时将抗休克裤打开，从患者的侧身垫入身后，将腹部片及双下肢片分别包裹腹部和双下肢。上缘必须达到剑突水平，以便充气发挥其作用，下缘可连踝部。

4.用脚踏气泵或高压气源充气，一般压力到 20~40 mmHg 即可获得良好的效果。囊内压超过 100 mmHg 时则自动减压阀开放。

5.撤除抗休克裤时，应先保障一条有效静脉通路，抢救工作就绪，在血压监护下缓慢放气，先从腹囊放气，如血压下降 5 mmHg，则应停止放气，及时补充血容量，注意避免放气过快至血压骤降。

五、并发症

1.通气功能受限，使潮气量增加，呼吸频率加快。

2.使肾血管收缩，出现尿少。

3.使横膈以上部位出血增加。

4.因回心血量增加和提高外周阻抗，使心脏负荷加大，故心功能不全者慎用。

六、注意事项

1.使用前应详细记录病人的生命体征。

2.熟悉创伤的病因，严格掌握使用的适应证和禁忌证。

3.使用时应迅速建立静脉通路，一面穿裤打气，一面输血、输液。

4.操作正确、熟练，穿着正确，充气压力部位不超过肋弓，以免呼吸受限。

5.严密观察病人的生命体征，每 30 min 监测一次，并及时记录，病情不稳定时，应随时监测记录。

6.严密监测抗休克裤囊内压的变化。长时间使用时，每隔 4h 适当降低充气压，以防受压部位因低灌注致代谢性酸中毒，并适量输入 5%碳酸氢钠以防止和纠正酸中毒。

7.注意观察病人下肢末梢循环，如发现异常情况，并且有颜色或温度异常等情况，应及时进行处理。

（姚雨 杨加慧 王昆 王新铮 秦兴富 韩秀秀）

第四章　休　克

第一节　概论

休克（shock）是由于各种病因造成机体有效循环血容量不足，使全身组织、器官血流灌注不良，导致微循环障碍、血氧含量减少、组织和细胞氧供—氧需失衡、代谢紊乱和脏器功能障碍为特征的急性循环功能不全综合征，是多病因、多发病环节、有多种发病因子参与的复杂的全身调节紊乱性病理过程。临床上主要表现为心动过速，呼吸急促，脉细弱，低血压，皮肤湿冷、苍白或紫绀，尿量减少，头晕，乏力，神志淡漠或烦躁不安，严重者可出现意识障碍。休克是临床各科急症中常见的严重合并症，若不及时治疗，可导致永久性脏器功能损伤甚至死亡。

【病因与分类】

（一）按病因和病理生理分类

1.低血容量性休克（hypovolemic hock）　是指循环血容量大量丢失，导致低心排出量和低氧输送。休克的发生取决于失血量和失血速度。循环血容量减少包括：①失血，如外伤出血、消化性溃疡出血、食管静脉曲张破裂出血、大咯血及产后大出血等引起的失血性休克（hemorrhagic shock）。②失液，如严重呕吐、腹泻、糖尿病酮症酸中毒、大量利尿、严重烧伤等导致大量体液丢失，引起血容量锐减。

2.感染性休克（septic shock）　是指由病原微生物如细菌、真菌、病毒、立克次体及其毒素等产物引起的脓毒症、败血症等导致血管收缩和舒张功能异常，导致血流分布异常。此时心排出量增加或减少，氧输送加快，外周阻力增加或下降。

3.心源性休克（cardiogenic shock）　是指各种原因引起的心脏泵血功能衰竭，导致心排出量降低，氧输送降低。其病因包括：①心肌损害，如急性心肌梗死、扩张性心肌病、心肌炎等导致的心肌收缩力严重损害。②严重心律失常，如心室颤动/扑动、快速心房颤动/扑动、室性心动过速/室上性心动过速、Ⅱ度以上的房室传导阻滞、病态窦房结综合征等。③机械性梗阻，如二尖瓣反流、室间隔缺损、室壁瘤、主动脉瓣狭窄、肥厚梗阻性心肌病、心脏黏液瘤、急性心脏压塞等。

4.创伤性休克（traumatic shock）　是由于严重创伤（多发性骨折、挤压伤、大面积烧伤、大手术）引起的失血或失血浆过多、血容量急剧减少或合并剧痛，易合并感染及发生多脏器功能不全综合征。

5.过敏性休克（anaphylactic shock）　是指特异性过敏原（异种蛋白质、药物）

等作用于过敏体质者，在短时间产生的以急性循环衰竭为主、多脏器受累的速发型全身性变态反应。变应原刺激致敏细胞释放血清素、组胺、缓激肽等血管活性物质，使全身细小血管扩张、血浆渗出、血压下降，常伴有喉头水肿和支气管痉挛、肺水肿。此时心排出量增加，氧输送加快，外周阻力下降。

6.神经源性休克（neurogenic shock）　是指因外伤、剧痛、脑脊髓损伤、麻醉意外等损伤或药物阻滞交感神经导致血管扩张，周围血管阻力降低，有效血容量不足。此时心排出量增加，氧输送加快，外周阻力下降。

（二）按休克发生的起始环节分类

有效循环的基础是充足的血容量、有效的心排出量和良好的周围血管张力。这三者中任何一种因素低下导致超出机体代偿能力时，均可引起休克。

1.低血容量性休克　是指由血容量减少如失血、失液、烧伤等引起的休克。

2.心源性休克　是指由大面积急性心肌梗死、心肌炎、心肌病、大面积急性肺梗死等急性心泵功能衰竭或严重的心律失常等导致心排出量迅速降低，血压显著下降的休克。

3.血管源性休克　正常毛细血管是交替开放的，大部分处于关闭状态。休克时组织缺血、缺氧、酸中毒、组胺与：NO等活性物质释放，使血管张力下降，加上微循环淤血，毛细血管开放数量增加，通透性增强，导致有效循环血量减少。见于感染性休克、过敏性休克、神经源性休克。

（三）按休克的血流动力学特点分类

可分为低排高阻型、低排低阻型和中间型。

【病理与病理生理】

（一）微循环变化

有效循环血容量依赖血容量、心排出量和血管床容积，其中任何一个因素变化超出机体代偿限度时，即可导致有效血容量不足而引发休克。如快速、大量失血达到血容量的30%~40%时，血容量显著减少；大面积急性心肌梗死直接引起心肌收缩力减弱，心排出量降低；过敏性休克时由于生物活性物质的作用，小血管普遍扩张致血管床容积增大，有效血容量相对不足。由于休克的共同特征是有效循环血容量不足，必然导致全身组织、器官血流灌注不良和微循环的改变。正常时微循环血容量占全身总血容量的5%~10%。以典型的失血性休克为例，在休克发生过程中，微循环的变化包括三期：缺血缺氧期、淤血缺氧期和微循环衰竭期。

1.缺血缺氧期　特点是微循环少灌少流，灌少于流。不同原因引起的休克，始动环节不同，如失血性休克的始动环节是血容量减少和血压降低；创伤性休克的始动环节是疼痛和失血；感染性休克的始动环节是病原体和内毒素的作用；心源性休克的始动环节是心排出量的急剧减少等。这些始动因素通过不同途径引起交感—肾上腺髓质兴奋，大量儿茶酚胺释放。如低血容量性休克、心源性休克，由于血压低，减压反射抑制，使血管运动中枢及交感—肾上腺髓质兴奋，儿茶酚胺大量释放；烧伤时由于疼痛刺激引起交感–上腺髓质系统兴奋，败血症休克时内毒素的拟交感神经作用，均可导致儿茶酚胺的大量释放，同时激活肾素-血管紧张素系统及释放多种血管活性因子（如血栓素 A2、白三烯、血管紧张素 II 等），使皮肤、内脏微血管收缩，动一静脉短路开放构成微循环非营养性血流通道，造成器官、组织灌注减少；同时出现肌性微静脉和小静脉收缩，迅速短暂增加回心血量（自身输血），组织液通过毛细血管反流入血（自身输液）。

大量缩血管物质释放，引起总外周阻力升高，但是，不同器官对儿茶酚胺的反应不同。一方面导致血液重新分配，保证心、脑灌注的代偿；另一方面，有助于回心血量的增加和动脉血压的维持。在此期，如果能及时去除病因，补充有效循环血容量，交感-肾上腺髓质的兴奋状态可以逐渐缓解，机体血管调节和内环境有望逐渐恢复稳态，休克过程可停止发展。

2.淤血缺氧期　特点是微循环淤血，灌大于流。休克早期如果未能及时治疗，可进一步发展到淤血缺氧期。此时终末血管床对儿茶酚胺的反应性降低，血液不再局限于通过直捷通路，而是由扩张的毛细血管前括约肌进入真毛细血管网，大量血液淤积，组织严重淤血缺氧，导致细胞功能障碍。

休克持续一段时间，交感一肾上腺髓质系统过度兴奋，微血管长期收缩，导致组织持续缺血缺氧，局部代谢产物增多，二氧化碳与乳酸堆积导致酸中毒，肠源性细菌与内毒素入血，都会造成微血管扩张。微静脉端血流缓慢，红细胞聚集，白细胞贴壁、黏附于内皮细胞，血小板聚集，微循环内血流淤滞，毛细血管后阻力大于前阻力，组织灌注增加，且血液流动少，灌大于流。因此，毛细血管内流体静压升高，加之血管通透性增加，可使血浆外渗，血液浓缩，导致有效循环血量进一步减少，回心血量进行性降低，血压进行性下降。当平均动脉压<7 kPa 时，心、脑血管失去自身调节，冠状动脉和脑血管灌流不足，出现心、脑功能障碍；肾脏长时间缺血，可出现少尿或无尿；皮肤发冷、紫绀加重。如果此时还没有得到及时和正确的治疗，病情会进一步发展，转入微循环衰竭期。

3.微循环衰竭期　特点是微循环"不灌不流"。此期微血管平滑肌麻痹，对血管活性药物失去反应，有可能发生弥散性血管内凝血（disseminated or diffuse intravascular coagulation，DIC）。由于持续的组织低灌注，血液不断浓缩，血细胞聚集，血液黏滞度增高，血液处于高凝状态，再加上血流速度减慢、酸中毒加重、血管内皮细胞损伤等原因导致凝血系统激活而引起 DIC。此时微血栓阻塞微循环，灌流进一步减少，随后由于凝血因子耗竭，纤溶系统功能亢进，可导致明显出血。由于微循环淤血进行性加重和 DIC 的发生，使全身组织、器官严重缺血、缺氧，细胞受损乃至死亡，进而导致多器官功能不全综合征（multiple organ dysfunction syndrome，MODS），发展为"难治性"休克。值得注意的是，并不是所有休克患者都会发生 DIC，但发生 DIC 的患者预后更差。

（二）代谢变化

近年来对休克的研究已深入到细胞和分子水平，提出了"休克细胞"的概念。

1.无氧代谢引起代谢性酸中毒　休克时供氧不足，有氧代谢障碍，ATP 生成减少，乳酸显著增多；缺氧时糖酵解加强，丙酮酸生成乳酸增多，肝脏也不能充分摄入乳酸，造成血乳酸浓度升高和乳酸/丙酮酸（L/P）比率增高。在没有其他原因造成高乳酸血症的情况下，乳酸盐的含量和 L/P 比值可以反映病人缺氧的情况；能量不足，细胞膜上的钠泵（Na^+-K^+-ATP 酶）运转失灵，钠、水内流，细胞外 K+ 增多导致细胞水肿和高钾血症；此外，局部灌流障碍，二氧化碳清除不及时，加重了局部酸中毒。当发展至重度酸中毒：pH<7.2 时，心血管对儿茶酚胺的反应性降低，表现为心跳缓慢、血管扩张和心排出量下降，还可使氧合血红蛋白解离曲线右移。细胞的代谢障碍如果不能及时纠正，将会导致细胞的损伤和凋亡，乃至坏死。

2.能量代谢障碍　创伤和感染使机体处于应激状态，交感神经-肾上腺髓质系统和下丘脑-垂体-肾上腺皮质轴兴奋，使机体儿茶酚胺和肾上腺皮质激素水平明显升高，从而抑制蛋白合成、促进蛋白分解，为机体提供能量和作为合成急性期蛋白的原料。上述激素水平的变化还可促进糖异生、抑制糖降解，导致血糖水平升高。在应激状态下，蛋白质作为底物被消耗，当具有特殊功能的酶类蛋白质被消耗后，机体则不能完成复杂的生理过程，进而导致多器官功能障碍综合征，应激时脂肪分解代谢明显增强，甚至成为危重病人机体获取能量的主要来源。

（三）炎症介质释放和缺血再灌注损伤

严重创伤、感染、休克可刺激机体释放过量炎症介质，如白介素、肿瘤坏死因子、集落刺激因子、干扰素和血管扩张剂一氧化氮（NO）等，形成"瀑布样"连锁放大反应以及氧自由基大量释放、酸中毒、细胞内钙离子超负荷、溶酶体破裂、线粒体损伤等缺血再灌注损伤，而致细胞的结构破坏、功能障碍、能量（ATP）产生下降、细胞凋亡，甚至坏死等，导致多脏器功能不全。

（四）内脏器官的继发性损害

除引起休克的原发病器官损害表现外，其他各器官也可因缺血缺氧而产生继发性损害。

1.急性肾衰竭　休克时，血压明显降低，肾血流量减少，肾缺血早期肾小动脉收缩，使肾小球滤过率下降，产生功能性少尿或无尿以及氮质血症；若缺血时间延长，肾小管上皮细胞肿胀坏死、肾间质水肿，压迫肾内血管及淋巴管，加剧肾缺血，肾皮质因严重缺血呈苍白色，而肾髓质则因淤血呈暗红色，即所谓的"休克肾"；休克晚期发生 DIC 时，肾小球毛细血管丛内广泛微血栓形成，导致急性肾衰竭。最初是功能性和可逆性的肾衰竭，但随着休克时间的延长，严重的肾缺血或肾毒素可导致急性肾小管坏死，成为器质性肾衰竭。

2.急性呼吸功能衰竭　休克早期因缺氧等刺激，反射性地引起呼吸加深加快和呼吸性碱中毒。休克的各种原因可通过"补体—白细胞—氧自由基"而损伤呼吸膜，如毛细血管内皮和 II 型肺泡上皮细胞，使肺泡表面活性物质分泌减少、小气道及肺泡塌陷、肺的顺应性下降。肺部微循环的改变可引起"休克肺"或"湿肺"，病理特点为：肺淤血、微循环内微血栓、肺间质水肿和出血，肺泡内随之也有水肿和出血而呈实变，导致肺容量减少，使肺泡周围的血液不能充分与肺泡气体进行交换，导致氧弥散功能障碍和肺内动.静脉分流增加，引起肺通气和血流比值失调，最终导致呼吸困难、进行性低氧血症，严重者可致急性呼吸窘迫综合征（ARDS）即急性呼吸衰竭，甚至死亡。

3.心功能障碍 当收缩压降至 40 mmHg 或以下时，冠状动脉灌注量明显减少，心肌缺血缺氧；心脏 ATP 合成障碍，心肌收缩力减弱，引起心律失常甚至心力衰竭。而同时因交感–上腺系统兴奋引起的心率增快和心肌收缩力增强，则增加了心肌氧耗，更加重了心肌缺氧。另外，酸中毒、高血钾、一氧化氮（NO）、肿瘤坏死因子（TNF-α）和心肌抑制因子使心肌收缩性减弱；弥散性血管内凝血（DIC）使心肌进一步缺血；细菌毒素、氧自由基等均可抑制心肌收缩功能。可出现各种心律失常，心电图可见 ST 段移位、T 波倒置，甚至出现类似心肌梗死图形。

4.脑功能障碍 脑组织不能进行无氧酵解，而需氧量却较其他组织高，脑对缺氧十分敏感。当收缩压降至 60 mmHg 或以下，或并发 DIC 时，脑灌流量不足，脑组织缺血缺氧，可引起脑细胞肿胀。若脑缺氧超过 10 分钟，其 ATP 储存量即耗竭，钠泵作用失灵可引起脑水肿。如在短期内不能恢复脑血流，脑水肿将继续发展，使脑功能障碍加重，最终导致脑功能不可逆性损害。

5.消化道损伤 肠道是休克所致缺血.再灌注损伤最早受累的器官之一。休克时，胃肠道黏膜缺血、淤血，肠壁水肿，消化腺分泌抑制，黏膜糜烂，有时形成应激性溃疡或急性出血性肠炎。肠缺血.再灌注损伤早期就可累及肠黏膜屏障，容易导致细菌和内毒素的移位，能进一步促进内源性细胞因子产生，并导致全身性免疫反应恶化。肠道既可能是全身炎症反应综合征（svstemic inflammatory response syndrome, SIRS）的开始器官，又是其靶器官。越来越多人认为肠道是 MODS 的枢纽器官，是炎症反应的扩增器。

6.肝功能障碍 肝脏虽有肝动脉和门静脉双重血液供应，但休克时由于低血压和有效循环血量的减少，肝动脉和门静脉血液也均减少，以及门脉收缩，使肝脏血流灌注减少；肝内微循环障碍和 DIC 形成，使肝细胞变性、坏死，肝解毒功能下降，转氨酶升高。肠源性毒素经门脉入肝，体内多种生物活性物质如组胺、5-羟色胺和皮质类固醇激素的灭活发生障碍或转化作用减弱，使机体内毒性代谢产物蓄积，也会直接损伤肝细胞。而肝功能受损后除导致全身代谢紊乱、乳酸盐积聚、屏障功能减弱外，肝合成纤维蛋白原和凝血酶的功能也受损，进而导致凝血功能障碍，使病情进一步恶化。在休克晚期可出现肝功能衰竭和肝昏迷。

【临床表现】

（一）按照休克的发病过程分类

可分为休克代偿期和休克抑制期。

1.休克代偿期 由于机体对有效循环血容量减少的早期有相应的代偿能力，病人的中枢神经系统兴奋性提高，交感肾上腺轴兴奋，表现为精神紧张、易怒、兴奋或烦躁不安、皮肤苍白、四肢湿冷、脉搏和心率加快、脉压变小、呼吸加快、尿量减少等。此时，如处理及时、得当，休克可较快得到纠正。否则，病情继续发展，进入休克抑制期。

2.休克抑制期 病人神情淡漠、反应迟钝，甚至可出现意识模糊或昏迷；出冷汗、口唇肢端紫绀；脉搏细速、血压进行性下降。严重时，全身皮肤、黏膜明显紫绀，四肢厥冷，脉搏摸不清、血压测不出，少尿甚至无尿。若皮肤、黏膜出现瘀斑或消化道出血，则提示病情已发展至 DIC 阶段。若出现进行性呼吸困难、脉速、烦躁不安，一般吸氧不能改善呼吸困难状态，应考虑并发 ARDS。

休克的主要 l 临床表现见表 5-1。

（二）根据病程分类

可分为休克早期、休克中期和休克晚期。

1.休克早期　除了原发病的症状体征外，可表现为精神紧张或烦躁不安、焦虑，易激动，神志清醒，面色和皮肤苍白，口唇、甲床轻度紫绀，肢体湿冷、出冷汗，心率加快，呼吸急促，脉细速，收缩压正常或偏低，舒张压略增高，脉压缩小，尿量减少。部分病人表现肢暖、出汗等暖休克特点。

2.休克中期　表情淡漠，反应迟钝，意识不清或昏迷，皮肤出现花斑，皮肤湿冷，紫绀明显，呼吸表浅，浅表静脉萎陷，毛细血管充盈时间延长，心音低钝，脉细弱频速或扪不清，血压低于 80 mmHg 或测不出，脉压小于 20 mmHg，尿量小于 20 ml/h，甚至无尿。

3.休克晚期　常可表现为皮肤、黏膜和内脏出血，以及出现心、肺、脑、肝、肾和消化道等功能衰竭的临床征象。

（1）DIC：顽固性低血压，难以纠正的代谢性酸中毒和全身广泛性的皮肤、黏膜、内脏、腔道的出血。

（2）多脏器功能衰竭：①急性肾衰竭：尿量减少或无尿，血尿素氮和肌酐、血钾明显升高。②急性心功能衰竭：呼吸急促、紫绀、心率增快、双肺湿性啰音、心音低钝，可有奔马律、心律不齐；有些患者表现为心率缓慢、面色灰暗、肢端紫绀；休克指数（心率/收缩血压）升高，中心静脉压与肺动脉楔压升高；心电图可提示心肌缺血、心律失常、传导阻滞等改变。③急性呼吸窘迫综合征（ARDS）：进行性呼吸困难和紫绀，吸氧难以纠正；呼吸急促，肺底可闻细湿啰音或呼吸音减低；胸部 X 线片示散在小片状浸润阴影，逐渐扩展、融合；血气分析示 $PaO_2 < 60$ mmHg，甚至低于 50 mmHg；或氧合指数（PaO_2/FiO_2）≤<200 mmHg。④急性脑功能障碍：神志不清或昏迷，一过性抽搐，肢体瘫痪，脑水肿时呕吐、颈项强直、瞳孔及眼底改变。⑤肝功能衰竭：可出现谵妄、昏迷、黄疸、扑翼样震颤。⑥胃肠道功能紊乱：表现胃肠胀气、消化道出血等。

（三）按休克的严重程度分类

可分为轻度、中度、重度和极重度休克。

1.轻度休克　除了原发病的症状体征外，可表现为神志清醒、精神紧张、烦躁不安、焦虑易激动，面色和皮肤苍白，出汗，口干，脉搏有力，甲床轻度紫绀，四肢尚暖但肢端发凉，收缩压<80 mmHg，脉压<30 mmHg，心率加快（>100 次/min），尿量稍减少。

2.中度休克　表情淡漠，面色苍白，四肢发冷，肢端紫绀，收缩压在 60~80 mmHg，脉压<20 mmHg，尿量明显减少（<17 ml/h）。

3.重度休克 神志欠清、反应迟钝、意识模糊，面色苍白、紫绀，四肢厥冷，皮肤出现大理石样改变，心率加快（>120 次/min），心音低钝，脉细弱无力或稍加压后即消失，收缩压在 40~60 mmHg，尿量明显减少甚至无尿。

4.极重度休克 神志不清、昏迷，呼吸浅而不规则，口唇和皮肤紫绀，四肢厥冷，脉细极弱甚至扪不清，心音低钝或呈单音心律，收缩压<40 mmHg，无尿，可有全身广泛性的皮肤、黏膜、内脏、腔道的出血和多脏器功能衰竭的征象。

所谓休克的分期和严重程度的区分都是属于人为性的，在临床上，相互之间有交叉，很难完全区分得开。

【辅助检查】

1.血常规 因休克的原发病因不同而异。如大出血后红细胞计数和血红蛋白可明显降低，失水时血液浓缩，血细胞比容和红细胞计数增高；白细胞计数常增高，严重感染时白细胞总数和中性粒细胞数明显增多；有 DIC 和出血倾向者，血小板计数可减少。

2.尿常规 尿量减少或无尿，尿呈酸性，肾功能受损时可出现尿蛋白、红细胞和管型，尿比重由初期的偏高转为低而固定等。

3.病原体检查 对感染性休克患者，尚需对包括血、尿、粪便、体液、渗出物、脓液等进行病原体分离和培养，最好在抗菌药物使用前常规进行。并对分离出的致病菌进行药物敏感试验，以指导临床医师正确使用或调整抗生素。鲎溶解试验有助于内毒素的测定。

4.血液生化 肝功能受损时转氨酶、乳酸脱氢酶、胆红素和血氨可增高；肾功能不全时血尿素氮和肌酐增高；血钾、血糖、丙酮酸和乳酸增高，而 pH 和二氧化碳结合力降低；并发 ARDS 时，血气分析示血氧分压明显降低、血氧饱和度下降等改变。并发 DIC 时，凝血酶原时间（PT）延长、纤维蛋白原降低、纤维蛋白降解产物（FDP）增多血浆鱼精蛋白副凝试验（3P）或乙醇胶试验阳性。

5.血乳酸 休克时血乳酸含量升高，提示组织灌注不足，其程度可被作为判断休克严重程度与预后的指标。正常人静脉血乳酸浓度平均为 0.6~1.7 mmoL/L，如静脉血乳酸≥5 mmol/L 即可诊断乳酸性酸中毒。亦可通过测定阴离子间隙（AG）来估计，$AG=Na^+-(Cl^-+HCO_3^-)$。AG 正常参考值为（15±2）mmoL/L，AG 增加可推测有高乳酸血症，但须除外肾衰竭、糖尿病酮症酸中毒、药物中毒等。

6.体液因子 如肿瘤坏死因子（TNF）、白细胞介素（IL）、血小板活化因子（PAF）等反映炎症的介质均可增高。

7.胃黏膜内 pH 值（pHi） pHi 监测使用方便、无创、结果可靠，可判断复苏和改善微循环治疗是否彻底、完全，为彻底纠正胃黏膜的缺血和缺氧状态提供依据。

8.心电图 既往无心脏病者可出现冠状动脉供血明显不足的表现，如 ST 段下降、T 波低平或倒置，甚至类似急性心肌梗死的变化。原发心脏病者有相应的改变。

【诊断】

休克是一个严重而表现多样的全身性动态病理生理过程，目前尚无统一的诊断标准。1982 年 2 月全国急性"三衰"会议制订的休克诊断试行标准为：①有诱发休克的病因；②意识异常；③脉细速，>100 次/min 或不能触知；④四肢湿冷，胸骨部位皮肤指压阳性（指压后再充盈时间>2 秒），皮肤花纹，黏膜苍白或紫绀，尿量<30 ml/h 或尿闭；⑤收缩压<80 mmHg；⑥脉压<20 mmHg；⑦原有高血压者，收缩压较原水平下降 30%以上。

凡符合以上①，以及②、③、④中的两项，和⑤、⑥、⑦中的一项者，可诊断为休克。

【急诊处理】

休克是一种急危重症，必须迅速采取有效的抢救措施，力争在 4 小时内改善微循环，以免发生不可逆性器官功能损害。治疗的关键在于尽早去除休克的病因、尽快恢复有效循环血量、尽量改善组织的灌注和尽力维持机体的正常代谢，保护重要脏器功能。

（一）一般措施

包括①体位：病人一般宜采取平卧位或头与下肢均抬高 30~（休克体位），或两种体位相交替，以利于增加回心血量。对于心力衰竭的患者，可采取半坐卧位。昏迷的患者取头侧位，抬起下颌，以防舌根后坠和出现误吸，但要避免过多搬动。②保持呼吸道通畅，立即供氧，给予合理氧疗，以保证动脉血氧分压（PaO_2）在 70 mmHg 以上。③注意保暖，保持体温接近正常。④尽快建立静脉通道。

（二）病因治疗

要有针对性地尽快收集病史，有重点地进行体格检查和必要的实验室辅助检查，及时明确病因。积极处理原发病，针对病因治疗是休克治疗的先决条件。

（三）监测

除密切观察病情外，还需要监测生命体征及器官功能，尤其是重要器官的功能状态，以便随时调整治疗措施。

1.精神状态　反映脑组织的血液灌流状况。头晕眼花、神志淡漠、烦躁，提示可能存在循环血容量不足；神志模糊、昏迷则表示休克严重。

2.血压和脉搏　除休克早期外，动脉血压均下降。休克时，间接法测血压因不易听到 Korotkoff 音而不可靠，最好采取动脉内插管直接测量血压。脉搏改变常发生在血压下降之前，脉搏细速、触摸不清，表明处于休克状态；若脉率加快、脉压缩小、血压降低，提示休克加重；而脉率由快减慢，脉压由小增大，脉搏有力，说明休克好转。

3.微循环灌注　皮肤色泽、温度反映毛细血管舒缩功能和周围血管阻力，反映体表血液灌注状况。皮肤苍白、湿冷，提示毛细血管痉挛和小动脉阻力高；皮肤红润、温暖，说明小动脉阻力低。轻压指甲或口唇放松时，恢复红润时间长，表示微循环淤血。

4.尿量　反映肾的血液灌注，最好留置导尿管连续观察每小时尿量，若少于 25 ml/h，提示肾血流灌注不足，存在休克。

5.休克指数 (shock index，SI) SI=心率/收缩血压，正常为0.5~0.7。在急性微循环衰竭时，休克指数与左心室的功能有关。持续性的休克指数升高 (>1)，提示患者因大量失液或失血和 (或) 心肌收缩功能下降而致左心室功能受损，死亡率高。除外药物、发热等引起心率加快的因素后，若比值在1.0~1.5，表示休克存在；若比值在2.0以上，则提示休克严重。

6.中心静脉压 (CVP) 反映血容量、回心血量和右心排血功能间的关系，其测定有助于鉴别心功能不全或血容量不足引起的休克，并可指导用药，避免输液过量或不足。成人正常值为0.4~1.2 kPa (4—12 cmH$_2$O)，若低于0.4 kPa (4 cmH$_2$O)，表示血容量不足；高于1.5 kPa (15 cm H$_2$O)，提示心功能不全；高于2.0 kPa (20 cmH$_2$O) 则提示心功能衰竭。

7.肺毛细血管楔嵌压 (PCWP) 在无肺血管疾病或二尖瓣病变时，可反映肺静脉、左心房的压力，有助于了解左心室功能，是估计血容量和监测输液速度的良好指标。在心功能不全时，对指导输液、用药 (扩血管药或血管收缩药) 和防止肺水肿方面较CVP更好。成人正常值为0.8~2.0 kPa (6~15 mmHg)，若低于0.8 kPa (6 mmHg)，表示血容量不足；高于2.7 kPa (20 mmHg)，提示心功能不全；高于4.0 kPa (30 mmHg) 则提示左心功能衰竭。

8.心排血量 (CO) 用球囊漂浮导管 (Swan-Ganz导管) 和温度稀释法可反复而迅速测定每搏量、心指数，借以了解心功能。成人正常心指数 (CI) 值为 (3.2±0.2) L/(min·m^2)。

9.动脉血气分析通过对动脉血进行pH、氧及二氧化碳分压、碱剩余等测定，评估呼吸功能和酸碱平衡状况，并借此调整治疗措施。

10.肾功能主要监测每小时尿量、尿比重、尿蛋白、管型等，及血尿素氮、肌酐，以估计肾受损程度。

11.DIC相关检查测定凝血酶原时间 (PT)、部分凝血活酶时间、血小板计数、纤维蛋白原、纤维蛋白降解产物 (FDP)、血浆鱼精蛋白副凝试验 (3P) 或乙醇胶试验等。

(四) 液体复苏

不管何种原因的休克，有效血容量不足是其最基本的病变，不补充血容量则不能维持适当的充盈压和心排出量，故补充血容量是治疗休克最基本和关键的措施。原则是"先快后慢，先晶后胶，按需补液"。晶体液和胶体液的比例约3:1，力争在最短时间内改善微循环。根据不同病情选择补液的种类和量，尤其是对于老年患者和心功能不全的患者，应予以注意。

1.补液途径 快速建立静脉通道。选用口径较大的静脉穿刺针，有利于快速补液，必要时同时建立2~3条通路输液，或行深静脉穿刺甚至静脉切开，以保证足够液体和抢救药物输入。

2.补液量 补液原则是按需补液，补液量依原发病和患者的心、肾功能而定。休克越重，时间越长，需要扩容的液体量越多，可能与大量血容量淤积在微循环有关。补液量根据患者的病情决定，要考虑休克发生的时间、严重程度和性质，同时兼顾患者的心、肾功能来决定。输血与输液的比例可用血细胞比容作参考，使之保持在 35%~40%。临床上要准确估计所需补充的血容量往往是很困难的，常常是一边治疗、一边根据患者的病情调整方案，尤其要注意估算休克时丢失的功能性细胞外液量、失血量和微循环变化所致毛细血管床开放所需的液量。

在心源性休克或疑有肺水肿、肺淤血时，应根据 PCWP 进行补液。在 PCWP 小于 2.0 kPa（15 mmHg）时，每 10~15 分钟补充 100 ml 液体，若微循环灌注改善，而 PCWP 仍低于 2.0 kPa（15 mmHg）时，则继续补液直至 PCWP 上升至 2.0~2.7 kPa（15~20 mmHg）；若微循环无改善甚至恶化，或 PCWP 骤升至 2.7kPa（20 mmHg）以上，或出现肺水肿体征，则停止补液。若无条件监测 PCWP，可参考 CVP，在 CVP 小于 1.2kPa（12 cmH$_2$O）时，则补液扩容至动脉压和微循环恢复，但保持 CVP 在 1.2~2.0 kPa（12~20 cmH$_2$O）。心力衰竭的休克患者须待心力衰竭控制后再扩容治疗。

可根据以下指标判断补液量是否足够。

（1）液体量不足的指征：病人仍有口渴，精神差，面色苍白、皮肤弹性差、呈花纹状，胸骨部位皮肤指压后再充盈恢复时间>2 秒钟，四肢末梢紫绀、四肢湿冷，脉搏细速，血压<80 mmHg、脉压<20 mmHg、休克指数>0.8，尿量<30 ml/h、尿比重>1.020，血细胞比容>40%，中心静脉压（CVP）<8 cmH$_2$O。

（2）液体量补足的指征：口渴感消除，颈静脉充盈良好，指甲和口唇转为红润，四肢由湿冷转为温暖，脉搏有力而不快，患者神志由淡漠、迟钝或烦躁转为清醒、安静，血压≥90 mmHg、脉压>30 mmHg、休克指数≤0.8，尿量>30 ml/h、尿比重<1.020，血细胞比容<30%，CVP 为 8~12 cmH$_2$O。

3.液体的种类　根据休克类型和具体病情来决定。既要保持循环稳定，又要使液体与体液接近正常，晶体和胶体两者兼补为宜。

（1）晶体溶液：包括葡萄糖、生理盐水、乳酸林格液、高渗盐水。晶体液可增加血管内液、组织间液和细胞内液，有助于扩充血容量。优点是在短时间内即可补充血容量、降低血液黏稠度而疏通微循环，无过敏，价格便宜、容易得到；但作用时间短，且输入大量葡萄糖液可降低血浆胶体和晶体渗透压。大量生理盐水可导致高氯血症、酸中毒和肺水肿；林格液可扩张细胞外液、维持有效循环、预防和纠正酸中毒，但可发生高乳酸血症；葡萄糖溶液不能作为扩容剂，因为葡萄糖分子可以进入细胞内，它维持渗透压的作用很快随氧化而消失；高渗盐水对失血性休克有良好的作用，可提高晶体渗透压，使组织间液和肿胀细胞内部分液体回吸收入血管、扩大了血容量，同时亦可提高碱储备，纠正酸中毒，但可导致脑水肿引起神经症状。

（2）胶体溶液：包括全血、血浆、血清白蛋白、右旋糖酐、706 代血浆和贺斯（均为羟乙基淀粉）等。一般血容量减少 30% 应使用胶体液，可根据血红蛋白浓度、血细胞比容及血小板量而使用成分输血，同时可加用血浆。对于部分休克患者，毛细血管通透性增高，大量输入白蛋白可渗入血管外、组织间隙，引起和加重间质水肿，故 ARDS 早期不用白蛋白。右旋糖酐扩容效果优于白蛋白，利尿剂可降低其效果，但它可使病人血小板功能下降、凝血功能异常、过敏、影响肾功能、干扰单核-巨噬细胞系统的免疫功能和引起假性血糖升高，24 小时内一般不超过 1 000 ml，有出血倾向及肾功能不全者慎用。羟乙基淀粉类似于糖酐，扩容作用等于或超过右旋糖酐及白蛋白，副作用较少，但可使血淀粉酶升高、不能携氧，故大出血患者需配合输血。

（五）血管活性药物

血管活性药物主要是指血管收缩剂和血管扩张剂，其作用迥然不同，但均可用来调整血管的舒缩功能，以纠正休克导致的血流分布异常和疏通微循环障碍，促进休克的逆转。临床常用于休克治疗的血管活性药物主要有拟交感胺类和血管扩张剂，包括仅受体激动剂、α 和 β 受体激动剂、β 受体激动剂、α 受体阻滞剂及胆碱能受体阻滞剂。但须注意：对于各型休克的治疗，血管活性药物既不是必需的，也不是首选的，仅仅是当血压过低影响生命安全，而又一时难以通过迅速补充血容量来提高血压，或血容量虽然已经补足，但血压难以回升时使用。有条件者最好监测血流动力学指标，并通过静脉注射微泵或输液泵定量静脉给药。

1.使用血管活性药的原则

（1）正确判断患者的补液量是否足够，除患者血压极低、一时又难以迅速补足血容量而应用血管收缩剂以保证心、脑等重要器官血供外，均应在补足血容量的前提下使用，尤其是血管扩张剂。

（2）由于所有血管活性药物只有在血 pH>7.3 的基础上才能发挥应有的作用，因此必须尽快纠正水、电解质和酸碱失衡，以保证血管活性药物的药理作用。

（3）正确判断患者的微循环状态，根据其选择合适的血管活性药物。如微循环呈收缩状态，应选用血管扩张剂；若微循环呈扩张状态，则选用缩血管剂。

（4）使用血管活性药物的剂量均应从小剂量开始，尤其是血管收缩剂，以免血管强烈收缩而加剧微循环障碍。

（5）升压目标：原无高血压者，一般使收缩压上升至 90~100 mmHg，平均血压80 mmHg；高血压者收缩压则维持在 100~120 mmHg 即可。

（6）使用血管扩张剂后，血压如能提高，则继续使用；若出现血压轻微下降（<20 mmHg），且休克症状无加重，则在密切观察下继续使用；若血压明显下降（>20 mmHg），甚至休克症状加重，则减少扩血管剂的剂量或加用缩血管剂。

（7）对血压低，而 CVP 或 PCWP 高者，在使用扩血管剂减轻心脏负荷的同时，可联合应用缩血管剂。

（8）在纠正酸中毒、补足血容量和改善氧合状态的情况下，若机体对血管活性药物无反应，则说明心肌有损害，须注意防治心力衰竭。

（9）在休克的治疗过程中须密切观察病情变化，随时调整用药的种类或剂量。

2.拟交感胺类药物主要通过兴奋 β1 受体而对心肌产生正性作用，兴奋外周血管α1 受体收缩非生命器官（如肌肉、内脏和皮肤等）血管，以利于血液的再分布。常用于过敏性休克、

神经源性休克、早期轻型休克或高排低阻型休克。血压低于心脑血管临界关闭压即 90 mmHg、扩容又不能迅速进行时，应立即使用。

（1）多巴胺（dopamine）：适用于各种类型的休克。初始剂量按需要而定，强心为主时用 $1\mu g/(kg\cdot min)$，而升压为主时用 $5\mu g/(kg\cdot min)$。

（2）多巴酚丁胺（dobutamine）：常用于急性心肌梗死伴有泵衰竭的心源性休克患者。静脉剂量常用 $2.5\sim10\mu g/(kg\cdot min)$，联用 $2.5\sim5\mu g/(kg\cdot min)$ 的低剂量多巴胺则效果更好。$>15\mu g/(kg\cdot min)$ 的大剂量多巴酚丁胺可导致心律失常、心动过速甚至心室纤颤、心肌缺血和低钾血症。

（3）间羟胺（阿拉明，aramine）：是临床上治疗休克首选的缩血管药物之一。常用剂量为 $10\sim100$ mg 加入 $250\sim300$ ml 液体中静脉滴注，根据病情调整给药的浓度及速度。

（4）去甲肾上腺素（norepinephrine）：主要用于低血管阻力性休克。常用 5% 的葡萄糖或生理盐水稀释后使用，起始剂量一般为 $0.5\sim1.0\mu g/min$，根据血压及病情变化来调整剂量；也可在 $250\sim500$ ml 上述液体中加入 $1\sim5$ mg 静脉滴注。但要注意尿量，必要时可由另外一条静脉通路注入少量多巴胺以保护肾脏；静脉滴注时不要漏出到血管外，以免引起局部血管痉挛而坏死。

（5）异丙肾上腺素（isoprenaline）：一般用于血容量已经补足，但心排出量仍低，有面色苍白、四肢湿冷等外周阻力较高表现或脉搏细弱及严重心动过缓、尖端扭转型室性心动过速所致休克患者的辅助治疗。常用量为 $1\sim2$ mg 加入 5% 葡萄糖或生理盐水 250 ml 中静脉滴注。本药可加快心率、增加心肌耗氧量，可增加室性期前收缩乃至室速的发生率，并可引起肺内动静脉分流而加重缺氧，故要慎用。

（6）肾上腺素（epinephr4ne）：临床上常用于心跳骤停的抢救，很少用其治疗休克，仅用于过敏性休克的抢救，起作用迅速。可气管内给药，也可皮下注射，紧急情况下可以稀释后缓慢静脉注射，或以 $2\sim30\mu g/(kg\cdot min)$ 速度缓慢静脉滴注。

（7）苯肾上腺素（phenylephrine）：又称新福林（neo-synephrine），适用于神经源性休克、过敏性休克、感染性休克和外周血管阻力降低而血压过低的患者，或在用常规剂量的多巴胺和去甲肾上腺素时出现心律失常的患者。一般以 $10\sim20$ mg 加入液体中静脉滴注。严重低血压时，可以 $5\sim10$ mg 稀释后静脉推注。

3.血管扩张剂　直接或通过阻滞血管 α 受体而扩张小血管，以减少心脏前负荷和充盈压，或减少心脏后负荷而提高心排血量、降低需氧量并扩张小血管。应用时严格掌握适应证及用药时机，最好在血流动力学监测下用药。适用于低排高阻型休克（又称冷休克，病人表现为血管高度痉挛、血压下降、四肢冰凉、出冷汗、皮肤苍白、神志障碍、血压低、脉压小、尿量少）者，或应用缩血管药物后血管高度痉挛者（即在补充血容量后，CVP 正常或升高者），或休克晚期体内儿茶酚胺浓度升高（如病人心跳快）者，但低血容量、高排低阻型休克、血容量未补充的患者不宜使用。常用的有以下几种。

（1）硝普钠（sodium nitroprusside）：主要用于心源性休克。静脉用剂量为 $0.5\sim10\mu g/(kg\cdot min)$，停药 $1\sim10$ 分钟作用即消失，要避光、新鲜配制溶液，连续应用超过 72 小时应检查血氰氢酸盐浓度，大于 12% 时停用。

（2）酚妥拉明（phentolamine）：主要用于长时间使用缩血管药物所致的内脏血

液灌流不足或休克引起微循环障碍的患者。剂量一般为 10~20 mg/次（儿童 0.1~0.2 mg/kg），以葡萄糖液 500 ml 稀释后按 20~80μg/(kg·min) 速度静滴，也可先以小剂量静注，再静滴维持。常与血管收缩剂合用。

（3）硝酸甘油（nitroglycerin）：常用剂量一般为 10~20 mg，以 5%葡萄糖液 500 ml 稀释后按 5~100μg/min 的速度静滴，视血压调整速度。

（4）胆碱能受体阻滞剂：也称之为莨菪碱类药物，包括阿托品（atropine）、山莨菪碱（anisodamine）、东莨菪碱（scopolamine）、盐酸戊乙奎醚（penehyclidine hydrochloride，长托宁）等。

（六）强心类药

临床上常用毛花苷丙（西地兰，cedilanid）0.2~0.4 mg 稀释后静注。但对急性心肌梗死引起的心源性休克，通常认为其强心作用不如拟交感胺类药物容易控制，且在急性心肌梗死的早期，易诱发心律失常，一般在 24 小时后才使用，不宜常规应用。由于休克可导致冠状血管供血不足，心肌相对缺氧，易引起洋地黄过量或中毒，必须使用时应少量多次给药。

（七）纠正酸中毒和电解质紊乱

纠正酸中毒的根本在于改善微循环的灌注，同时保护肾功能。首选 5%碳酸氢钠 100~150 ml，对需限盐或合并呼吸性酸中毒的患者可选用 7.28%的三羟甲基氨基甲烷（THAM），按 2~3 ml/kg，以等量的 5%葡萄糖溶液稀释后静脉滴注。再根据血气分析的结果来决定是否继续补碱及调节补碱的量，以免引起碱中毒。同时要注意纠正高钾血症或低钾血症等电解质紊乱。

（八）糖皮质激素

抗休克的作用主要表现在：稳定细胞膜和溶酶体膜、稳定血管壁和降低毛细血管的通透性、降低白细胞和血小板的黏附性、稳定补体系统、抑制中性粒细胞和单核细胞的活化、增强网状内皮系统功能、抑制 β-内啡肽的释放、拮抗内毒素、抑制炎症因子、改善微循环、增强心肌收缩力和心排出量、改善肾功能、保护肝线粒体和酶功能、舒张支气管平滑肌、加强去甲肾上腺素的缩血管作用、减轻升压药物的副作用。主要用于感染性休克、心源性休克和顽固性休克。用药原则多为早期、大剂量、短疗程使用。

感染性休克必须在应用有效抗生素的基础上使用，对于过敏性休克为次选药物，可与肾上腺素合用，或与抗组胺药物合用。常用地塞米松 10~15 mg/d，静脉点滴；或用氢化可的松 100~200mg/d，静脉点滴；或用甲泼尼龙 200~300mg/d，静脉点滴。连用 3~5 天后停药。

对于重度休克合并有多个器官功能损害的患者，目前主张使用氢化可的松 500~1000 mg/d 静脉点滴；或地塞米松 40~60 mg/d，静脉点滴；或用甲泼尼龙 500~1000 mg/d，静脉点滴。连用 3~5 天后停药。大剂量使用要注意其对血糖的影响，防治消化道应激性溃疡。用药时可加用胃黏膜保护剂或 H2 受体拮抗剂以防止胃出血，如雷尼替丁 150 mg 或法莫替丁 20 mg 加入 20~40 ml 液体中静脉注射，每天 2 次。

（九）阿片受体拮抗剂

纳洛酮（naloxone）是非选择性阿片受体拮抗剂，可拮抗 β–内啡肽，且可快速通过血—脑脊液屏障，逆转应激反应时释放的内啡肽的作用，恢复交感神经、前列腺素和儿茶酚胺对微循环的调节作用，使内源性多巴胺释放而引起继发性升压反应，通过生命中枢周围神经元的恢复而产生抗心律失常作用，改善心肌能量代谢，稳定细胞膜；还有抑制溶酶体酶的释放、清除氧自由基和减少心肌抑制因子释放等作用。

成人纳洛酮常规用量为 0.4~0.8 mg/次，静脉注射，由于纳洛酮的半衰期为 40 分钟左右，必要时每 1~2 小时重复静注一次，继以 2.4 mg 加入 250~500 ml 液体中静脉滴注。该药副作用较少，偶有心律失常、低血糖和烦躁不安。须指出的是，纳洛酮仅对休克病人有升压作用，对正常人并无升压效应。

（十）乌司他丁（Ulinastatin）

是从健康成年男性尿中分离纯化的尿胰蛋白酶抑制剂，能够同时抑制多种蛋白酶、糖和脂水解酶；抑制心肌抑制因子（MDF）的产生；稳定溶酶体膜；抑制炎症介质的释放和抑制细胞凋亡。其半衰期为 40 分钟，主要经肾脏代谢。近年研究发现该药有改善休克的作用，可作为各种类型休克的辅助治疗。目前临床上常用（5~10）万单位/次，每天 3 次，连续 1 周为 1 个疗程。

（十一）机械辅助循环

机械辅助循环是指用机械的方法部分或全部代替心脏作功和泵血，以维持血液循环的治疗措施。目前用于临床的主要方法包括：主动脉内球囊反搏、体外反搏术、左室辅助泵、双心室辅助泵、抗休克裤等。

（十二）对症支持治疗，防治器官功能不全

（十三）中医药治疗

根据中医辨证，休克可归属于脱证（亡阳亡阴）或厥逆，治疗宜回阳固脱或救逆，常用独参汤、参附汤或生脉散等。目前将这类人参合剂制成注射液，如参脉注射液、参附注射液、丹参注射液等，可改善休克患者的一般状态，提高和稳定血压。另一类抗休克的中药剂制为枳实注射液，含有羟福林和 N–甲基酚胺，可升高血压、增加冠状动脉的灌注和降低周围血管的阻力，改善休克时的微循环，改善预后，降低休克患者的死亡率。中医药治疗可作为在抗休克综合治疗基础上的重要辅助措施，与西医结合治疗休克相辅相成，可提高疗效。

（十四）抗休克治疗的进展

1.氧自由基清除剂　还原型谷胱甘肽、超氧化物歧化酶（SOD）、维生素 C、辅酶 Q10、别嘌呤醇等，它们均能减少氧自由基对机体的损害。

2.血栓素 A2（TXA2）合成酶抑制剂　阿司匹林、吲哚美辛、布洛芬等。

3.抑肽酶　激肽释放酶抑制剂。

4.能量合剂与钙离子拮抗剂　1,6-二磷酸果糖（FDP）是葡萄糖代谢过程中的重要中间产物，具有促进细胞内高能基团的重建作用。它可促进糖代谢，提供细胞能量，促进 K^+ 内流，恢复细胞内的极化状态，减轻细胞内酸中毒。FDP 尚可保护红细胞，防止白细胞产生有害的氧自由基。钙离子拮抗剂可阻断 Ca^{2+} 内流，防止细胞

内 Ca^{2+} 聚集，逆转细胞的生化异常，消除无复流现象，解除血管痉挛。

5.抗内毒素治疗　有临床资料显示，抗内毒素治疗可通过干预内毒素的合成、抗内毒素核心糖脂抗体、中和或清除内毒素等机制改善休克的预后，但尚待进一步深入研究。目前使用床边持续血液滤过或血液透析的方法来清除感染性休克患者血液中的内毒素，已取得较好的临床疗效。

6.抗炎性介质治疗　资料显示，注射外源性炎性因子白介素受体拮抗剂、抗肿瘤坏死因子单克隆抗体等，可抑制白介素的活性或中和肿瘤坏死因子，有益于阻断休克的发生与发展，该治疗前景广阔，但目前尚未进入二期临床。且抗炎性介质治疗的时机、种类、剂量均无定论，尚待进一步研究。

第二节　感染性休克

感染性休克（septic shock）是指在人体受到感染时，因各种病原体、毒素及其有害的代谢产物作用，引起全身炎症反应综合征和有效循环血容量不足、微循环血流灌注不足，导致组织器官缺血缺氧，发生代谢障碍和细胞坏死的一种危重的临床综合征。感染性休克是微生物因子和机体防御机制相互作用的结果，微生物的数量、毒力，机体的内环境与应答决定了休克是否发生及其严重程度。

【病因与发病机制】
引起感染性休克的病原体包括细菌、真菌、病毒、立克次体、原虫、支原体、衣原体等。最常见的是由革兰阴性细菌，包括大肠杆菌、克雷伯菌、铜绿假单胞菌、脑膜炎球菌、类杆菌等。其次是革兰阳性细菌，如葡萄球菌、链球菌、肺炎链球菌等。在革兰阴性细菌引起的休克中，其细菌内毒素在休克的发生发展过程中起着重要作用，故又称内毒素性休克（endotoxic shock）或中毒性休克（toxic shock）。常见于肺炎、坏死性胆管炎、急性胆道炎、腹膜炎、中毒性细菌性痢疾、尿遭感染、化脓性脑膜炎和暴发性流脑等。在年老体弱者、婴幼儿、分娩妇女，营养不良、有慢性基础疾病，如糖尿病或慢支肺气肿、肝硬化、恶性肿瘤、长期应用激素或免疫抑制剂、抗代谢药物、放射治疗或留置深静脉导管、导尿管的患者尤其容易发生。也可见于革兰阳性细菌外毒素引起的中毒性休克综合征（toxic shock syndrome）。

病原体及其毒素结合于人体的各种组织细胞膜上的受体，激活各种应答细胞（如单核一吞噬细胞、中性粒细胞、内皮细胞等）和体液免疫系统（如补体、激肽、凝血和纤溶等系统）而产生各种内源性的炎性介质、细胞因子，并诱发 DIC 等而加重微循环障碍。这样多种因素相互作用、互为因果而使病情发生和发展，导致病情加重。但革兰阴性杆菌引起的内毒素性休克，大多属于外周血管阻力增高、心排血量降低的低排高阻型休克，此时末梢血管痉挛，表现为四肢厥冷、皮肤湿冷、血压下降、心排血量降低和酸中毒。若不及时治疗，则毛细血管前括约肌扩张，血管床容量剧增，导致血容量相对不足。而革兰阳性球菌引起的外毒素性休克，可出现外周血管阻力降低、心排血量正常或增加的高排低阻型休克，此时外周血管扩张，动静脉分流，机体处于缺氧状态。表现为四肢末端温暖、干燥，血压下降，若不及时治疗，也可向低排低阻型休克发展，使病情恶化。

【临床表现】

除出现血压下降、脉压小、脉细速、皮肤苍白、湿冷、肢端青紫、尿量减少，重症或晚期患者可有意识障碍、DIC及重要脏器功能障碍乃至衰竭等休克表现外，同时具有感染的证据，如感染病灶、急性感染中毒征象如寒战、发热、多汗，体格检查可发现感染病灶部位相应的症状和体征。

实验室检查主要特点为白细胞总数常增高，中性粒细胞数明显增多，出现核左移，甚至出现毒性颗粒、毒性空泡和（或）异型淋巴细胞。但在严重感染、机体免疫抵抗力下降时，白细胞总数可降低。有DIC和出血倾向者，血小板计数可减少。对血、尿、痰、胆汁、体液培养和（或）病灶处渗出液、分泌物培养有致病菌生长。

【诊断与鉴别诊断】

1.诊断主要依据　①有感染的临床表现；②符合休克的诊断标准；③实验室检查可找到致病微生物的证据和其他相应的改变。

2.鉴别诊断　主要与其他类型的休克相鉴别。

【急诊处理】

除了休克总论所述治疗措施外，必须强调的是：在抢救休克的同时要积极抗感染治疗，这是救治感染性休克的关键治疗。

（一）积极的抗感染治疗

1.用药原则　①尽早用药，不需等待细菌培养和药敏试验结果就应开始使用抗生素。②首选杀菌类抗生素。对原因不明的感染性休克，根据经验用药。可选用针对革兰阴性菌兼顾革兰阳性菌的广谱杀菌类抗生素，还可考虑联用。在无细菌培养结果和药敏试验之前不宜选用窄谱抗生素。③有条件者最好做细菌培养和药敏试验，并据之选择合适的抗生素。④给药方式以静脉给药为主，不宜选用肌内注射或口服给药。⑤用量要足够，对病情进展迅猛者，使用较强的抗生素，不必拘泥于逐级给药的原则，可直接选用较强的抗生素如头孢三代、四代，喹诺酮类三代或碳青霉烯类（亚胺培能）。⑥注意抗生素的毒副作用，特别是对肝、肾及中枢神经系统有毒副作用的药物应慎用或不用；若患者在使用抗生素前已出现了肝、肾功能损害，或使用抗生素后并发了肝、肾功能损害，则在选择抗生素的种类、剂量和方法上应予以注意和及时调整，以免造成医源性损害而加剧病情的恶化。

2.清除病灶　对可用手术处理的原发感染病灶，如关节脓肿、疖肿、皮肤脓肿等，应采用局部切开引流术引流脓液；对有手术指征的外科感染性休克，如急性梗阻性化脓性胆管炎、胃肠穿孔并弥漫性腹膜炎等应在积极抗休克治疗的基础上，进行积极的术前准备，采取手术治疗。

（二）补充血容量

可根据血压、CVP、血细胞比容等调整补液种类、速度和总量。原则上晶体和胶体液交替输注，盐水宜缓，以防肺水肿和心力衰竭的发生。一般先输低分子右旋糖酐500 ml，以防止血细胞沉积并降低血液黏度，疏通微循环。

（三）血管活性药物

常用拟交感胺类中的多巴胺、间羟胺等缩血管剂；在使用血管扩张剂时，山莨菪碱或东莨菪碱、阿托品、盐酸戊乙奎醚效果较好。

（四）肾上腺糖皮质激素

具有抗炎、抗毒素、抑制血小板聚集、保护血管内皮细胞、稳定溶酶体膜、增强心肌收缩力等抗休克作用。在使用有效抗生素的前提下，可早期予以短期、大剂量激素冲击治疗：地塞米松10~40 mg/次、甲泼尼龙40~160 mg/次或氢化可的松100~200 mg/次，每4~6小时静脉给药一次，连续2~3天。

（五）维护呼吸功能

防治急性呼吸窘迫综合征（ARDS）：保持呼吸道通畅，在血容量补足后，如患者神志欠清、痰液不易排出、气道有阻塞现象时，应及早考虑做气管插管或气管切开辅助呼吸，并吸痰。

（六）对症、支持疗法

对严重感染及感染性休克患者，营养支持非常重要。不能口服者，可早期插胃管予胃肠内营养，同时予静脉营养。纠正酸碱、水、电解质失衡，注意纠正酸中毒，补充镁，保证电解质平衡。

（七）防治器官功能衰竭

近年感染性休克的死亡率居高不下，其病理生理和治疗成为休克研究的热点。有观点认为，全身炎症反应综合征（SIRS）、严重感染、感染性休克及MODS形成一个动态的病理过程，感染性休克只是其中的一个环节。合并2个以上器官衰竭的感染性休克死亡率非常高，防治器官功能衰竭成为降低死亡率的关键。

（八）清除或拮抗炎性介质

连续性血液净化（CBP）可通过体外循环对流和吸附作用清除炎症介质，或用内毒素单克隆抗体、肿瘤坏死因子α单克隆抗体、白介素.1受体拮抗剂、血小板活化因子受体拮抗剂等可改善预后。

（九）药物治疗新进展

1.亚甲蓝　为氧化还原剂，还可抑制诱导型NO（iNO）表达及功能，抑制内毒素导致的TNF-α合成、抑制氧自由基形成、减少花生四烯酸代谢等。

2.血管加压素（AVP）　脓毒症时血管对血管收缩剂的敏感度下降，致血管持续扩张，出现严重的低血压，小剂量的AVP通过直接兴奋V。受体和间接增强儿茶酚胺类血管活性药物的血管收缩作用使血管平滑肌收缩，血压升高，进而减少儿茶酚胺类药物应用的剂量。

3.纠正胰岛素抵抗　在危重患者中胰岛素抵抗发生率达75%。高血糖损害巨噬细胞和中性粒细胞功能，增加感染几率，破坏皮肤黏膜屏障的营养作用，损害红细胞膜导致贫血，引起神经轴突功能障碍和退化；是呼吸机依赖的重要原因。可用 50 U 胰岛素溶于 50 ml 生理盐水中静滴，使血糖维持在 4.4~6.1 mmol/L（80~110 mg/d1）。

4.重组人活化蛋白 C　可调节凝血酶的产生及其作用；另外还具有抗炎和调节纤溶过程的作用。

5.胆囊收缩素（CCK）　CCK 通过抑制革兰阴性菌的内毒素（即脂多糖，LPS）诱导的核转录因子 kappa B（NF-KB）的活性而减少 iNOS 的产生，从而导致 NO 生成减少，使平均动脉压（MAP）升高而肺动脉压降低。另外，CCK 还有通过减轻肺动脉内皮细胞的损伤来降低肺动脉高压的作用。CCK 有一定的抗氧化作用，可加速清除 LPS 诱生的自由基。而脓毒性休克时 CCK 的血液含量增高，肺对 CCK 的清除减少，这是机体在应激状态下的自我保护机制。其在休克治疗中的应用目前尚有争议。

6.阻断内毒素信号传导通路　清除和中和内毒素（脂质 A 合成抑制剂、抗内毒素抗体、多粘菌素 B、高密度脂蛋白、LPS 拮抗剂、阳离子抗菌肽、血清淀粉样 P 组分）；应用抗 LPS 结合蛋白抗体（LBP）和杀菌/通透性增加蛋白阻断 LPS 与 LBP 结合；应用抗 CD-14 抗体阻断 LPS-LBP 复合物与 CD-14 的结合；阻断信号级联反应；终点抑制核因子-KB。可选用乌司他丁、己酮可可碱、糖皮质激素和非甾体类抗炎药、CCK、抗氧化剂吡咯烷二硫氨基甲酸等。

第三节　心源性休克

心源性休克（cardiogenic shock）是指各种原因所致的以心脏泵功能极度减退、心室射血或充盈障碍、心排血量急剧减少为特征的急性组织灌注量不足而引起的临床综合征。它可分为两类：冠状动脉性休克和非冠状动脉性休克。心源性休克时心室收缩功能降低，排血受阻或舒张期充盈不足，心排血量减少，静脉压升高，周围血管可不收缩，若不及时正确处理，可导致死亡。

【病因与病理生理】
心源性休克最常见的原因是大面积的急性心肌梗死；其次还包括急性心肌炎、大面积的肺梗死、乳头肌或腱索断裂、瓣叶穿孔、严重主动脉瓣或肺动脉瓣狭窄伴有轻度或中度心动过速、急性心脏压塞、严重的二尖瓣或三尖瓣狭窄伴有轻度或中度心动过速、严重的快速性室性心律失常等非冠状动脉性休克所致。

【分类】
根据血流动力学特征和产生休克的原因，心源性休克大致可分为五类。
1.心肌收缩力显著下降　主要是由于心肌的有效收缩成分严重丧失所致，如 40%以上的急性大面积心肌梗死，病毒性、风湿性等心肌炎，扩张型、限制型和肥厚型等原发性心肌病，各种感染、甲状腺功能亢进或减退性、酒精性、放射性及药物性等继发性心肌病，严重心律失常如心室颤动或扑动等，慢性心功能不全终末期等。

2.心室射血功能障碍　主要是由于心脏机械功能障碍，如主动脉或肺动脉瓣口狭窄或因体循环、心房附壁血栓、羊水栓塞、脂肪栓塞、气体栓塞、癌栓和心内膜炎赘生物脱落等堵塞肺血管导致肺梗死，瓣膜破坏、乳头肌或腱索断裂、室间隔穿孔等引起心瓣膜关闭不全。

3.心室充盈功能障碍　主要是由于心动过速，如快速性心房颤动/扑动、室上性/室性心动过速致舒张期充盈时间过短，或急性渗出性心包炎、心包积液导致急性心脏压塞，缩窄性心包炎，严重的二、三尖瓣狭窄，心房黏液瘤或血栓嵌顿在房室瓣膜口，心室内肿瘤或张力性气胸等限制了心室的充盈。

4.心脏直视术后低排量综合征　是由于手术后心脏不能适应心脏前负荷增加致心排出血量急剧降低所致。

5.混合型　上述几种病因在同一病人身上可同时存在两种或以上，死亡率极高。

【临床表现】

心源性休克除出现血压下降、脉压小、脉细速、皮肤苍白、湿冷、肢端青紫、尿量减少，重症或晚期患者可有意识障碍、弥散性血管内凝血（DIC）及重要脏器功能障碍乃至衰竭等表现外，同时具有心源性休克的心脏病依据，如经临床、心电图和心肌酶学证实为急性心肌梗死。临床上常有机械性损伤并发症的表现，如瓣膜破坏、乳头肌或腱索断裂、室间隔穿孔等引起心瓣膜关闭不全或心室穿孔致急性心脏压塞。

实验室检查主要特点为白细胞总数常增高，中性粒细胞数增多，有：DIC 和出血倾向，血小板计数可减少。心电图可出现冠状动脉明显供血不足的表现，如 ST段下降、T 波低平或倒置；出现急性心肌梗死的动态演变。原发心脏病者有相应的改变。

【诊断与鉴别诊断】

1.诊断主要依据　①有引起心源性休克的病因和临床表现；②符合休克的诊断标准；③实验室检查的证据和其他相应的改变。

2.鉴别诊断　主要与其他类型的休克相鉴别。

【急诊处理】

以急性心肌梗死并心源性休克为例。

（一）急性心肌梗死的常规治疗

镇静止痛（吗啡、度冷丁）、纠正缺氧（鼻导管、面罩供氧或机械通气）、溶栓（链激酶、尿激酶等）、抗凝（肝素、阿司匹林）、扩冠（硝酸甘油、单硝酸异山梨酯）、纠治心律失常（药物、电复律、人工心脏起搏器）、纠正酸碱平衡失调和电解质紊乱等。

（二）抗休克治疗

1.补充血容量　除 CVP≥2 kPa（15 mmHg）或 PCWP>2.4 kPa（18 mmHg）外，均需适当补液。若患者伴出汗、呕吐，估计血容量不足时，可首先用 100 ml 的低分子右旋糖酐或 5% 葡萄糖盐水在 10~20 分钟内静滴，若 CVP 上升不超过 0.2 kPa（1.5 mmHg），病人仍感口渴、四肢冷、血压虽上升但<90 mmHg、脉压<20 mmHg、肺部无湿性啰音、尿量<30ml/h、休克指数>1.0，而心率不增加，提示血容量不足，则可按每 20 分钟再输入 100 ml 的速度继续补液，直至休克改善，收缩压维持在 12~13.3 kPa（90~100 mmHg），或 CVP 升至 1.3~2 kPa（10~15 mmHg）时，调整补液速度及量。1 小时内输液可达 1 000~2 000 ml。但右室梗死伴低血压而无肺部湿性啰音，主要治疗是大量补液，故 CVP 升高不一定是补液的禁忌证。

2.血管活性药物的使用　常用多巴胺、多巴酚丁胺、间羟胺和去甲肾上腺素等拟交感胺类血管活性药物。在心源性休克时，间羟胺和去甲肾上腺素仅用于血压急剧下降，应用多巴胺和多巴酚丁胺后血压仍不能维持，或休克伴外周血管阻力降低者。也常用硝普钠、酚妥拉明、硝酸酯类血管扩张剂。心源性休克时应用血管扩张剂，可降低周围血管阻力，减轻左室射血阻力，扩张静脉，减少回心血量，降低心脏前负荷，故可改善心功能；但有一定的潜在危险，可能加重心肌缺血范围或程度。

一般适用于：①经补足血容量后，收缩压稳定于 13.3 kPa（100 mmHg）左右，而外周血管阻力和左室前负荷显著增高，心排出量持续降低者。②有机械性并发症（如二尖瓣反流、室间隔穿孔）的心源性休克者。③拟将血管扩张剂与能有效支持动脉压的药物或措施（如主动脉内气囊反搏或体外反搏）联合应用者。④液体量已补足，收缩压仍<90 mmHg、肺部有中量以上的湿性啰音、CVP>12 cmH$_2$O，可 5% 葡萄糖液 100 ml 中加人多巴胺 10~30 mg、间羟胺 10~20 mg 静脉滴注，也可加用多巴酚丁胺 20~60 mg，或用去甲肾上腺素 0.5~1 mg 加 5% 葡萄糖液 100 ml 静脉滴注。⑤经过上述处理血压仍不上升、四肢湿冷、末梢紫绀时可用硝酸甘油 20 mg、或硝普钠 5~10 mg 或酚妥拉明 10~20 mg 加 5% 葡萄糖液 100 ml 静滴 注:

3.其他药物　①强心苷：仅在伴发快速性室上性心律失常时应用，且剂量为常用量的 1/3~1/2。②胰高糖素：成人用 3~5 mg 于 30 秒内静注，2~3 分钟后若无反应，可重复静注，继之用 5~10 mg/h 加入 5% 葡萄糖液中连续静滴 24~48 小时。③糖皮质激素：一般用地塞米松 20~30 mg 或氢化可的松 300~500 mg 静滴，疗程不超过 3~5 天。④纳洛酮：可用 0–4~0.8 mg 静注，或 1.6~2 mg 加入 5% 葡萄糖液中静滴。

4.辅助循环　最常用主动脉内气囊反搏（IABP）或体外反搏（ECP）。

5.急诊血运重建　常用溶栓治疗、急诊经皮冠状动脉腔内成形术（PTCA）和急诊冠状动脉旁路移植术（CABG）。

6.外科手术　对并发急性室壁瘤、室间隔或心室壁穿孔、乳头肌或腱索断裂等机械性并发症须外科手术矫正。

7.其他原因引起的心源性休克的治疗

（1）急性心肌炎：治疗原则与急性心肌梗死相同，但糖皮质激素可减轻或消除炎症，应及时使用。

（2）心律失常：室上性快速性心律失常（如心房颤动、心房扑动、阵发性室上性心动过速）当心室率超过 150 次/min 时，若原有器质性心脏病变可发生休克。室性心动过速即使心率不是很快也能引起休克。由快速心律失常引起的休克，一经控制心率，即可纠正；严重缓慢型心律失常，经药物或人工起搏器提高心室率可纠正休克。

（3）急性心脏压塞：妨碍心脏舒张期充盈，使排血量减少而引起休克，应立即行心包穿刺抽出积液或积血，以解除心包压力，必要时做外科手术减压。

（4）慢性充血性心力衰竭：慢性充血性心力衰竭晚期，虽血容量和静脉回心血量显著增多，但心腔过度扩张，心肌收缩力减弱，反而使心排出量减少而产生休克。此时应积极治疗充血性心力衰竭。

（5）急性肺梗死：急性肺梗死时部分肺动脉血流阻断，而未阻断部分的血管则反应性收缩，使肺动脉压急剧地升高而发生急性右心衰竭，泵入肺的血流量减少，导致回到左心房的血量也明显减少，引起心排出血量锐减而发生休克。此时应予镇静、止痛、解痉、强心、补充血容量和升压药物等控制心力衰竭和维持血压，待休克初步控制后再行手术取栓或静脉溶栓。

第四节　低血容量性休克

低血容量性休克（hypovolumic shock）是指各种原因引起的全血、血浆或体液和电解质大量丢失而导致的循环衰竭，不能维持正常的机体组织血液供应及氧和其他营养物质的供给。常于大量失血（体内、外出血）、失血浆（大面积烧伤、广泛软组织损伤、腹膜炎）和失水（剧烈呕吐、腹泻、大汗、肠梗阻）等导致血容量急速减少 15% 以上，而又得不到及时补充时发生。血容量减少<20%，失血量 800~1 000 ml 可致轻度休克；血容量减少 20%~40%，失血量 1 200~1700 ml 可致中度休克；血容量减少>40%，失血量 1 700~2 000 ml 可致重度休克。

【病因与病理生理】

病因包括出血性和非出血性两大类。出血性疾病包括胃十二指肠、肝、脾破裂出血，大血管破裂出血，支气管肺病大咯血，泌尿生殖系统疾病的大出血，各种严重的外伤或手术损伤大血管等；非出血性疾病包括各种原因致大量的液体丢失，如剧吐致胃肠道失液、烧伤致皮肤失液、大量利尿致肾脏失液和血容量转移至第三间隙，如大量的胸、腹水及出血坏死性胰腺炎等。

大量的体液丢失导致有效循环血容量急剧下降，机体产生一系列神经内分泌反应来增加心排出量，防止血容量进一步下降，并通过血液重新分配以保证重要脏器的供血；同时也产生了大量的内分泌激素引起机体发生一系列临床症状和体征。若病因仍不能去除，最终则发生休克和脏器、组织和细胞的缺血缺氧，功能发生障碍。

【临床表现】

低血容量休克的临床表现取决于血容量丢失的程度、速度、持续时间、机体代偿情况、原发病和伴随疾病的状态。除出现血压下降、脉压小、脉细速、皮肤苍白、湿冷、肢端青紫、尿量减少，重症或晚期患者可有意识障碍、DIC 及重要脏器功能障碍乃至衰竭等表现外，同时原发病尤其是有出血或体液丢失的临床依据，如消化道出血、严重的呕吐、腹泻，但腔道失血量常难以判断，须根据皮肤黏膜弹性、血压、脉搏、心率、CVP 和血细胞压积等估计失血或失液的量。

【诊断与鉴别诊断】

1.诊断主要依据　①有引起低血容量性休克的病因和临床表现；②符合休克的诊断标准；③实验室检查的证据和其他相应的改变。

2.鉴别诊断　主要与其他类型的休克相鉴别。

【急诊处理】

主要包括病因治疗和抗休克治疗。

（一）病因治疗

对于出血性休克，主要根据出血原因予以止血。原则上先采取暂时止血措施，待休克初步纠正后，对不明原因者在积极寻找出血原因的同时，再进行根本的止血措施。暂时难以止血时，可边积极补充血容量，边施行根本的止血措施。至于采取何种止血方法，应根据出血来源而定：如身体浅表部位的外出血者可采取局部加压包扎、压迫、填塞等暂时性止血措施；内脏脏器如肝、脾等实质性器官破裂或宫外孕破裂导致的出血等，则应尽早手术止血。各种原因引起的消化道、呼吸道出血，一般先用止血药等内科保守治疗，但对食管胃底静脉曲张破裂大出血者，应尽快使用三腔二囊管压迫止血，必要时手术治疗。若为血容量转移至第三间隙的情况，有条件者可抽出液体，经处理后再回输给病人，必要时行手术治疗。

（二）纠正休克

早期、快速和足量的扩容治疗（如前所述）；通气及氧合功能的维持；防治酸中毒和急性肾衰竭；血管活性药物的应用等。

1.补充血容量　由于休克时毛细血管床扩大，微循环淤血，要维持循环功能所需的血容量常大大超过正常血容量。原则是"需多少，补多少"；先输含钠晶体液，后输胶体液或全血，补液种类依病因而异：如低渗性失水者予适量 3% 或 5% 高渗盐水，高渗性失水者补 5% 葡萄糖液，对失血浆为主者（大面积烧伤、广泛软组织伤、弥漫性腹膜炎等）补充血浆和白蛋白；补液速度先快后慢，可参考收缩压（SBP）确定输液速度：SBP≤<12.0 kPa（90 mmHg），1 小时内输 1 000 ml；≤10.7 kPa（80 mmHg），输 1 500~2 000 ml；≤8.0 kPa（60 mmHg），输 2 000 ml 以上，开始以 60~100 ml/min 速度输注，再根据血压及临床监测情况调整输液速度及量。

2.纠正酸碱失衡及电解质紊乱　休克病人必然发生代谢性酸中毒，轻度酸中毒随着组织灌注的改善而自动纠正，一般不需要补碱处理；若为重度酸中毒，尤其是当

pH<7.2 时，应予适量补碱。

3.血管活性药物的使用 仅用于治疗早期未能及时补充液体或补充液体和输血后血压仍较低者的暂时使用。主要用多巴胺、多巴酚丁胺、间羟胺和去甲肾上腺素等拟交感胺类血管活性药物。

4.防治器官功能衰竭 低血容量性休克时，易发生急性肾衰竭，若血容量已补足，血压回升至正常范围，但尿量少于 20 ml/h，应静注速尿 20~200 mg，若尿量仍少，则需按急性。肾衰竭处理。其他器官如心、肺及凝血功能等也可发生障碍，应密切监测并相应处理。

第五节　创伤性休克

创伤性休克（traumatic shock）是由于严重创伤（多发性骨折、挤压伤、大面积烧伤、大手术）引起的。失血或失血浆过多、血容量急剧减少或合并剧痛是其主要特点，易合并感染及发生多脏器功能不全综合征。

【病因与病理生理】
创伤性休克是由于暴力（车祸、工伤意外事故、火灾等）造成重要脏器损伤或大出血，使有效循环血容量急剧减少、合并剧痛和恐惧等造成的多脏器功能损伤。

严重创伤导致大量的失血或体液丢失，致有效循环血容量急剧下降，机体产生一系列神经内分泌、代谢和血液系统的反应。在休克的代偿期，病人的中枢神经系统兴奋性提高，通过交感.肾上腺轴兴奋来增加心排出量，防止血容量进一步下降，并通过血液重新分配以保证重要脏器的供血；同时也产生了大量的内分泌激素引起机体发生一系列临床症状和体征。若病因仍不能去除，最终则发生休克和脏器、组织和细胞的缺血缺氧，导致功能障碍乃至衰竭。

【临床表现】
在有严重创伤史或大出血的情况下，机体出现休克表现。早期由于机体对有效循环血容量减少具有相应的代偿能力，故表现为精神紧张、易怒、兴奋或烦躁不安、面色苍白、四肢湿冷、脉搏和心率加快、脉压变小、呼吸加快、尿量减少，收缩压保持正常或稍低等。如处理及时、得当，休克可较快得到纠正；否则，病情继续发展，进入休克抑制期。病人神情淡漠、反应迟钝，甚至可出现意识模糊或昏迷；出冷汗、口唇肢端紫绀；脉搏细速、血压进行性下降。严重时，全身皮肤、黏膜明显紫绀，四肢厥冷，脉搏摸不清、血压测不出，少尿甚至无尿。若皮肤、黏膜出现瘀斑或消化道出血，则提示病情已发展至弥散性血管内凝血阶段。若出现进行性呼吸困难、脉速、烦躁不安、紫绀，一般吸氧并不能改善呼吸困难状态，应考虑并发急性呼吸窘迫综合征。

【诊断与鉴别诊断】

1.诊断主要依据 ①有引起创伤性休克的病因和相应的临床表现；②符合休克的诊断标准；③实验室检查的证据和其他相应的改变。

2.鉴别诊断 主要与其他类型的休克相鉴别。

【急诊处理】

创伤性休克多见于意外严重损伤的患者，主要是针对严重创伤的急救，包括生命体征的维持、病因治疗和针对休克的治疗。

1.病因治疗 对于创伤性休克，需要及时找出休克的主要原因，一般为活动性大出血和重要器官功能的紊乱。因此，必须在保证呼吸道通畅的基础上，迅速制止活动性出血。现场可先采取暂时止血措施，如身体浅表部位的外出血者可采用局部加压包扎、压迫、填塞等暂时止血为主，必要的伤肢外固定等；情况紧急或暂时止血措施无效时，可边积极补充血容量，边重点进行体格检查和实验室检查，初步明确出血部位和原因，在积极术前准备下，尽早采取紧急手术进行止血，并修复损伤组织，恢复骨、关节等的连续性和完整性。

2.补充血容量 由于休克时毛细血管床扩大，微循环淤血，要维持循环功能所需的血容量常大大超过正常血容量。原则是"需多少，补多少"；先输含钠晶体液，后输胶体液或全血，补液种类依病因而异，补液速度先快后慢，根据血压及临床监测情况调整输液速度及量。

3.纠正酸碱失衡及电解质紊乱 休克病人必然发生代谢性酸中毒，轻度酸中毒随着组织灌注的改善而自动纠正，无需补碱处理；重度酸中毒，尤其当 pH<7.2 时，应予适量补碱。

4.血管活性药物的使用 主要在休克早期未能及时补充液体或补充液体和输血后血压仍较低的患者暂时使用。常用药物有多巴胺、多巴酚丁胺、间羟胺和去甲肾上腺素等。必要时可缩血管药物和扩血管药物联合使用。

5.防治器官功能衰竭 创伤性休克时，易发生急性肾衰竭、急性呼吸衰竭、急性肝功能衰竭和胃肠道功能衰竭甚至 DIC，应密切监测并相应处理。

6.其他综合治疗 如保持合适的体位、正确地搬运等，镇静、止痛、保暖、给氧、糖皮质激素等对症支持治疗。营养支持也非常重要，不能口服者，可早期插胃管予胃肠内营养，同时予静脉营养，补足葡萄糖、氨基酸、脂肪乳及各种维生素、微量元素等。合理地预防性使用抗生素以防止坠积性肺炎、尿路感染等发生。加强护理，对长期卧床者应预防褥疮等并发症。

第六节　过敏性休克

过敏性休克（anaphylaxis, anaphylactic shock）是指外界某些抗原性物质（如药物、血液制品、疫苗、异性蛋白质等）进入已经致敏的人体后，通过免疫反应机制在短时间内发生的一种强烈的、以急性循环衰竭为主的、多脏器受累的临床综合征。过敏性休克的表现和严重程度因抗原进入量、途径及机体免疫反应能力等而异，是一切过敏性疾病中发病最急、病情最严重的情况之一，若不及时处理，常可危及生命，严重者可在 1~2 分钟内死亡。

【病因与病理生理】

引起过敏的抗原性物质包括：

1.药物 抗生素类：如青霉素及其各种半合成制品、头孢菌素类、两性霉素 B、多粘菌素、四环素、万古霉素、硝基呋喃妥因等；局部麻醉药：如普鲁卡因、利多卡因等；解热镇痛消炎类药：如阿司匹林、消炎痛等；诊断性试剂：如磺化 X 线造影剂、磺溴酞等；维生素：如硫胺、叶酸；右旋糖酐等。

2.异种蛋白 内分泌激素：如胰岛素、血管升压素等；酶：如青霉素酶、糜蛋白酶；食物：如蛋清、牛奶、虾、蟹、巧克力、海味、硬壳果等；疫苗：如乙型肝炎疫苗、麻疹活疫苗、流感疫苗等；异种血清：如破伤风抗毒素、抗狂犬病血清等；各种血液制品：如白蛋白、丙种球蛋白等；花粉、油漆、蜂类蜇伤、染料、橡胶制品等。

大多数过敏性休克是第一型过敏反应在全身多器官的表现，尤其是循环系统的表现。可分为致敏和发敏两个阶段，人体接触外界的抗原性物质（某些为半抗原，进入人体后与蛋白质结合后形成全抗原），进入血液后刺激人体内的 B 淋巴细胞，经过 2 周左右产生 IgE 抗体，IgE 抗体的 Fc 片段亲合在嗜碱性粒细胞和肥大细胞的表面，为致敏期，当人体再次接触到同样的抗原物质时，将在这些致敏的细胞表面上发生抗原—抗体结合，进入发敏期，使嗜碱性粒细胞和肥大细胞内。AMP 浓度降低，细胞脱颗粒和释放反应，释放组胺、5-羟色胺、激肽与缓激肽、胰激肽和白三烯等化学活性物质。但由于致敏期产生的 IgE 抗体的数量不同，导致发生过敏反应时的病情轻重也程度不一。这些物质使严重者多种脏器和组织在极短的时间内产生一系列急剧反应，导致多器官血管充血水肿、液体渗出等临床表现。

【病理】

猝死患者主要病理表现：急性肺淤血与过度充气、肺间质水肿和出血、喉头水肿；气道内分泌物增加，支气管及肺间质血管充血、水肿伴嗜酸粒细胞浸润。腹腔内器官也多充血伴嗜酸粒细胞浸润，部分伴有消化道出血。心肌可呈局灶性坏死或病变。

【临床表现】

大多突然发病，极少数在连续用药过程中发生。在休克出现之前或同时，常有些与过敏相关的症状。可表现为皮肤潮红、皮下水肿、瘙痒、广泛的荨麻疹和（或）血管神经性水肿；喷嚏、鼻涕、声嘶等皮肤黏膜症状；可出现刺激性咳嗽、喉头堵塞感、胸闷、气促、喘鸣、紫绀甚至窒息等呼吸道堵塞症状；可出现大汗淋滴、心悸、出汗、面色苍白、四肢湿冷、脉搏细速、血压迅速下降至 80/50 mmHg 以下，甚至测不出等循环衰竭症状；也可出现恶心、呕吐、腹痛、腹泻甚至大便失禁等胃肠道症状；还可出现烦躁不安、头晕、意识不清、抽搐、昏迷等中枢神经系统症状；严重者死于呼吸、循环功能衰竭。

【诊断与鉴别诊断】

凡有明确的接触抗原性物质、药物、蜂类或毒虫叮咬史者，迅速出现全身或局部荨麻疹或其他皮疹、喉头水肿或伴吸气性呼吸困难等，并有休克表现，但又难以解释时，应立即考虑过敏性休克的诊断。

但须排除迷走神经血管运动性晕厥和神经源性休克。迷走神经血管运动性晕厥又称迷走神经血管运动性虚脱（vasovagal collapse），多发生在发热、低血容量、低血糖等病人。一般在病人肌内注射或静脉注射后出现恶心、出冷汗、面色苍白、头晕甚至晕厥，血压虽低，但无脉搏细速，而是脉搏缓慢，也无皮疹或皮肤瘙痒，多数经平卧或饮水后可迅速好转，若无明显缓解，可用阿托品类药物治疗。

【急诊处理】

一旦出现过敏性休克，应立即就地抢救，切忌转送病人。

1.脱离致敏原　立即停用或去除可疑致过敏的物质或将患者撤离致敏环境，结扎或封闭虫或蛇咬、蜂叮部位以上肢体，以减少毒素的吸收。

2.肾上腺素的应用　立即静脉或皮下注射 0.1% 肾上腺素 0.5~1 ml，小儿每次 0.02~0.025 ml/kg，如为药物注射引起，应在原用药部位肌注；紧接着做静脉穿刺注入 0.1~0.2 ml，继以 5% 葡萄糖液 500 ml 滴注，维持静脉通道。必要时每 5~10 分钟重复一次。如心跳停止而来不及开通静脉通道，可用 0.1% 肾上腺素 1 ml 直接心内注射。

3.糖皮质激素的使用　迅速建立静脉通道，及早静脉注射地塞米松 10~20 mg，或氢化可的松 200~500 mg，或甲泼尼龙 120~500 mg 静脉注射和静脉滴注。

4.保持呼吸道通畅　平卧、吸氧，喉头水肿在使用肾上腺素及糖皮质激素后仍未缓解，必要时行气管切开；支气管严重痉挛者，可用氨茶碱 0.25 g 稀释后缓慢静注，必要时行气管插管辅助呼吸。

5.补充血容量　选用低分子右旋糖酐、林格液或 5% 葡萄糖液、生理盐水等，一般先输入 500~1 000 ml，以后酌情补液。输液速度不宜过快，量不宜过多，以免诱发急性肺水肿。

6.血管活性药　经上述处理后，血压若仍低者，可用多巴胺、间羟胺等缩血管药物，使收缩压维持在 12~13.3 kPa（90~100 mmHg）。

7.抗过敏药　10% 葡萄糖酸钙 10~20 ml 缓慢静注，或胶性钙 2 ml、扑尔敏 10 mg、异丙嗪 25~50 mg 肌注。

8.防治并发症　积极治疗可能并发的肺水肿、脑水肿、水电解质酸碱失衡甚至心跳骤停，保护好各器官功能。另外，患者在过敏性休克状态下，其过敏阈值降低，可能使原来不过敏的药物或食物转变为过敏原，因此，必须尽量减少不必要使用的药物，以免导致病情更加复杂化。

第七节　神经源性休克

神经源性休克（neurogenic shock）是指在外伤、剧痛、脊髓损伤或麻醉意外等剧烈的神经刺激下，阻滞交感神经系统，引起血管活性物质如缓激肽、5-羟色胺等释放，导致外周血管扩张、周围血管阻力降低、微循环淤血、有效血容量不足而发生的休克。它包括创伤性休克、低血容量性休克等复杂的病理生理过程。

【诊断与鉴别诊断】

有引起神经源性休克的病因，如药物（麻醉剂、安眠药）、麻醉（脊髓、腰麻、硬膜外麻）、穿刺（脑、胸腔、心包、腹腔）、剧烈疼痛和精神创伤等，出现休克的临床表现。需与其他原因的休克相鉴别。

【急诊处理】

1.病因治疗：治疗原发病和诱发因素，若休克因胸、腹腔或心包穿刺或注射麻醉剂引起，应立即停止相关操作；剧痛引起者可用吗啡或度冷丁止痛；由安眠药中毒引起者，应迅速彻底洗胃，必要时血液净化。

2.吸氧、镇痛。

3.肾上腺素的使用：立即皮下或肌内注射 0.1% 肾上腺素 0.5~1 ml，必要时隔 5~10 分钟重复注射一次。

4.立即建立静脉通道：补充液体以扩充血容量，必要时使用血管活性药如多巴胺、间羟胺、肾上腺素、去甲肾上腺素等。

5.对症支持治疗：维持水、电解质、酸碱平衡及保护各器官功能。

（秦兴富　韩秀秀　姚雨　杨加慧　王昆　王新铮　薛妍）

第五章　急性中毒救护

第一节　概述

　　某种物质进入人体，在效应部位积累到一定量而产生损害的全身性疾病称中毒。引起中毒的外来物质称毒物。毒物的概念是相对的，如某种物质在小剂量时有一定的治疗作用，大剂量进入机体则产生严重毒性作用。根据病变发生的快慢，中毒可分为急性和慢性中毒。急性中毒是指机体接触大量或毒性较剧的毒物后，在短时间内发病甚至致死；小量毒物逐渐进入人体，蓄积到一定程度才出现中毒表现，称为慢性中毒。急性中毒发病急、症状重，若不及时救治，即可危及生命。

一、病因及发病机制

　　（一）病因

　　1.生活性中毒　在自服、误服毒物，误食被毒物污染的食物、饮水，意外接触有毒物质，用药过量，有毒窒息性气体进入体内等，都可引起中毒。

　　2.职业性中毒　在生产过程中，某些原料、中间产物和成品是有毒的，若在生产、使用及运输过程中未遵守相关安全防护措施，即可引起中毒。

　　（二）发病机制

　　1.毒物的吸收、代谢和排出　毒物可经呼吸道、消化道、皮肤黏膜、伤口及注射等途径进入人体，吸收入血后分布于全身，主要在肝内进行代谢。大多数毒物经代谢后毒性降低，此为解毒过程；也有少数毒物在代谢后毒性反而增强。大部分毒物由肾脏和肠道排出，少数毒物经皮肤排出，部分气体和易挥发性毒物以原形经呼吸道排出，某些金属如铅、汞、砷等可由乳汁排出。

　　2.中毒机制　不同毒物有不同的中毒机制，某些毒物可通过多种中毒机制产生毒性作用。

　　（1）缺氧—氧化碳、硫化氢、氰化物等窒息性毒物通过不同的途径干扰氧的吸收、运输或利用，使机体组织器官缺氧，脑组织和心肌对缺氧最敏感，易发生损害而出现神志障碍和心律失常、心功能障碍。

　　（2）麻醉作用有机溶剂和吸入性麻醉剂亲脂性强，脑组织和细胞膜脂类含量高，上述毒物可经血脑屏障进入脑组织而抑制脑功能。

　　（3）抑制酶的活力有些毒物或其代谢产物通过抑制酶的活力而对机体产生毒性。如有机磷杀虫药抑制胆碱酯酶、氰化物抑制细胞色素氧化酶、重金属抑制含疏基酶的活力等。

（4）干扰细胞膜或细胞器的生理功能如四氯化碳在体内经酶催化形成三氯甲烷自由基，

作用于肝细胞膜中不饱和脂肪酸，产生脂质过氧化，使线粒体和内质网变性，肝细胞坏死；酚类（如五氯酚、二硝基甲酚、棉酚等）可使线粒体氧化磷酸化作用解偶联，妨碍三磷酸腺苷形成和贮存。

（5）竞争受体如阿托品竞争阻断毒蕈碱受体。

（6）直接腐蚀刺激作用强酸、强碱可吸收组织中的水分，与蛋白质或脂肪结合，数秒内即可引起接触部位组织细胞变性坏死。

某些毒物可引起延迟性作用，如接触百草枯 1~2 周引起肺纤维化，接触毒物时间越长，中毒越严重。临床上，对于突然出现的发绀、惊厥、呕吐、昏迷、呼吸困难、休克而原因不明者，要考虑急性中毒的可能。有肯定毒物接触史者或疑为中毒的病人，要注意症状的特点，出现的时间，注意观察意识、瞳孔、呼吸、脉搏、血压、皮肤黏膜等，并立即做好相应的急救配合。

二、病情评估

（一）病史

询问接触毒物的时间、途径、量及环境。了解出现症状或体征的时间与毒物接触时间的关系。临床上，某些病人常无明确毒物接触史，自杀病人故意隐瞒病史，老人、失语或昏迷病人误服、误食或隐匿性中毒、谋杀等常不易询问到病史，此时应设法询问病人亲属、朋友、同事、邻居或目击者，了解病人发病前用药、饮酒和进食情况、精神状态、家庭及经济情况、社会关系等。检查发病现场，如病人衣物、卧室、厨房、冰箱和室内垃圾有无药瓶或盛放毒物的容器等。怀疑食物中毒时，应调查同餐进食者有无发生类似症状。

（二）临床表现

不同毒物中毒常有相应的临床表现。

（三）实验室检查

应尽快采集剩余毒物、食物、药物及含毒标本如呕吐物、胃内容物、血、尿、大便及其他可疑物品供检，采集的标本应尽量不放防腐剂，并尽早送检。护士应尽可能广泛收集标本，以免遗漏。毒物检验是可靠的诊断依据之一，但毒物鉴别有时很复杂，某些鉴定方法可出现假阳性、假阴性结果，所以不能把毒物检验作为诊断的唯一依据。

（四）危重病例的判定

急性中毒者出现下列临床表现之一时，均应看做危重病例：①高热或体温过低；②癫痫样发作；③深昏迷；④呼吸功能衰竭；⑤血压很高或很低；⑥肺水肿或吸入性肺炎；⑦少尿或肾衰竭；⑧心律失常；⑨精神激动；⑩抗胆碱能综合征。

三、救护原则

首先，要立即终止病人与毒物继续接触，对于有心搏、呼吸停止的病人应紧急复苏；在不清楚毒物是什么的情况下，要迅速给予确定，估计中毒的程度，这需要护理人员给予积极、主动配合。其次，要尽快地排除已进入人体，但尚未被吸收的毒物。第三，迅速采取措施协助已被吸收的毒物排泄或拮抗。第四，积极对症处理，支持治疗，加强监护，预防并发症。

四、救护措施

（一）紧急复苏

对于急性中毒病人，首要的是争分夺秒使其撤离中毒环境。当中毒情况危急时，应立即检查呼吸、循环功能和生命指征，并采取有效的复苏措施。

1.呼吸支持　对昏迷病人应首先保持气道通畅，取下义齿，防止舌后坠，清除口、鼻、咽部异物。紧急时应行气管内插管，维持呼吸功能。低氧血症和通气不良者给予辅助通气和氧疗，吸氧宜 5~10L/min，急性中毒病人，体内毒物未排出时不宜用呼吸兴奋剂，因易诱发惊厥或心律失常。

2.循环支持　急性中毒病人易出现低血压或循环衰竭。应迅速建立静脉通道补充液体。血压仍低时，静脉滴注多巴胺或多巴酚丁胺等以维持循环功能。

（二）立即终止毒物接触

根据毒物进入途径不同，采取相应的排毒方法。

1.吸入性中毒　应立即撤离中毒现场，松解病人衣扣，保持呼吸通畅，给氧，同时注意保暖，防止受凉。

2.接触性中毒

（1）皮肤染毒应立即脱去污染衣物，用大量清水反复冲洗皮肤，尤其注意毛发、甲缝及皮肤的皱褶部位。冲洗用水温度不可过高，以防体表血管扩张，促进毒物吸收。有些毒物遇水发生反应使毒性增强，应先用干布或其他能吸收液体的材料抹去沾染物，再用水冲洗。冲洗时间为 15~30 min，可根据毒物选用合适的中和液或解毒药液冲洗。

（2）眼睛染毒，用清水冲洗眼球，冲洗时间不少于 5 min，然后给予抗生素眼药水或眼膏，防治继发感染。

（3）若为伤口染毒，应在伤口上方结扎止血带，再彻底清洗、清创伤口。

（三）清除尚未吸收的毒物

对于胃肠道内尚未吸收的毒物，待病人生命体征稳定后，给予催吐、洗胃、导泻、灌肠、活性炭吸附等方法清除。

1.催吐神清合作者，洗胃前最好先催吐，有助于排出胃内较大的毒物颗粒。

（1）催吐方法

1）用压舌板、筷子等硬物刺激病人咽后壁或舌根处诱发呕吐，毒物不易呕出时，饮清水或生理盐水 200~300 ml，再催吐，如此反复，直至呕出液体清亮为止。

2）药物催吐：首选吐根糖浆，15~20 ml 加水 200 ml 口服，15~30min 即呕吐，若不呕吐，再重复上述剂量一次。其他口服催吐药物尚可选用 0.2%硫酸铜 250 ml、1%硫酸 100~200 ml 或 2%碘酒 20 滴加水至 500 mL 饮用，还可以皮下注射吗啡催吐。

（2）催吐禁忌证

1）昏迷、惊厥、肺水肿、休克。

2）服腐蚀性毒物，催吐可引起消化道出血、穿孔。

3）原有主动脉瘤、食道静脉曲张、溃疡病出血等。

4）石油蒸馏物如汽油、煤油、柴油等中毒，催吐时如误吸入肺可导致肺炎。

5）体弱、高血压、心脏病、妊娠者应慎用催吐。

2.洗胃

（1）洗胃的适应证和禁忌证

1）适应证：若无禁忌，服毒后 6 h 内均应洗胃。有些情况超过 6 h 仍可洗胃，如胃排空慢、毒物量大、毒物颗粒小（易嵌入黏膜皱襞内）、有机磷中毒、砷中毒、有肠衣的药片或酚类中毒、服药后曾进食大量牛乳、蛋清者。

2）禁忌证：同上述不宜催吐的情况。但禁忌证不是绝对的，应针对个别情况酌情处理。

（2）洗胃液的选择可根据毒物类型选用不同的洗胃液：

1）胃黏膜保护剂：如牛奶、蛋清、米汤等，适用于口服腐蚀性毒物者。

2）溶剂：饮入脂溶性毒物如汽油、煤油时，可向胃内注入液体石蜡 150~200 ml，使毒物溶解而不被吸收，然后进行洗胃。

3）解毒药：解毒药可通过与体内存留的毒物起中和、氧化、沉淀等作用，使毒物失去毒性，如 1:5 000 高锰酸钾可使生物碱、毒蕈类氧化解毒。但切勿使高锰酸钾结晶直接接触口腔及胃黏膜。

4）中和剂：吞服强酸时可用弱碱，如镁乳、氢氧化铝凝胶等中和。忌用碳酸氢钠，因其遇酸后生成二氧化碳，使胃肠道充气膨胀，有穿孔危险；强碱可用弱酸，如稀醋、果汁等；碘中毒用淀粉溶液如面糊、米汤、1%—10%淀粉中和。

5）沉淀剂：有些化合物与毒物作用后可使毒物变成溶解度低、毒性小的物质，可用作洗胃剂。如乳酸钙或葡萄糖酸钙遇氟化物或草酸盐生成氟化钙或草酸钙沉淀；2%~5%硫酸钠遇可溶性钡盐生成不溶性硫酸钡；生理盐水遇硝酸银生成氯化银；30%~50%鞣酸能沉淀阿扑吗啡、藜芦碱、辛可芬、士的宁、铅、铝和银盐等。

有国外学者提出，幼儿和三环抗抑郁药中毒的人洗胃并不能改善预后，甚至促进毒物吸收和增加病死率。

3.应用胃肠道毒物吸附剂 活性炭是一种吸附剂，颗粒微小，可吸附食入的有机毒物和无机毒物（对氰化物中毒无效）。用法：取药用活性炭 20~30 g，加入 200 ml 温开水，调拌成混悬液，让中毒者吞服或由胃管灌入胃内，随后用催吐法或洗胃法，将吸附毒物的炭末排出，或再给予导泻剂，加速已进入肠内的毒物从肠道排出，此法可反复使用以促进毒物排出，但有导致便秘的副作用。

4.导泻 导泻可减少肠道毒物的停留和吸收，消除活性炭的致便秘作用。常用的泻药有硫酸镁、硫酸钠等盐类和山梨醇等，洗胃后口服或由胃管注入。昏迷、肾衰竭者不宜用含镁化合物，因镁离子吸收过多，对中枢神经系统有抑制作用。

5.全肠道灌洗　是一种快速有效的肠道毒物去除法。用高分子聚乙二醇等渗电解质溶液，以 2 L/h 的速度灌洗。用于吸收缓慢、中毒严重、中毒时间超过 4 h 者。

（四）特殊解毒物的应用

对于毒物明确者，应及时采用特殊解毒药，但毒物未明确或中毒超过限定时间不宜应用。某些解毒药毒性较大，应用时应注意观察病情变化。

（五）促进已吸收毒物的排出

1.利尿排毒　主要用于由肾脏排出的毒物中毒。方法如下：

（1）积极补液　是利尿排毒的最简单措施。无脑水肿时，每小时补液 500~1000 ml，同时给予呋塞米 20~80 mg 静脉注射。

（2）碱化尿液弱酸性毒物如苯巴比妥类、水杨酸类中毒时，静脉注射碳酸氢钠使尿液 pH 达 8.0，能加速毒物排出。

（3）酸化尿液弱碱性毒物如士的宁、苯丙胺等中毒时，用维生素 C 或氯化氨静脉注射，使尿液 pH<5.0，能加速毒物排出。急性肾衰竭病人不宜用此法。

2.透析　包括腹膜透析、血液透析等方法。中毒 12 h 内透析效果较好。

3.血液灌流　将中毒病人的血液通过装有活性炭或树脂的灌流柱，吸附血中毒物后，再将血液回输到病人体内。

4.换血疗法　选择两侧对称血管，一侧放血，一侧输入同型血（最好是新鲜血），放血量与输血量相等，一般每 20~30 min 换血 500 ml。如此反复进行，以达到排出血中毒物的目的。本法适用于各种毒物所致的高铁血红蛋白症及严重的巴比妥类、水杨酸类及一氧化碳中毒。

（六）对症支持和预防并发症

绝大多数毒物无特殊解毒药，对症支持治疗很重要，关键在于保护生命脏器，使其恢复功能。急性中毒病人应常规卧床休息，保暖，放置尿管，静脉补液或鼻饲营养以提供热量，维持有效循环血容量，维持水、电解质和酸碱平衡，积极防治感染和其他并发症。

（七）护理要点

1.一旦发现中毒病人，立即使其脱离中毒环境，迅速协助医生做出初步诊断，备齐抢救器材、药品，维持呼吸道通畅并给氧，建立静脉通道。

2.分清轻重缓急，根据病情及不同毒物、中毒途径采取相应的救护措施，如催吐、洗胃、灌肠、应用解毒剂等。各种措施应交叉、顺序进行。密切监测生命体征、意识、瞳孔等。随时注意维持呼吸、循环功能，且不可顾此失彼。

3.留取标本做毒物鉴定，包括抽取胃内容物、采集呕吐物、大小便、血标本等，各种标本及时送检。

4.建立特别护理记录单，记录所有抢救措施、所用药品、病人生命指征及其他相关项目，保留空药瓶、空安瓿以备核查，执行口头医嘱时一定要核对清楚。

5.正确使用解毒剂，注意观察用药反应及病情变化，为医生调整用药剂量和抢救措施提供准确依据。

6.对于服毒自杀病人，清醒者不可独居一室，室内的锐利器械均需严格保管，以防病人再次自杀。同时了解病人社会文化背景，给予针对性指导，如指导病人阅读相关书籍，学习应对压力和矛盾的方法等，并为其提供情感支持。另外做好家属及相关人员的思想工作，取得他们的支持，以帮助病人能重新树立信心，适应社会生活。

7.向病人及相关人员普及防毒知识。

第二节　常见急性中毒的救护

一、有机磷杀虫药中毒

有机磷杀虫药是我国目前使用广泛的一类高效杀虫剂。该类药物品种多，根据毒性大小分为四类：剧毒类，如甲拌磷（3911）、对硫磷（1605）、内吸磷（1059）；高毒类，如甲胺磷、氧化乐果、敌敌畏、甲基对硫磷；中度毒类，如乐果、敌百虫、乙硫磷；低毒类，如马拉硫磷等。生产或生活中过量接触均可引起中毒。

（一）病因与发病机制

1.病因　有机磷杀虫药常通过皮肤、胃肠和呼吸道黏膜吸收引起中毒。职业性中毒见于生产、运输或使用过程中操作错误或防护不当；生活性中毒多见于自服或误服或误食被药物污染的蔬菜、水源或食物，也可见于接触灭虱、灭虫药液浸湿的衣服、被褥等。急性中毒多见于生活性中毒，慢性中毒多为职业性中毒。

2.毒物代谢　有机磷杀虫药吸收后迅速分布于全身各器官，主要在肝脏进行氧化和水解，氧化后产物毒性常增强，水解后毒性降低。代谢产物24 h内经尿排出，少量通过肺脏、肠道排出，体内无蓄积。

3.中毒机制　主要是抑制体内胆碱酯酶的活性，正常情况下，胆碱能神经递质乙酰胆碱被胆碱酯酶水解而失活，有机磷杀虫剂与体内胆碱酯酶迅速结合，使其成为磷酰化胆碱酯酶，从而失去水解乙酰胆碱的能力，致使组织中的乙酰胆碱过量蓄积，引起胆碱能神经先兴奋后抑制的一系列毒蕈碱样（M样）、烟碱样（N样）和中枢神经系统症状，严重者可昏迷死亡。

（二）病情评估

1.病史　生产及使用性中毒，有明确的接触史；生活性中毒，多为误食、误服或自服，均应详细询问病人或陪伴：病人近来生活、工作情况、情绪变化、现场有无药瓶或其他可疑物品，注意病人呕吐物、呼出气体有无大蒜臭味。

2.临床表现　因乙酰胆碱分布及作用广泛，所以有机磷中毒表现多种多样。轻者以毒蕈碱样表现为主；中度中毒出现毒蕈样和烟碱样表现；重度中毒，毒蕈碱样和烟碱样表现加重并出现中枢神经系统表现。

（1）毒蕈碱样表现　出现最早。主要因乙酰胆碱蓄积，副交感神经末梢兴奋引起。表现为：①腺体分泌亢进：多汗、流涎、流泪、口吐白沫、肺水肿等。②平滑肌痉挛：瞳孔缩小、恶心、呕吐、腹痛、大小便失禁、气管、支气管痉挛致呼吸困难等。③血管功能受抑制，可表现为心动过缓、血压下降、心律失常。

（2）烟碱样表现因乙酰胆碱在横纹肌神经肌肉接头处蓄积，使面、舌、眼睑和全身横纹肌发生肌纤维颤动，甚至全身肌肉强直性痉挛。表现为全身紧缩和压迫感，继而发生肌力减退和瘫痪，呼吸肌麻痹引起周围性呼吸衰竭。

（3）中枢神经系统表现可出现头晕、头痛、疲乏、共济失调、烦躁不安、谵语、抽搐和昏迷。

临床上根据病情可将急性中毒分为轻、中、重三度。

乐果和马拉硫磷口服中毒者，经急救后临床症状好转，但数日至一周后可突然再次昏迷，甚至发生肺水肿或突然死亡，此为中毒后"反跳"现象。可能与残留在皮肤、毛发和胃肠道的有机磷杀虫药重新吸收或解毒药停用过早有关。

个别病人在急性中毒症状消失后2~3周可发生迟发性脑病，主要累及四肢末端，并可发生下肢瘫痪、四肢肌肉萎缩等神经系统表现。目前认为此病变可能是由于有机磷杀虫药抑制神经靶酯酶（NTE）并使之老化所致。

少数病例在急性中毒症状缓解后、迟发性脑病发生前，大约在急性中毒后24~96 h突然出现呼吸困难，并进行性加重，若不及时救治可迅速导致死亡，称"中间型综合征"（IMS），其发生与胆碱酯酶受到长期抑制，影响神经肌肉接头处突触后功能有关。死亡前可先有颈、上肢和呼吸肌麻痹，颅神经受累可出现眼睑下垂、眼外展障碍和面瘫。

3.实验室检查

（1）全血胆碱酯酶活力测定　全血胆碱酯酶（CHE）活力是诊断有机磷杀虫药中毒的特异性指标，能反映中毒严重程度、判断疗效、估计预后。正常人全血胆碱酯酶活力为100%，有机磷杀虫药中毒时该值下降。

（2）尿中有机磷杀虫药分解产物测定对硫磷和甲基对硫磷在体内氧化分解生成对硝基酚，敌百虫在体内生成三氯乙醇，均由尿排出。对其测定有助诊断。

（三）救护措施

有机磷杀虫药中毒的救护，关键在于彻底清除毒物和应用阿托品、解磷定等解毒药消除乙酰胆碱蓄积和恢复胆碱酯酶活力。轻度中毒者去除污染毒物，严密监测病情；重度中毒者，症状消失后停药，并至少继续观察3~7日。

1.紧急复苏　首先使病人脱离中毒现场。立即清除气道内分泌物，保持气道通畅并给氧。呼吸衰竭者，应用机械通气辅助呼吸。心脏骤停时立即进行体外心脏复苏，如胸外心脏按压、电除颤等。同时立即用大号静脉留置针行静脉穿刺，开放静脉通道以保证抢救成功。脑水肿昏迷时，快速静脉输注甘露醇并给予糖皮质激素等治疗。

2.立即终止毒物接触　脱离中毒现场后，脱去污染的衣服，用清水或肥皂水彻底清洗污染的皮肤、毛发和甲缝等处，避免毒物再吸收。眼部染毒者，用生理盐水反复冲洗后，滴入抗生素眼药水或眼膏。

3.迅速清除毒物　口服中毒6 h内者选用清水、生理盐水、2%碳酸氢钠（敌百虫中毒禁用，因碱性溶液可使其转化为毒物更强的敌敌畏）或1:5 000高锰酸钾

（硫代膦酸酯如对硫磷中毒时忌用）反复洗胃，直至洗出液清亮为止。并保留胃管24h以上，以便反复洗胃，反复洗胃原因如下：①首次洗胃不彻底，呕吐物仍有农药味；②有机磷被大量吸收，血中药物重新弥散到胃液中；③胃黏膜皱襞内残留的毒物随胃蠕动而再次排人胃腔。然后再用硫酸钠20~40 g溶于20 ml水中口服或由胃管灌入导泻。

4.应用解毒药

（1）胆碱酯酶复活药　此类药物包括碘解磷定（PAM-I）、氯磷定（PAM-C1）、双复磷（DMO4）和双解磷（TMB4）。该类药物能分解磷酰化胆碱酯酶，恢复胆碱酯酶活力。但中毒48~72 h后，磷酰化胆碱酯酶"老化"，胆碱酯酶复活药疗效降低。因此，胆碱酯酶复活药应及早足量使用，其使用足量的指征是：肌颤消失和全血胆碱酯酶活力恢复至正常的50%~60%以上。

（2）抗胆碱药　阿托品能阻断乙酰胆碱对副交感神经和中枢神经的M受体作用，能缓解毒蕈碱样症状，兴奋呼吸中枢；但不能恢复胆碱酯酶活力，对烟碱样症状及晚期呼吸肌麻痹无效。阿托品应及时、足量、反复使用，严重心动过速和高热者应慎用。静脉注射阿托品至毒蕈样症状消除或出现"阿托品化"时，酌情减量或停用。阿托品化表现：瞳孔较前扩大（对光反射存在）、心率增快、颜面潮红、皮肤黏膜干燥、肺内湿性啰音消失。应注意，瞳孔扩大和颜面潮红不是"阿托品化"的可靠指针，如眼部染毒时瞳孔缩小，给予超大剂量的阿托品，瞳孔也不一定明显扩大。所以，目前一般认为"阿托品化"可靠的指标是：口干、皮肤干燥和心率90~100次/min。

有机磷杀虫药中毒最理想的治疗是胆碱酯酶复活药与阿托品两药合用，轻度中毒可单独应用胆碱酯酶复活药；中、重度中毒应联合应用阿托品和碘解磷定，联用时应减少阿托品用量。

5.对症治疗　有机磷杀虫药中毒主要死因是肺水肿、呼吸衰竭。对症治疗以维持正常呼吸功能为重点，保持呼吸道通畅，正确给氧及应用呼吸机辅助、控制呼吸。肺水肿用阿托品，脑水肿用脱水剂和糖皮质激素、冬眠降温等，休克用升压药，危重病人可用输血治疗法。同时加强基础护理，尽量减少各种并发症。

6.病情观察　有机磷杀虫药中毒病情变化快且易反复，因此应密切观察病情变化。

（1）密切观察生命体征、瞳孔、意识的变化。

（2）密切观察解毒药的疗效及副作用，如动态监测全血胆碱酯酶活力，观察面色、皮肤、口唇、心率、肺部啰音等。

（3）观察有无"反跳"与猝死的发生："反跳"与猝死多发生于中毒后2~7日，死亡率是急性有机磷中毒者的7%~8%。因此，应严密观察病情，定期复查全血胆碱酯酶活力，发现异常迅速通知医生，并做相应处理。

（4）观察病人情绪反应，尤其对自杀者，通过仔细观察以寻找心理护理的切入点。

二、急性一氧化碳中毒

一氧化碳（CO）是含碳物质燃烧不完全产生的一种无色、无嗅、不溶于水的窒息性气体，质量密度 0.967。吸入过量 CO 即可发生急性中毒。

（一）病因与发病机制

1.病因　环境通风不良或防护不当可使空气中 CO 浓度超过允许范围，是发生中毒的先决条件。人体吸入空气中 CO 含量超过 0.01% 时，即有急性中毒的危险，空气中 CO 浓度达 12.5% 时，有爆炸的危险。

（1）生活性中毒：家用煤炉产生的气体中 CO 浓度高达 6%~30%，若室内门窗紧闭，火炉无烟囱或烟囱堵塞、漏气、倒风，在通风不良的浴室内使用燃气热水器，在 CO 浓度较高的失火现场等都可发生 CO 中毒。

（2）职业性中毒：常为意外事故，多发生集体中毒。工业上，高炉煤气和煤气发生炉中 CO 浓度达 30%~35%，水煤气中可达 30%~40%。在炼钢、炼焦、烧窑等工业生产中，煤炉关闭不严，管道泄漏及煤矿瓦斯爆炸等都可产生大量 CO 于环境中。

2.中毒机制　CO 中毒主要引起组织缺氧。经呼吸道吸入肺内的 CO，有 85% 迅速与血红蛋白（Hb）结合形成碳氧血红蛋白（COHb）。CO 与 Hb 的亲和力比氧与 Hb 的亲和力大 240 倍。COHb 不能携带氧，且不易解离，其解离比氧合血红蛋白慢 3 600 倍。COHb 的存在还使血红蛋白氧解离曲线左移，血氧不易释放给组织而造成组织缺氧。CO 还可与肌红蛋白结合，影响氧从毛细血管弥散到细胞内，同时 CO 还与还原型细胞色素氧化酶结合，抑制其活性，影响细胞呼吸和氧化过程，阻碍对氧的利用。脑和心肌对缺氧最敏感，CO 中毒时首先出现脑和心肌缺氧表现，脑内小血管迅速麻痹、扩张，进而发生脑水肿、脑血栓形成、脑皮质和基底节灶性缺血坏死以及广泛的脱髓病变，致使一部分急性 CO 中毒病人在昏迷苏醒后，有 2~60 日的假愈期，随后又出现迟发性脑病。心肌缺氧可表现为心肌损害和各类心律失常。

（二）病情评估

1.病史着重了解中毒所处环境，病人停留时间及同室人有无中毒。

2.临床表现

（1）轻度中毒血 COHb 浓度 10%~30%。病人剧烈头痛、头晕、心悸、恶心、呕吐、四肢无力。视物不清、感觉迟钝、意识模糊、嗜睡、谵妄、幻觉、抽搐等，原有冠心病者可出现心绞痛。脱离中毒环境并吸入新鲜空气或氧气后，症状消失很快。

（2）中度中毒血 COHb 浓度 30%~40%。除上述症状加重外，病人口唇黏膜呈樱桃红色、呼吸困难、意识丧失、昏迷、对疼痛刺激可有反应，瞳孔对光反射和角膜反射迟钝，初期血压升高，后期血压下降。若能及时抢救，经吸氧治疗后可恢复正常且无明显并发症。

（3）重度中毒血 COHb 浓度 40% 以上。病人深昏迷，各种反射消失，可呈现去大脑皮层状态：可睁眼，但无意识，呼之不应，肌张力增强，常并发脑水肿、肺水肿、惊厥、呼吸衰竭、严重心肌损害、心律失常、休克，还可并发上消化道大出血，皮肤受压部分可发生红肿水疱。该部肌肉可因长时间受压导致压近性肌肉坏死（横纹肌溶解症），坏死肌肉释放肌球蛋白可引起急性肾小管坏死和肾衰竭。眼底检查可发现眼底静脉淤血伴视乳头水肿。死亡率高，抢救成活者多留有不同程度的后遗症。

少数重症病人经抢救复苏后经约 2~60 日的"假愈期"，可发生迟发性脑病，出现下列表现之一：①大脑皮质局灶性功能障碍，如失语、失明、不能站立及继发性癫痫；②精神意识障碍，谵妄、痴呆或呈现去大脑皮质状态；③锥体系神经损害，如偏瘫、病理反射阳性或大小便失禁等；④锥体外系神经障碍，出现震颤麻痹综合征。⑤周围神经炎，皮肤感觉障碍或缺失、水肿、色素减退等。

3.实验室检查

（1）血 COHb 测定血 COHb 测定是诊断 CO 中毒的特异性指标，但需早期及时取血测定才有诊断价值，如脱离中毒环境 8h 后测定则诊断价值不大。常用加碱法和分光镜检查法。

（2）动脉血气急性 CO 中毒病人 PaO_2 和 SaO_2 降低，中毒时间较长者常呈代谢性酸中毒，血 pH 和剩余碱降低。

（3）脑电图 CO 中毒时常出现弥漫性低波幅慢波，脑电图表现与临床病变程度不一定呈平行关系，其改变常晚于临床症状。

（4）头部 CT 脑水肿时可见病理性密度减低区。

（三）救护措施

对 CO 中毒者的救护，首要的是使病人脱离中毒现场，然后纠正缺氧和防治脑水肿。

1.现场急救　立即将病人移至空气新鲜处，解开衣领、裤带，呼吸心搏骤停者，立即进行现场心肺复苏。

2.迅速纠正缺氧　氧疗能加速 COHb 解离和 CO 排出。呼吸新鲜空气时，CO 由 COHb 释放出半量约需 4h；吸入纯氧时可缩短至 30~40 min；吸入 3 个大气压纯氧可缩短到 20 min。因此，有条件者最好尽快行高压氧治疗，一般轻度中毒治疗 5~7 次，中度中毒 10~20 次，重度中度 20~30 次。无高压氧舱时可用鼻导管或面罩高浓度给氧，流量 8~l0 L/min，以后根据病情采用持续低流量吸入，清醒后改为间歇给氧。对呼吸停止者，应及时行人工呼吸或用呼吸机维持呼吸。危重病人可采用血浆置换。

3.积极防治脑水肿　重度中毒后 2~4 h，即可显现脑水肿，24~48 h 达高峰，并可持续多天。应及早采取脱水、激素治疗及降温等措施。脱水最常用的是 20%甘露醇快速静脉滴注，也可用呋塞米（速尿）、布美他尼（丁尿胺）等。肾上腺皮质激素能降低机体的应激反应，减少毛细血管通透性，有助于缓解脑水肿，常用地塞米松或氢化可的松静滴。脱水过程中注意水、电解质平衡，适当补钾，对于抽搐频繁、脑性高热或昏迷时间长（超过 10~21h）者，首选地西泮 10~20 mg 静脉注射，并给予头部降温为主的冬眠疗法。

4.促进脑细胞代谢　常用能量合剂，如三磷酸腺苷、辅酶 A、细胞色素 C、大量维生素 C，还可用甲氯芬酯（氯酯醒）、胞磷胆碱、脑活素等。

5.对症治疗、防治并发症和后发症　对昏迷者注意保持呼吸道通畅，必要时行气管切开，防治肺部和泌尿系感染，预防压疮。抽搐者可选用地西泮、苯巴比妥钠、水合氯醛等制止抽搐，但禁用吗啡。有高热者给予物理降温或冬眠降温。注意观察有无神经系统和心脏等并发症发生。

三、镇静催眠药中毒

镇静催眠药包括苯二氮䓬类（BzD）、巴比妥类和非苯二氮䓬非巴比妥类（NBNB），苯二氮䓬类主要药理作用是缓解焦虑和激动，消除躁动和稳定情绪，巴比妥类和非苯二氮䓬非巴比妥类能促进和维持近似生理性睡眠。一次服用大剂量可引起急性镇静催眠药中毒，长期应用者突然停药或减量可引起戒断综合征。目前巴比妥类中毒较少见，但病死率较高。

（一）病因与发病机制

1.病因　应用本类药物或服药自杀造成过量药物进入体内。

2.发病机制　镇静催眠药物均为脂溶性，易通过血脑屏障作用于中枢神经系统，从而缓解焦虑、促进睡眠。

（1）苯二氮䓬类其中枢神经抑制作用与增强 γ-氨基丁酸（GABA）能神经的功能有关。主要选择性作用于边缘系统，影响情绪和记忆力。

（2）巴比妥类巴比妥类对中枢神经系统有广泛的抑制作用，对脑干（特别是网状激活系统）、小脑和脑皮质作用最明显，可抑制延髓的呼吸和血管运动中枢。大剂量巴比妥类还可抑制自主神经节的冲动传递和神经效应器及骨骼肌神经肌肉连接处对乙酰胆碱的反应。巴比妥类的药理学作用与剂量有关。短效类的中毒剂量为3~6 g，长效类中毒剂量为6~10 g。摄入10倍以上催眠剂量时，可抑制呼吸而致死。

（3）非巴比妥非苯二氮䓬类（NBNB）对中枢神经系统作用与巴比妥类相似。

（二）病情评估

1.病史　有确切的镇静催眠药应用史。注意了解所用药物名称、数量、用药时间，以前是否服用过此类药物，服药前后是否饮酒，病人近来精神状况。

2.临床表现

（1）苯二氮䓬类中毒　中枢神经系统抑制较轻，主要表现为头晕、嗜睡、健忘、言语不清、意识模糊、共济失调。严重过量者可出现血压下降、呼吸抑制。同服其他中枢抑制药或酒精、存在基础心肺疾病人或老年人可发生长时间昏迷，致死性呼吸抑制或循环衰竭。

（2）巴比妥类中毒　中毒症状轻重与药物种类、剂量、给药途径有关。依病情轻重分为：①轻度中毒。记忆力减退、注意力不集中、嗜睡、发音不清、步态不稳、眼球震颤、共济失调。②中度中毒。由嗜睡进入浅昏迷，强刺激可有反应，不能言语，旋即又沉睡，呼吸变慢，眼球震颤。③重度中毒。逐渐进入深昏迷、呼吸浅慢、不规则、脉搏细速、血压下降、少尿、昏迷，早期有

四肢强直、腱反射亢进，后期全身弛缓，腱反射消失，长期昏迷者可并发肺炎、肺水肿、脑水肿、肾衰竭而危及生命。

（3）非巴比妥非苯二氮䓬类中毒　其症状与巴比妥类中毒相似，但各有其特点。①水合氯醛中毒。可出现心律失常，肝肾功能损害。②甲喹酮中毒。呼吸抑制明显，出现锥体束征如肌张力增强、腱反射亢进、抽搐等。③甲丙氨酯中毒。常发生

血压下降。④格鲁米特中毒：意识障碍有周期性波动，有抗胆碱能神经症状，如瞳孔散大等。

3.实验室检查

（1）药物浓度测定尿中药物定性测定有助于确诊，但血、尿及分泌物中药物浓度与病情严重程度及预后无关。

（2）其他检查对严重中毒病人，应检查动脉血气、血糖、电解质和肝肾功能等。

（三）救护措施

本类药物中毒的救护，早期重点是采用洗胃、活性炭吸附、导泻等以清除胃肠内的毒物，并注意呼吸支持、抗休克和加速毒物排泄；后期重点是防治因长时间昏迷所致的各类并发症。

1.紧急处理 对重症者首先应保持气道通畅，充分供氧，必要时行气管内插管或气管切开，并行机械通气。低血压或休克者首先建立静脉通道补液，血压仍不恢复时，静脉给予多巴胺或去甲。肾上腺素等，维持收缩压在 90 mmHg 以上。

2.消除毒物

（1）催吐、洗胃 服药 12 h 内均应洗胃，清醒者可先催吐。洗胃液可选用温清水或 1:5 000 高锰酸钾液，对深昏迷者在洗胃前应行气管插管。

（2）使用吸附剂、导泻剂 活性炭可有效吸附消化道中的镇静催眠药。首次剂量 1~2 g/kg，洗胃后由胃管灌入，2~4 h 后可重复使用，直至症状改善。还可同时灌入 50%硫酸镁 60 ml 或 25%甘露醇 100 ml 导泻。

（3）促进排泄

1）静脉输注 5%~10%葡萄糖液及生理盐水 3 000~4 000 ml/日。

2）利尿剂：可用呋塞米静注，也可快速静滴 25%甘露醇，使尿量达 1~2 mL/kg·min。

3）碱化尿液：静滴 5%碳酸氢钠.保持尿液 pH 7~8、血液 pH7.5~7.55，本法只对长效巴比妥类有效。

（4）透析和血液灌注对长效巴比妥中毒效果好，对苯二氮䓬类中毒无效。

3.特效解毒药使用 巴比妥类中毒无特效解毒药。苯二氮䓬类中毒的特效解毒药是氟马西尼，该药能通过竞争抑制苯二氮䓬受体而阻断苯二氮䓬类的中枢神经抑制作用，但不能改善遗忘症状。用法是：0.2 mg 缓慢静脉注射，需要时重复，总量可达 2 mg。

4.应用中枢神经系统兴奋药 对镇静催眠药中毒引起的意识障碍、反射减弱或消失、呼吸抑制，可根据病情轻重选用以下药物并注意掌握好剂量。①首选药物为纳洛酮：0.4 mg 静注后再用 0.4~0.8 mg 加入葡萄糖液 250 ml 静滴；②贝美格：50~100 mg 加入葡萄糖液 500 mL 静脉滴注，根据病人的反应决定是否继续用药及维持剂量。本药较安全、平稳。③尼可刹米、洛贝林：多用于呼吸中枢衰竭病例，可静脉滴注也可静脉注射。

5.对症支持 纠正体温过高或过低，预防各种感染，对昏迷者加强监护，及时发现并处理各种并发症，如肺炎、胃肠道出血、肾衰竭等。

四、急性乙醇中毒

一次饮入过量酒类饮料或乙醇（酒精）引起的中枢神经系统由兴奋转为抑制的状态，称为急性乙醇中毒或急性酒精中毒，俗称酒醉。

（一）病因与发病机制

1.病因　日常酒精中毒常为过量饮烈性酒引起，此外，也可由误服误用引起。

2.发病机制

（1）中枢神经系统抑制作用乙醇具有脂溶性，可迅速透过脑神经细胞膜，对中枢神经系统产生抑制作用，随着剂量增加而由大脑皮质向下，通过边缘系统、小脑、网状结构至延髓。小剂量呈现兴奋作用，是由于乙醇作用于大脑细胞突触后膜的苯二氮䓬-γ-氨基丁酸受体，抑制了γ-氨基丁酸对脑的抑制作用。随着血中乙醇浓度增高，可作用于小脑，引起共济失调，作用于网状结构，引起昏睡和昏迷；作用于延髓，引起呼吸、循环功能衰竭。

（2）代谢异常大量乙醇在肝内代谢后可导致乳酸增高、酮体蓄积导致代谢性酸中毒、糖异生障碍出现低血糖。

（二）病情评估

1.病史　注意询问饮酒的种类、饮用量、饮用时间，当时心情、平素酒量，有无服用其他药物。

2.临床表现　主要是中枢神经系统症状，与饮酒量、血乙醇浓度及个人耐受性有关，常分为三期：

（1）兴奋期表现头痛、兴奋、欣快、健谈、情绪不稳、易激怒，也可能沉默不语或入睡，驾车易发生车祸。

（2）共济失调期表现言语不清、视物模糊、眼球震颤、行动笨拙，步态不稳，出现明显共济失调，还可有恶心、呕吐、困倦。

（3）昏迷期表现为昏睡、瞳孔散大、血压降低、心率加快、体温降低、呼吸变慢并有鼾音，严重者出现呼吸、循环麻痹而危及生命。

重症中毒病人常发生轻度酸碱及水电解质失衡，低血糖和肺炎等。有时可出现肌肉肿胀、酸痛或伴有肌球蛋白尿。

小儿过量摄入乙醇，一般无兴奋过程，很快沉睡甚至昏迷，可发生低血糖惊厥、休克、脑水肿等。老人因肝功

减退，乙醇在肝内代谢减慢，更易引起中毒，并易诱发心脑血管疾病。

3.实验室检查　血乙醇浓度升高，可有轻度代谢性酸中毒、低血糖、低血钾、低血镁、低血钙，心电图可见心律失常和心肌损害表现。

（三）救护措施

急性乙醇中毒时，轻者可给予浓茶、咖啡等饮料，兴奋躁动、共济失调者应加以约束，防止发生外伤；重者应尽早洗胃，并应用纳洛酮逆转酒精所致的呼吸抑制作用，同时促进乙醇氧化代谢。

1.维持生命脏器功能

（1）保证气道通畅、供氧，必要时行气管内插管或切开，并行机械通气辅助呼吸。

（2）注意血压、脉搏，静脉输注 5% 葡萄糖生理盐水以维持有效循环容量。

2.清除毒物　清醒者迅速催吐，但禁用吗啡。乙醇吸收快，一般洗胃意义不大，饮酒 2 h 内者可考虑选用 1% 碳酸氢钠或 0.5% 活性炭混悬液、生理盐水等洗胃。剧烈呕吐者可不洗胃。对昏迷时间长、休克、呼吸抑制等严重病例，应尽早行透析治疗。

3.应用纳洛酮　纳洛酮可逆转乙醇中毒对呼吸中枢的抑制作用，对呼吸抑制、休克、意识障碍有较好疗效。用法：0.4~0.8 mg 加入 25% 葡萄糖液 20 mL 中静脉注射，必要时 20 min 重复一次；也可用 1.2~2 mg 加入 5%~10% 葡萄糖液中持续静滴。

4.促进乙醇氧化代谢　可给 50% 葡萄糖液 100 ml，同时肌注维生素 B1、B6 和烟酸各 100 而 g，以加速乙醇在体内氧化代谢。

5.对症支持　注意保暖，迅速纠正低血糖，维持水、电解质和酸碱平衡，预防感染，严密监测各项生命体征。

五、阿片及其合成代用品中毒

阿片（俗称鸦片）和其合成代用品是能使人成瘾的麻醉性镇痛药，俗称毒品。直接由阿片提取的有海洛因、吗啡、可待因、罂粟碱等；合成代用品有哌替啶、美沙酮、安那度、芬太尼、喷他佐辛、二氢埃托啡等。目前，毒品中毒已成为许多国家继心脑血管疾病和恶性肿瘤之后的第三位致死原因。在我国，海洛因是目前流行最广的毒品。

（一）病因与发病机制

1.病因　医源性使用过量或吸毒滥用过量均可导致中毒。

2.中毒机制

（1）阿片类药物代谢　阿片类药物可经口、鼻、消化道黏膜或经注射吸收。不同种类药物发生作用时间不同。一般静脉注射 10 min，肌内注射 30 min，皮下注：身寸 90 min，口服后 1~2 h 完全吸收。药物主要在肝脏代谢和灭活，由肾排出，少量经乳汁、胆汁等途径排出，还可通过胎盘进入胎儿体内。药物作用时间取决于肝脏代谢速度。

（2）作用及中毒机制阿片类药物通过激动阿片受体发挥作用。阿片受体存在于脑脊髓和周围组织（如胃肠道）中。阿片类药物与上述受体结合，产生激动或部分激动作用，出现中枢性镇痛、镇静、欣快感、恶心、呕吐、便秘、呼吸抑制等。

（二）病情评估

1.病史　有可靠的药物摄人史。

2.临床表现　临床表现与个体耐受性和摄人药物类型、剂量有关。

（1）轻度中毒表现为头痛、头晕、恶心、呕吐、兴奋欣快或抑郁，可有幻觉、血糖增高、便秘、尿潴留、心率减慢、血压降低等。

（2）重度中毒可表现为典型的中毒三联征，即昏迷、针尖样瞳孔、呼吸高度抑制，但哌替啶中毒时瞳孔扩大。常有惊厥、牙关紧闭和角弓反张、心动过缓、低血压、休克、肺水肿、体温过低、发绀、腹胀、便秘、尿潴留，最后瞳孔散大，多死于呼吸衰竭，超过 48 h 仍存活者，预后良好。

【附】阿片类药物戒断综合征阿片类药物戒断时出现与药理学作用相反的表现，即中枢神经系统兴奋性增强、发热、出汗、厌食、恶心、呕吐、腹泻、肌痛、震颤、肌肉抽搐、瞳孔扩大、血压增高。戒断症状的严重程度随药物剂量增加和成瘾时间延长而加重。海洛因成瘾者停用 4~6 h 出现症状，36~72 h 达高峰。戒断早期可靠的体征为静息呼吸频率增加（超过每分钟 16 次），常伴有打哈欠、流泪、流涕，急性症状 5~8 日消失。服用美沙酮病人戒断症状出现较慢而轻。

3.实验室检查

（1）毒物检测血尿定性试验或胃内容物检测阳性有助诊断。

（2）一般检查呼吸抑制者动脉血气检查显示低氧血症、呼吸性或混合性酸中毒。

（三）救护措施

对阿片类药物中毒的救护，轻者以对症处理为主，注意观察意识状态和呼吸改变；重度中毒者，应注意维持呼吸循环功能，并应用纳洛酮逆转或减轻阿片类药物所造成的昏迷和呼吸抑制。

1.维持呼吸 循环功能维持气道通畅，立即吸氧，必要时行气管插管，机械辅助呼吸。低血压者首先静脉补液，必要时应用升压药，合并心动过缓者加用阿托品等。

2.清除毒物 洗胃、导泻。本类药物口服可引起胃排空延迟，故所有口服中毒者均应洗胃。清醒者可先催吐。洗胃后用适量活性炭与泻药同时灌入胃内导泻。皮下注射毒品者现场可用止血带扎紧注射部位上方，局部冷敷，以延缓吸收，结扎带应间歇放松。

3.应用解毒剂 纳洛酮是阿片受体完全拮抗剂，能在数秒或数分钟内逆转阿片类药物的毒性作用，首剂 0.4~0.8 mg 肌注或静脉注射，5~10 min 可重复应用，也可静脉滴注维持，直至病情稳定 24 h。肯定为阿片类药物中毒而纳洛酮治疗无效者，提示中毒缺氧时间长，预后差。此类解毒药物尚有纳美芬，纳曲酮，纳洛芬等。

4.对症支持 持续监测意识状态和心肺功能，定期检查动脉血气和有关生化指标，维持水、电解质及酸碱平衡，注意保暖，防治非心源性肺水肿。

六、灭鼠药中毒

灭鼠药种类很多，常用的经口灭鼠剂有敌鼠钠盐、磷化锌、含氟灭鼠剂、安妥等。灭鼠药中毒多见于幼儿误食或自杀等。

（一）敌鼠钠盐中毒

中毒机制敌鼠钠盐是低毒高效抗凝血杀鼠剂，可溶于酒精和热水。其毒理作用在于干扰肝脏对维生素 K 的利用，影响凝血酶原和多种凝血因子的合成，降低血液凝固性。另外，还直接损伤毛细血管壁，使其通透性和脆性增加。

2.病情评估 有确切的服药史。一般在服药后 1~3 日出现中毒症状。一次大量服药，也可较快出现非典型症状，如头痛、头晕、恶心、呕吐、心悸、乏力、低热、关节肿痛。中毒突出表现为广泛性出血，如皮肤紫癜、牙龈出血、鼻衄、咯血、呕血、血尿、便血，严重者出现肾功能不全。眼底出血可致视物模糊甚至失明，脑及蛛网膜下腔出血时，有头痛、呕吐、颈项强直、血性脑脊液、肢体功能障碍等表现。检查可见红细胞、白细胞减少，凝血时间及凝血酶原时间延长。

3.救护措施

（1）尽快排出毒物　口服中毒者立即催吐，可直接刺激咽喉部或服用吐根糖浆催吐；及早用1∶5 000的高锰酸钾溶液洗胃；洗胃后注入活性炭悬浮液吸附毒物，并用硫酸钠导泻。

（2）应用特效对抗剂维生素K是特效对抗剂。轻度中毒者，维生素K 10~20 mg肌注或静滴，3~4次/日，严重中毒者，10~20 mg静脉注射，之后用60~80 mg加入5%~10%葡萄糖液中静滴，日用总量可达300 mg。出血现象好转后逐渐减量，待凝血酶原时间恢复正常，出血停止后方可停药。维生素K3、K4对敌鼠中毒导致的出血无效。

（3）对症支持出血严重、血红蛋白过低者应输新鲜全血，及时补充凝血因子，糖皮质激素可降低毛细血管通透性，促进止血，可酌情给予氢化可的松或地塞米松。还可给予大剂量维生素C和路丁。注意保护肝、肾功能，及时处理脑出血及蛛网膜下腔出血、窒息等。

（二）磷化锌中毒

1.中毒机制　磷化锌为高毒类毒物，口服后与胃酸反应生成氯化锌和磷化氢，前者引起胃黏膜腐蚀性损害，后者干扰神经系统、心、肝、肾等的细胞呼吸和代谢。

2.病情评估　口服后可有胃烧灼感、口渴、恶心、呕吐，呕吐物有大蒜臭味，尚有腹痛、腹泻、消化道出血表现。逐渐出现血压下降、全身麻木、头晕，重者抽搐、意识模糊或昏迷，还可有血尿、蛋白尿、管型尿、肝大、黄疸、心肌损害等表现。

3.救护措施

（1）立即清除毒物：口服中毒者立即用0.2%硫酸铜溶液反复洗胃，使磷变为不溶性黑色磷化铜，直至洗出液无蒜臭味为止。再用1∶5 000高锰酸钾溶液彻底洗胃，以使残留的磷化锌氧化为磷酸盐而失去毒性。然后由胃管注入活性炭，最后注入硫酸钠20~40 g导泻。禁用硫酸镁或蓖麻油导泻，也不宜用蛋清、牛奶、油类灌胃，以免促进吸收。洗胃及导泻均应操作轻柔，以防胃肠出血穿孔。

（2）对症支持：及时防治肺水肿、脑水肿和心、肝、肾功能障碍，纠正水、电解质紊乱和酸中毒，呼吸困难者，给予吸氧和氨茶碱静滴。禁用氯磷定、解磷定等，以免加重毒性。

（三）含氟灭鼠剂中毒

1.中毒机制　常用含氟杀鼠剂有氟乙酰胺（1081）、氟乙酸钠又称氟醋酸钠（1080）。此二者进入机体后，脱去氨基转化为氟乙酸，后者与细胞内线粒体的辅酶A作用，中断正常的三羧酸循环，抑制氧化过程和能量生成，主要损害神经系统和心血管系统。

2.病情评估　服药后0.5~15 h发病。表现有两种类型：①神经型：表现为乏力、头晕、面部麻木、烦躁、四肢刺痛、肌震颤、抽搐、昏迷、呼吸抑制、肺水肿等。②心脏型：以血压下降、心律失常、心衰为主要表现。此外，口服中毒还有恶心、呕吐、上腹疼痛和烧灼感等。实验检查血氟含量增高，血中柠檬酸量增高。

3.救护措施

（1）清除毒物，保护胃黏膜 口服中毒者，立即催吐、洗胃、导泻。洗胃液可选用1:5 000高锰酸钾或0.5%~2%氯化钙溶液。洗胃后给予氢氧化铝凝胶或蛋清液保护消化道黏膜。

（2）特异性解毒剂使用解氟灵（乙酰胺）可干扰氟乙酸的作用。用法：2.5~5.0 g肌注，每6~8 h一次，维持5—7日。剂量过大时可出现血尿，应注意观察，出现血尿时适当减量，并加用糖皮质激素。为减轻注射部位刺激，可用2%普鲁卡因混合后注射。与适当镇静剂配伍使用，效果更佳。

（3）对症支持维持水、电解质及酸碱平衡，制止抽搐，防治脑水肿，防治感染，保护心肌。

（四）安妥中毒

1.中毒机制 安妥对黏膜有刺激作用，吸收后主要损害肺毛细血管，使其通透性增加，引起肺水肿、出血、胸腔积液，还可引起肝、肾坏死、细胞变性、体温过底、一过性血糖升高。肺水肿为致死原因。

2.病情评估 口服后引起口腔、食管、胃部烧灼感，恶心，呕吐，口渴，头晕，嗜睡，眼球震颤，咳嗽，呼吸困难，重者咳粉红色泡沫痰、肺水肿、胸腔积液、发绀、抽搐、昏迷。可伴肝大、黄疸、血尿、蛋白尿。必要时可做胃内容物毒物鉴定。

3.救护措施

（1）清除毒物 口服中毒者及早用吐根糖浆催吐，1:5 000高锰酸钾溶液洗胃，并注入活性炭，忌用碱性液和油类，因可增强安妥吸收。

（2）可试用半胱氨酸100 mg/kg肌注或静注，也可用5%硫代硫酸钠溶液5~10 ml静注。

（3）对症支持呼吸困难者给予吸氧，积极防治肺水肿。

（韩秀秀 姚雨 杨加慧 王昆 王新铮 秦兴富 付娟）

第六章　内科常见疾病救护

第一节　急性心肌梗死

急性心肌梗死（acute myocardial infarction，AMI）是急性心肌缺血性坏死。是在冠状动脉病变的基础上，发生冠状动脉血供急剧减少或中断，使相应的心肌严重而持久地急性缺血所致。临床上表现为持久的胸骨后剧烈疼痛、发热、白细胞计数和血清心肌酶活力增高以及心电图进行性改变；可发生心律失常、休克和心力衰竭。

一、院前急救

（一）院前急救的重要性

近年来，急性心肌梗死的死亡率虽然下降接近 30%，但是对于 1/3 左右的病人而言，此病仍然是致命的。而且因急性心肌梗死而死亡的约 1/3~1/2 死于住院前，其中 50%于发病后 1 h 内死于心室颤动。对于心搏骤停的病人如能正确及时地处理，可缩小梗死范围，改善预后，降低死亡率。因此，对病情严重的病人应立即就地抢救，待病情较稳定后再转送医院冠心病监护室（CCU）。

（二）救护原则

心肌梗死一旦发作，要立即就地处理，千万不要马上搬动病人上医院，更不能搀扶病人去医院，要让病人停止一切活动，立即服药或采取其他措施，缓解症状；若出现猝死应迅速实行心肺脑复苏。只有待症状缓解后，再考虑转运病人。

（三）急救措施

1.给氧、持续吸氧。

2.迅速止痛吗啡 5~10 mg 或杜冷丁 50~100 mg，肌内注射。

3.开通一条静脉通道，以 50%葡萄糖溶液维持，便于抢救用药。

4.心率低于 50 次/min 者，阿托品 0.5~1.0 mg 静脉或肌内注射。

5.对出现室性期前收缩或室性心动过速者，用利多卡因 50~100 mg 静脉注射，5~10 min 后重复一次，必要时 10 min 后再重复一次，并以每小时 1~3 mg 的速度静脉滴注维持，护送入院。

6.从急救现场转送到医院冠心病监护室途中，必须有医护人员陪同，并给予心电监护，配有除颤器随时备用。

7.对心搏骤停者，立即就地进行心肺复苏抢救，待血压恢复，窦性心率达 60~100 次/min，有自主呼吸心跳后再转送医院。

二、院内急救

（一）病因和发病机制

急性心肌梗死的基本病因是冠状动脉粥样硬化，极少数为冠状动脉栓塞、炎症、先天畸形、痉挛等，由此而造成管腔严重狭窄和心肌供血不足，而侧支循环尚未充分建立。在此基础上，一旦血液供应进一步急剧减少或中断，使心肌严重而持久地急性缺血达 1 h 以上，即可发生心肌梗死。这些情况是：

1.冠状动脉管内血栓形成，粥样斑块破溃，粥样斑块内或其下发生出血或持续性血管痉挛，使冠状动脉完全闭塞。

2.休克、脱水、出血、外科手术或严重的心律失常，导致心排血量骤降，冠状动脉血液灌流量也锐减。

3.过度疲劳、情绪过分激动或血压剧升，使左心室负荷明显加重，儿茶酚胺分泌增多，心肌需血需氧量剧增，冠状动脉供血明显不足。

心肌梗死大多是在饱餐特别是进食多量脂肪后，上午 6 点至 12 点钟或用力大便时发生，其原因是：①餐后血脂增高，血黏稠度增加，血小板黏附性增强，局部血流缓慢，血小板易于集聚而致血栓形成；②上午 6 点至 12 点时段冠状动脉张力高，机体应激反应性又增强，易使冠状动脉痉挛；③用力大便时可致心脏负荷增加。

心肌梗死后发生的严重心律失常、休克或心力衰竭，均可使冠状动脉灌流量进一步降低，心肌坏死范围扩大。

（二）病情评估

1.临床表现　与梗死的大小、部位、侧支循环情况密切有关。

（1）先兆约半数以上病人在发病前数日有乏力、胸部不适、活动时心悸、气急、心绞痛等前驱症状，其中以初发型心绞痛或原有心绞痛加重最为突出。心绞痛发作较以往频繁、性质加剧、持续时间长、含服硝酸甘油疗效差、诱发因素不明显。疼痛时伴有恶心、呕吐、大汗和心动过速，或伴有心功能不全，严重心律失常，血压大幅度波动等，同时心电图 ST 段一时性明显抬高或压低，T 波倒置或增高，应警惕近期内有发生心肌梗死的可能。

（2）症状

1）疼痛：是最早出现的症状，多发生于清晨，疼痛部位和性质与心绞痛相同，但多无明显诱因，且发生于安静时，程度较重、持续时间较长，可达数小时或数天，休息和含服硝酸甘油均不能缓解。病人常烦躁不安、出汗、恐惧或有濒死感。少数病人无疼痛，一开始就表现为休克或急性心力衰竭。部分病人疼痛位于上腹部，易被误认为急腹症，部分病人疼痛放射至下颌、背部上方，易被误认为骨关节痛。

2）全身症状：有发热、心动过速、白细胞增高和血沉增快等，是由坏死物质吸收后所引起，多在疼痛发生后 24~48 h 出现，体温一般在 38℃，持续一周左右。

3）胃肠道症状：疼痛剧烈时常伴有频繁的恶心、呕吐和上腹部胀痛，与迷走神经受坏死心肌刺激和心排血量降低组织灌注不足有关。

　　4）心律失常：见于 90% 左右的病人，多发生于起病 1~2 周内，而以 24 h 内最多见，心律失常以室性心律失常最多见，尤其是室性期前收缩，如室性期前收缩频发，成对出现或呈短阵室性心动过速，多源性或落在前一心搏的易损期，常是室颤的先兆。房室传导阻滞和束支传导阻滞也较多见。前壁心肌梗死易发生室性心律失常，下壁心肌梗死易发生房室传导阻滞。前壁心肌梗死如发生房室传导阻滞，则表现梗死范围广泛，病情严重。

　　5）休克：主要为心源性休克，因心肌广泛坏死，心排血量急剧下降所致。休克多在起病后数小时至一周内发生，主要表现为烦躁不安，面色苍白，皮肤湿冷，脉细而快，大汗淋漓，尿量减少，神志迟钝，严重者可出现昏迷。

　　6）心力衰竭：主要为急性左心衰竭，可在起病最初几天内发生，或在疼痛、休克好转阶段出现，为梗死后心脏舒缩力显著减弱或不协调所致。病人出现呼吸困难、咳嗽、发绀、烦躁等症状，严重者可发生肺水肿。后期也可出现右心衰竭。右心室心肌梗死者可在病初即出现右心力衰竭的表现，伴血压下降。

　　(3) 体征

　　1）心脏体征：心脏浊音界可轻度至中度增大。心率多增快，少数也可减慢；心律不齐；心尖部第一心音减弱，可闻及第四心音奔马律（S4G）；有部分病人在起病第 2~3 天出现心包摩擦音，为反应性纤维素性心包炎所致；部分病人在心前区可闻及收缩期杂音或咯喇音，为二尖瓣乳头肌功能失调或断裂所致。

　　2）血压：急性心肌梗死的病人都有血压下降。起病前有高血压者，血压可降至正常；起病前无高血压者，血压可降至正常以下，且不能再恢复到发病前的水平。

　　3）其他：可有与心律失常、休克或心力衰竭有关的其他体征。

　　2.辅助检查

　　(1) 心电图

　　1）特征性改变：①宽而深的 Q 波（病理性 Q 波），在面向心肌坏死区的导联上出现；②ST 段抬高呈弓背向上型，在面向损伤区周围心肌损伤区的导联上出现；③T 波倒置，在面向损伤区周围心肌缺血区的导联上出现。

　　在背向心肌梗死区的导联则出现相反的改变，即 R 波增高、ST 段压低、T 波直立并增高。心内膜下心肌梗死无病理性 Q 波，有普遍性 ST 段压低，但 aVR 导联 ST 段抬高。

　　2）动态性改变：①起病数小时内，可出现异常高尖，两肢不对称的 T 波。②数小时后，ST 段明显抬高，弓背向上，与直立的 T 波连接，形成单相曲线。数小时至 2 日内出现病理性 Q 波，同时 R 波减低，为急性期改变。③ST 段抬高持续数日至 2 周左右，逐渐回到基线水平，T 波则变为平坦或倒置，为亚急性期改变。④数周至数月后，T 波呈 V 形倒置，两肢对称，波谷尖锐，为慢性期改变。T 波倒置可在数月或数年内逐渐恢复，也可永久存在。

　　此外，可根据出现特征性心电图改变的导联数来进行心肌梗死的定位诊断。如V1、V2、V3 导联示前间壁心肌梗死；I、aVL、V1~V6 导联示广泛前壁心肌梗死；Ⅱ、Ⅲ、aVF 导联示下壁心肌梗死；I、aVL 导联示高侧壁心肌梗死。

（2）实验室检查

1）血液检查：起病 24~48 h 后白细胞增高，中性粒细胞增多，嗜酸性粒细胞减少；血沉增快；均可持续 1~3 周。

2）血清心肌酶含量增高：①肌酸激酶（CK）在起病 6 h 内升高，24 h 达高峰，3~4 日恢复正常；②天门冬氨酸氨基转移酶（AST，曾称 GOT）在起病 6~12 h 后升高，24~48 h 达高峰，3~6 日后降至正常；③乳酸脱氢酶（LDH）在起病 8~10 h 后升高，2~3 日达高峰，持续 l~2 周才恢复正常。其中 CK 的同工酶 CK-MB 和 LDH 的同工酶 L,DH。诊断的特异性最高。CK-MB 在起病后 42 h 内增高，16~24 h 达高峰，3~4 日恢复正常，其增高的程度能较准确地反映梗死的范围，其高峰出现时间是否提前有助于判断溶栓治疗是否成功。

3.诊断要点诊断急性心肌梗死的主要依据有：

（1）典型临床表现剧烈持久的胸骨后压榨性疼痛。

（2）特征性心电图改变病理性 Q 波、ST 段背弓向上抬高、T 波倒置。

（3）血清心肌酶含量增高肌酸激酶、天门冬氨酸氨基转移酶、乳酸脱氢酶、肌酸激酶同工酶、乳酸脱氢酶同工酶等含量增高。

（三）救护原则

急性心肌梗死的院内救护着重是采取有效措施保护和维持心脏功能，挽救濒死的心肌，防止梗死面积的扩大，缩小心肌缺血范围，及时处理各种并发症，防止猝死，要使病人不但能渡过急性期，而且康复后还能保持尽可能多的有功能的心肌。

（四）院内急救措施

1.休息 对无并发症的病人卧床休息 3~4 日，保持环境安静，减少探视，防止不良刺激，解除焦虑。

2.吸氧 最初 3 天持续鼻导管或面罩吸氧。

3.监测 在监护室进行心电图、血压和呼吸监测 3~5 日。

4.解除疼痛 杜冷丁 50~100 mg 肌内注射或吗啡 5~10 mg 皮下注射，必要时 1~2 h 后再注射一次，以后每 4~6 h 可重复应用，但要注意呼吸功能抑制。疼痛较轻者可用可待因或罂粟碱 30~60 mg 肌内注射和口服；或再试用硝酸甘油 0.3。mg 或硝酸异山梨酯 5~10mg 舌下含服或静脉滴注，但要注意心率增快和血压降低。

5.溶栓治疗 目前常用药物有尿激酶、链激酶、重组组织型纤维蛋白溶酶原激活剂（rt-PA）。

（1）适应证 年龄在 70 岁以下；急性心肌梗死发病在 6 h 以内，且无禁忌证者。

（2）禁忌证 年龄大于 75 岁；2 个月内有出血性疾病史或近期有手术或外伤史；凝血机制障碍；严重高血压；近期曾行心肺复苏术病人；孕妇。

（3）静脉内用药 目前主张大剂量、短期应用。

1）链激酶：用药前先静脉注射氟美松 5~10 mg，以防过敏反应，然后用 100 万 U~150 万 U 在 1 h 内静脉滴注。

2）尿激酶：100 万 U~200 万 U 在 1h 内静脉滴注。

3）rt-PA：100 mg 在 90 min 内静脉给予：先静脉注射 15 mg，继而 30 min 内静

脉滴注 50 mg，其后 60 min 内再滴注 35 mg。

用链激酶和尿激酶的血管再通率为 40%~70%。用 rt-PA 的血管再通率为 63%~83%，效果优于前二者。

（4）冠状动脉内用药

1）链激酶：用药前先用氟美松，用法同前。冠状动脉内用药先给 2 万 u，继以每分钟 0.2 万 U~0.4 万 U 注入共 30 min，总量 25 万 U~40 万 U。

2）尿激酶：冠状动脉内先注入 4 万 U，继以每分钟 0.6 万 U~2.4 万 U 的速度注入，血管再通后用量减半，继续注入 30~60 min，总量 50 万 U 左右。

3）rt-PA：50 mg 冠状动脉内注入。用 rt—PA 前先用肝素 5 000U 静脉滴注，用药后继续以肝素每小时 700~1 000U 持续静脉滴注 48 h，以后改为每 12 h 皮下注射 7 500 U，连用 3~5 天，用药期间要注意出血倾向。

（5）判断血栓溶解再通的指标

1）直接指征：冠状动脉造影观察已开通。

2）间接指征：①疼痛 2 h 内基本消失；②心电图抬高的 ST 段于 2 h 内下降 50%；③2 h 内出现再灌注性心律失常，如出现室性心律失常或传导阻滞；④血清心肌酶 CK-MB 峰值提前于发病后 14h 内出现。

6.治疗心律失常　心律失常必须及时消除，以免演变为严重心律失常甚至猝死。

（1）一旦发生室性期前收缩或室性心动过速，立即用利多卡因 50~100 mg 静脉注射，每 5~10 min 重复一次，至期前收缩消失，继以每分钟 1~3 mg 的速度静脉滴注维持。

（2）若病人出现心室颤动，应立即采用非同步直流电除颤，室性心动过速经药物治疗效果不满意时应及早用同步直流电复律。

（3）对缓慢型心律失常可用阿托品 0.5~1 mg 肌内或静脉注射。

（4）发生Ⅱ度或Ⅲ度房室传导阻滞时，应及时安装心脏临时起搏器。

（5）室上性快速心律失常：当用洋地黄制剂、维拉帕米等药物治疗不能控制时，可考虑用同步直流电转复窦性心律。

7.控制休克　心肌梗死时有心源性休克，也有血容量不足，周围血管舒缩障碍等因素存在，因此，应在血流动力学监测下，采用升压药、血管扩张剂和纠正酸中毒等抗休克处理。

（1）估计有血容量不足，或中心静脉压和肺小动脉楔压低时，用低分子右旋糖酐或 10%葡萄糖液静脉滴注。

（2）经补充血容量后血压仍不升，而肺小动脉楔压和心排血量正常时，提示周围血管张力不足，可用多巴胺 10~30 mg、间羟胺 10~30 mg 或去甲肾上腺素 0.5~1 mg 加入 5%葡萄糖液 100 ml 中静脉滴注。前者与后两者可以合用。

（3）经上述处理后血压仍不升，肺小动脉楔压增高，心排血量低或四肢湿冷并有发绀时，改用血管扩张剂，用硝普钠 5~10 mg 或硝酸甘油 1 mg 加入 5%葡萄糖液 100 ml 中静脉滴注。

8.治疗心力衰竭　主要是治疗急性左心衰竭，应用吗啡（或杜冷丁）和利尿剂为主，也可选用血管扩张剂减轻左心室的后负荷。

9.其他治疗

（1）极化液疗法：氯化钾 1.5 g、普通胰岛素 8 U 加入 10% 葡萄糖液 500 ml 中静脉滴注，每日一次，7~14 天为一疗程。可促进心肌摄取和代谢葡萄糖，使钾离子进入细胞内，恢复细胞膜的极化状态，以利心脏的正常收缩，减少心律失常，并促使心电图上抬高的 ST 段回到等电位线。

（2）促进心肌代谢药物：维生素 C3~6g、辅酶 A 50~100 U、肌苷酸钠 200~600 mg、细胞色素 C30 mg、维生素 B650~100 mg 等加入 5% 葡萄糖液 500 ml 中，缓慢静脉滴注，每日一次，两周为一疗程。

（3）抗凝疗法梗死面积较广、复发性梗死或有梗死先兆而又有高凝状态，可考虑应用。先用肝素 50~70 mg 静脉滴注，6 h/1 次，或 100 mg 深部肌肉注射，每 8 h/1 次，共 2 天，维持凝血时间在正常 2~3 倍之间。同时口服华法林，首次剂量 15~20 mg，第二天 5~10 mg，以后每日 2.5~5 mg，维持凝血酶原时间在正常的 2~3 倍之间（25~30 s 内）。疗程至少 4 周。一旦发生出血，应立即停止治疗。由肝素引起者，用等量鱼精蛋白静脉注射；华法林引起者则给予维生素 K 20 mg 静脉注射；必要时输血。

（五）监护

1.监测

（1）急性期持续心电监测，密切观察有无心律失常及其性质。

（2）密切监测心肌梗死各并发症的发生，并积极配合抢救。

2.护理

（1）给予持续吸氧，给氧流速为每分钟 2~4 L，疼痛发作时可适当调高氧气流量。

（2）饮食以易消化、低脂肪、低钠和产气少的饮食为宜，进食不宜过饱，可少量多餐。保持病人的大便通畅，避免用力大便，必要时用缓泻剂。

（3）遵医嘱给予病人及时有效地止痛。

（4）开放静脉，遵医嘱给予硝酸甘油持续静脉滴注，并注意调整滴速。

（5）观察并记录病人的生命体征，并注意病人的意识状态、血压、呼吸、尿量和末梢循环状况。

（6）溶栓治疗的护理

1）溶栓前先检查血常规、血小板、出凝血时间和血型，配血备用。

2）观察病人用药后有无寒战、发热、皮疹等过敏反应，特别是注意观察有无出血倾向，发生在插管局部的出血多无危险，一旦发生严重的皮肤、黏膜及内脏出血，应立即终止溶栓治疗，并进行紧急处理。

3）观察溶栓效果，常用的项目指标为纤维蛋白降解产物（FDP），其参考值小于 5 mg/L。当 FDP 大于参考值 30 倍时提示纤溶活力增强。其他观察项目还有纤维蛋白原等。

（7）卧床期间协助病人洗澡、进食、大小便及个人卫生等生活护理。

（8）心理护理：护理人员应向病人解释确实的病情、治疗和护理程序，同时应说明在监护室里有经验丰富的医护人员，先进的医疗护理技术和监护设备，大家共同努力，病情会逐渐好转的，消除病人焦虑和恐惧心理。

（9）向病人说明心肌梗死的康复程序，并按康复程序护理病人。

1）第1~3天：绝对卧床休息，日常生活（进食、大小便、翻身及个人卫生）由护理人员协助，如果能耐受可以摇高床头短时间内在床上靠坐位。

2）第3~6天：卧床休息，鼓励病人在醒着时每小时做几次深呼吸及伸曲四肢，也可做些轻缓的四肢主动或被动活动，以避免长时间卧床导致肩臂强直、活动受限、疼痛等不适，同时也可以减少血栓形成和肌肉萎缩；无并发症者，可坐在床上或床旁椅子上，坐位的时间从每次20~30 min逐渐增加。注意，开始坐起时动作要缓慢，预防体位性低血压，有并发症者根据病情适当

延长卧床时间。

3）第1周后：可下地床边活动，走动时间逐渐增加，以活动后不产生疲劳为宜。

4）第1~2周：逐渐增加活动量，可在室外走廊散步，上厕所等。

5）第2~4周：可出院。

6）第2~3月：可逐渐恢复正常生活。

（六）院内急救的特殊方法

1.经皮穿刺腔内冠状动脉成形术　经溶解血栓治疗，冠状动脉再通后又再堵塞，或虽再通但仍有重度狭窄者，如无出血禁忌可紧急施行经皮穿刺腔内冠状动脉成形术。扩张病变血管或随后再安置支架。

2.辅助循环和介入或外科手术　经补充血容量，以及应用缩管或扩管药物治疗无效时，可选用主动脉内球囊反搏器进行反搏治疗，或在反搏的支持下，施行选择性冠状动脉造影，随后进行主动脉—冠状动脉旁路移植手术，可能挽救病人的生命。

第二节　心律失常

心律失常（oardiac arrhythmia）是指心脏激动的起源、频率、节律、传导速度和传导顺序等异常。

一、病因

1.各种器质性心脏病　其中以冠心病、心肌病、心肌炎和风湿性心脏病为多见。

2.非心脏疾患　如甲亢、电解质及酸碱平衡失调（低钾血症、高钾血症、酸中毒）、感染、缺氧、高热、低温、麻醉等。

3.药物中毒　如洋地黄中毒、奎尼丁中毒等。

二、分类

1.按发生原理分

（1）冲动形成异常

1）窦房结心律失常：①窦性心动过速；②窦性心动过缓；③窦性心律失常；④窦性停搏。

2）异位心律：①被动性异位心律：逸搏（房性、房室交界性、室性）和逸搏心律（房性、房室交界性、室性）。②主动性异位心律：期前收缩（房性、房室交界性、室性）和阵发性心动过速（房性、房室交界性、室性）；心房扑动和心房颤动；心室扑动和心室颤动。

（2）冲动传导异常

1）生理性：干扰房室分离。

2）病理性：①窦房传导阻滞；②房内传导阻滞；③房室传导阻滞；④室内传导阻滞。

3）房室间传导途径异常：预激综合征。

2.按心律失常发生时心率的快慢分

（1）快速性心律失常包括期前收缩、心动过速、扑动和颤动。

（2）缓慢性心律失常包括窦性心动过缓、房室传导阻滞。

3.按心律失常起源点的不同分

可分为源于窦房结、心房、房室交界处和心室的心律失常。

三、几种急诊心律失常的紧急处理

（一）期前收缩

期前收缩是指由于窦房结以外的异位起搏点过早发出冲动控制心脏收缩。期前收缩是最常见的心律失常。根据异位起搏点的部位不同，可分为房性期前收缩、房室交界性期前收缩、室性期前收缩，其中以室性期前收缩最常见。这里重点介绍室性期前收缩。

1.心电图特征

（1）提前出现的宽大畸形的 QRS 波群，其时限大于或等于 0.12s，形态与窦性 QRS 波群明显不同。

（2）提前出现的 QRS 波群前无相关 P 波，其后偶有逆行 P 波（Ⅱ、Ⅲ、aVF 导联倒置，aVR 导联直立）、ST 段和 T 波的方向与 QRS 波群的主波方向相反。

（3）期前收缩后有完全性代偿间歇。

2.室性期前收缩的类型　室性期前收缩可单个或成对出现。每个窦性搏动后出现一个期前收缩称期前收缩二联律。每两个窦性搏动后出现一个期前收缩或每个窦性搏动后出现两个期前收缩，均称为期前收缩三联律。每三个窦性搏动后出现一个期前收缩称为期前收缩四联律。连续两个室性期前收缩称为成对的室性期前收缩，连续三个以上的室性期前收缩则形成短阵室性心动过速。如在同一导联出现对偶间期不等、形态不同的 QRS 波，则为多源性室性期前收缩。

3.临床表现　室性期前收缩可表现为心悸和颈部搏动。频发的室性期前收缩二联律者可发生晕厥，是因室性期前收缩的心搏量不足而引起心排血量减少所致。听诊可发现正常搏动后的期前收缩以及随后的间歇。桡动脉触诊也可发现长的间歇，因期前收缩心室排血量少，脉搏搏动弱.往往触不到。

4.严重室性期前收缩的指征 ①频发室性期前收缩（>5 次/min）；②多源性室性期前收缩；③成对或连续出现的室性期前收缩；④室性期前收缩落在前一激动的 T 波上。这些室性期前收缩常是急性心肌梗死出现致命性室性心律失常的先兆。

5.治疗 室性期前收缩治疗的主要目的是预防室性心动过速、室颤和心性猝死。对无症状的孤立的室性期前收缩，无需药物治疗。有症状时，首先向病人解释，减轻其焦虑。无效时用抗心律失常药物治疗。治疗室性期前收缩的首选药物利多卡因，用 50~100 mg 静脉注射。

（二）阵发性室上性心动过速

简称室上速，包括阵发性房性和交界区性心动过速，因为两者在临床上难以区别，故统称为阵发性室上性心动过速。常见于无明显器质性心脏病的人，也可见于冠心病、高血压性心脏病、风湿性心脏病、甲亢及洋地黄中毒者，以及预激综合征病人。

1.临床表现 突然发作、突然终止，可持续数秒钟、数小时或数日。根据病人发作时的心率、持续时间、伴发的心脏病及其严重程度的不同，可出现心悸、眩晕、心绞痛、晕厥、休克、心力衰竭等表现。

2.心电图特征 节律规则，相当于连续 3 次或 3 次以上的成串房性或交界区性期前收缩，频率为 160~220 次/min，P 波形态不同于窦性 P 波，P–R 间期>0.12 s，QRS 波群正常。P 波在 QRS 波前，示房性心动过速；P 波为逆行性，可在 QRS 波前、中或后，为交界区性心动过速。

3.紧急处理

（1）刺激迷走神经常用的有四种方法：

1）用压舌板刺激咽后壁诱发恶心、呕吐。

2）病人深吸气后屏气，用力作呼气动作（Valsalva 动作）。

3）按摩颈动脉窦：病人平卧，先右后左按摩颈动脉窦，每次不宜超过 10s。注意，不可两侧同时按摩，以免引起脑缺血。

4）压迫眼球：嘱病人闭眼向下看，用手指在一侧眶下适度压迫眼球上部，先右后左，不可两侧同时按压。按摩颈动脉窦或压迫眼球的同时应听取心率或行心电监护，一旦心率减慢立即停止按摩或按压。按压眼球有时可引起视网膜剥离，故现较少应用。

（2）药物终止发作：当刺激迷走神经无效时，可采用维拉帕米 5~10 mg 静脉注射，或三磷酸腺苷 5~20 mg 快速静脉注射。

（3）紧急同步直流电复律：如果病人血流动力学不稳定，出现低血压、休克、肺水肿或心绞痛不能为硝酸甘油所缓解者，为了迅速终止发作，可考虑紧急同步直流电复律。

简称室速。指 3 个或 3 个以上的室性异位激动，频率 100 250 次/min。大多见于有器质性心脏病的人，最常见的为冠心病，尤其是急性心肌梗死时。其他的原因有心肌病、心瓣膜病等，药物中毒、电解质紊乱等。

1.临床表现 阵发性室性心动过速发作时，由于失去了心房对心室的充盈作用和心室激动顺序的异常，严重影响心脏排血量，使心、脑、肾等重要脏器血供明显减少，造成血流动力学障碍而出现心绞痛、低血压、晕厥，甚至猝死。

2.心电图特征

（1）三个或三个以上连续而迅速的室性期前收缩，频率100~250次/min，节律较规则；

（2）QRS波群形态畸形，时限>0.12 s，有继发ST-T改变；

（3）如有P波，则P波与QRS波无关，且其频率比QRS频率缓慢；

（4）常可见心室夺获与室性融合波。

3.紧急处理

（1）拳击与连咳紧握拳头锤击病人心前区一次或让病人连续咳嗽几声，有时能终止发作。

（2）同步直流电复律室速伴有明显血流动力学障碍者必须立即同步直流电复律，不宜先试用药物治疗，但在转复为窦性心律后可以用药物维持并预防近期复发。

（3）抗心律失常药 首选利多卡因50~100 mg静脉注射，1~2 min注射完毕，必要时5~10 min后再给50 mg，共2~3次，然后以1~4 mg/min的速度静脉滴注维持。

（四）心室扑动与颤动

心室扑动是心室呈现快而微弱的收缩，心室颤动是心室各部分肌纤维发生更快而不协调的乱颤。心室扑动和心室颤动是最严重的心律失常，其对血流动力学的影响均等于心室停搏。常见于急性心肌梗死，此外，严重缺氧、严重低钾、奎尼丁、洋地黄等药物中毒，心脏手术、电击等也可引起。

1.临床表现 心室扑动、心室颤动一旦发生，病人很快出现心源性脑缺血综合征，表现为意识丧失、抽搐、呼吸停止甚至死亡。体检血压、脉搏无法测出，听诊心音消失。

2.心电图特征

（1）心室扑动时，呈正弦波图形，波幅大而规则，频率150~300次/min。

（2）心室颤动时表现为波形、振幅与频率均极不规则，无法识别QRS波群、ST段与T波。

3.紧急处理 心室扑动或心室颤动一旦发生后，必须争分夺秒尽快恢复有效心律。立即采用非同步直流电除颤。在除颤器准备好之前，可配合胸外心脏按压及人工呼吸等心肺复苏术，并准备好心脏复苏所需药物，积极配合抢救。

（五）缓慢性心律失常

包括显著的窦性心动过缓、窦性停搏、窦房阻滞、Ⅱ度Ⅰ型房室传导阻滞、Ⅱ度Ⅱ型房室传导阻滞及Ⅲ度房室传导阻滞、双束支传导阻滞。上述缓慢心律，由于心室率过慢，导致脑缺血，病人可出现暂时性意识丧失，甚至抽搐，严重者可猝死。故必须进行紧急处理。

1.病因和诱因治疗 降低过高的迷走神经张力，纠正电解质紊乱，停止使用减慢心率的药物等。

2.提高窦房结频率，促进传导。

（1）阿托品 0.5~2 mg 静脉注射。

（2）异丙肾上腺素以每分钟 1~4μg 的速度静脉滴注。

（3）人工心脏起搏对心室率低于 40 次/min，症状严重者，应首选临时或埋藏式心脏起搏治疗。

四、心律失常病人的心理护理

对器质性心脏病所致的心律失常病人，应对病人作疾病知识的教育，以减轻病人焦虑不安；对情绪性心律失常病人，应耐心接受病人的痛苦信息，并给予抚慰、鼓励；心律失常发作时，做好心电监护，及时处理各种心律失常，并满足病人的各种需要，消除恐惧心理；对行为改变者，应取得家属和亲友的配合，改变其不良性格特征，进行有意义的文化娱乐活动和社会交往活动，避免病人发生退缩行为。

第三节 急性脑血管病

急性脑血管病又称急性脑血管意外。是指各种病因使脑血管发生病变而导致脑功能缺失的一组疾病的总称。近年来患病率呈上升趋势。临床上依据病理性质将急性脑血管病分为缺血性和出血性脑血管意外，前者包括短暂脑缺血发作、脑血栓形成、脑栓塞，后者包括脑出血、蛛网膜下腔出血。

一、短暂性脑缺血发作

短暂性脑缺血发作（transient ischemic attack，TIA）是指历时短暂并经常反复发作的脑局部供血障碍，导致供血区局限性神经功能缺失症状。每次发作持续数分钟到 1h，最长不超过 24h，但可反复发作，每次发作的症状基本相同。

（一）分类

临床上常将 TIA 分为颈内动脉系统和椎—基底动脉系统两大类。

1.颈内动脉系统 TIA 常见症状为对侧单肢无力或不完全性偏瘫，其特征性症状是病变侧单眼一过性黑蒙或失明、对侧偏瘫及感觉障碍；主侧半球缺血时可有暂时性失语。

2.暂时性椎—基底动脉系统 TIA 常见症状为一过性为眩晕、平衡失调。其特征性症状为跌倒发作，短暂性全面性遗忘症，双眼视力障碍发作。

（二）救护原则

面对 TIA 发作的病人，最主要的救护思路就是要防止病人跌倒，保证病人安全。待症状缓解或消除后，一定要到医院进一步确诊，一旦确诊就要积极消除病因、减少及预防复发、保护脑功能。

（三）救护措施

1.病因治疗 对有明确病因者应针对病因进行积极治疗。如控制高血压、治疗糖尿病、心律失常、血液系统疾病等。

2.预防性药物治疗

（1）抗血小板聚集剂 可减少微栓子发生，对预防复发有一定疗效。常用药物有：①阿司匹林每天 50~325 mg，晚餐后服用；②噻氯匹定 125~250 mg，1~2 次/日；③双嘧达莫 25 mg，每日 3 次。

（2）抗凝药物对频繁发作的 TIA，或发作持续时间长，每次发作症状加重，同时无明显抗凝治疗禁忌者（无出血倾向，严重高血压、肝肾疾病、消化性溃疡等）应及早进行抗凝治疗。肝素 100 mg 加入 5% 葡萄糖注射液 500 ml 中，以每分钟 10~20 滴的滴速静脉滴注；若情况紧急可用肝素 50 mg 静脉推注，其余 50 mg 静脉滴注维持。还可选用低分子肝素 4 000 U，2 次/日，腹壁皮下注射，较为安全。也可选用华法林每天 2~4 mg 口服。

3.脑保护治疗 可给予钙拮抗剂，如尼莫地平 20~40 mg，每日 3 次。可扩张血管，阻止脑血管痉挛，保护脑功能。

二、脑血栓形成

脑血栓形成（cerebral thrombosis，CT）是指各种原因造成脑组织的动脉血管壁发生病理改变，导致血管的管腔变狭窄或闭塞，并进而发生血栓形成，造成脑局部供血区血流中断，发生脑组织缺血缺氧、软化坏死，出现相应的神经系统症状和体征。它是急性脑血管病中最常见的一种病。

（一）病因及发病机制

1.动脉管腔狭窄和血栓形成 最常见的是动脉粥样硬化斑导致管腔狭窄和血栓形成，可发生于颈内动脉和椎-基底动脉系统的任何部位，但以动脉分叉处或转弯处多见。其次是各种病因（细菌、病毒及螺旋体等感染，结缔组织疾病）所致的动脉炎和药源性（可卡因、安非他明等）动脉炎。

2.血管痉挛 可见于蛛网膜下腔出血、子痫、偏头痛和脑外伤等病人。

3.病因不明 某些病例虽有脑梗死的临床表现及影像学证据，但常常难以确定梗死的病因。其发生可能与来源不明的微栓子或血管痉挛有关。

（二）病情评估

1.临床表现 由动脉粥样硬化引起者，多为 50~60 岁以上中老年人，由动脉炎引起者以中青年多见。常在安静或睡觉中发病。发病前多有肢体无力、麻木及眩晕等 TIA 前驱症状。神经系统局灶性症状多在发病后 10 余小时或 1~2 天内达高峰。多数病人意识清楚，但如梗死灶过大，引起严重脑水肿则可出现不同程度的意识障碍。

神经系统定位体征视脑血管闭塞的部位及梗死的范围而异，以各种类型的失语、偏瘫为常见。临床上根据症状和体征的演进过程分为以下几种类型：

（1）可逆性缺血性神经功能缺失 此型病人发病后神经缺失症状较轻，持续时间超过 24 h，但在 1~3 周内完全恢复，不留后遗症。

（2）进展型此型病人发病后神经缺失症状在两天内逐渐进展或呈阶梯式加重。

（3）完全型此型病人发病后神经缺失症状于 6 h 内达高峰，为完全性偏瘫。病情重者，可出现昏迷，多见于血栓栓塞。

（4）缓慢进展型病人神经缺失症状于起病 2 周以后仍继续发展.多见于颈内动脉颅外段血栓形成。多与全身或局部因素所致的脑灌流减少有关。

2.辅助检查

（1）脑脊液检查通常脑脊液压力、常规及生化检查正常，当大面积脑梗死时压力可增高。如通过临床及影像学检查已经确诊为脑梗死，则不必进行脑脊液检查。

（2）颅脑 CT 病灶区呈低密度影。在发病 48~72 h 后进行 CT 检查则阳性率提高。

（3）磁共振成像（MRI）脑梗死数小时内，病灶区显示异常信号。

（4）脑血管造影可显示受累脑动脉骤然中断，远端不能充盈。有时可见管腔内有血栓形成或动脉粥样硬化斑块的影像。

（5）多普勒超声检查（TCD） 可发现颈动脉和颈内动脉管腔狭窄或血流速度改变以及动脉粥样硬化斑或血栓形成。

3.诊断要点

（1）中老年病人，有高血压、高血脂、糖尿病、心脏病等病史，发病前已有短暂脑缺血发作的经历。

（2）安静或睡觉中突然发病，迅速出现局限性神经功能缺失症状并持续 24 h 以上。

（3）颅脑 cT 与磁共振成像发现梗死灶。

（三）救护原则

脑血栓的病人一般没有意识障碍，不用过多考虑因气道堵塞而出现的一系列问题，但一定要绝对卧床休息，注意病人体位，最好保持头略高位，少搬动头部，以保证脑部血液供给的稳定性。同时，要严密观察血压的变化，防止血压忽高忽低。在诊疗上，首先要评估脑梗塞的范围，对大面积梗塞者应积极给予脱水治疗。对一般脑梗塞可应用抗血小板凝集药和扩血管药治疗。

（四）救护措施

1.治疗

（1）超早期溶栓治疗溶栓在起病 6 h 内进行，其目的是溶解血栓，迅速恢复梗死区血流灌注，减轻神经元的损伤。目前常用尿激酶 25 万~100 万 U 加入 5%葡萄糖注射液中静脉滴注。也可选用链激酶、重组组织型纤溶酶原激活剂（rt-PA）。

（2）抗凝治疗 常用药物有肝素、低分子肝素及华法林等。

（3）抗血小板凝集治疗 对无明显脑水肿及严重心功能不全者，可给予低分子右旋糖酐 500 ml，每日一次，静脉滴注，10~14 天为一疗程。此类药除了抗血小板聚集，并可扩充血容量，从而改善脑微循环及脑灌流。另外可用阿司匹林每天 100~300 mg，但在溶栓及抗凝治疗时不要同时应用，以免增加出血的风险。

（4）扩张血管药可用罂粟碱 90~120 mg，加入生理盐水 500 ml 中静脉滴注，每日一次，7~10 天为一疗程。也可用钙拮抗剂，常用的药物有尼莫地平 20~40 mg，每日三次；尼卡地平 20~40 mg，每日三次；西比灵 5 mg，每晚一次。

（5）防治脑水肿对较大面积的梗塞，或考虑有脑水肿存在时，应及时给予脱水治疗。常用 20%~250 ml，静脉滴注，20~30 min 内滴完。每日 2~4 次，连用 7~10

天。也可用呋塞米 40 mg 或 10%白蛋白 50 ml，静脉注射。

（6）脑代谢活化剂可改善脑细胞代谢，有利于脑功能恢复。可用 ATP、细胞色素 C、胞二磷日日碱、辅酶 A 等。

（7）手术治疗对大面积梗死出现颅内高压危象，可进行外科手术减压，以缓解症状。

（8）恢复期治疗脑血栓形成的恢复期是指病人的神经系统症状和体征不再加重，并发症得到控制，生命体征稳定。恢复期治疗的主要目的是促进神经功能恢复。对瘫痪肢体应尽早给予被动运动。放置肢体各关节于功能位，防止关节挛缩、足下垂。并给予理疗、推拿及按摩治疗。对于失语者应坚持语言训练。

2.护理　脑血栓形成急性期即应加强护理，定时为病人翻身、拍背，预防褥疮、呼吸道及泌尿道感染，同时配合康复治疗，促进瘫痪肢体的功能恢复。重视心理护理，为病人提供有关病情、治疗及预后的信息；指导病人正确面对疾病，克服急躁心理及悲观情绪，避免过分依赖心理；增强病人自我照顾的能力与信心。

三、脑栓塞

脑栓塞（cerebral embolism）是指各种栓子随血流进入颅内动脉系统使血管急性阻塞引起相应供血区脑组织缺血坏死及脑功能障碍。

（一）病因及发病机制

脑栓塞的栓子来源，常见于以下二大类情况：

1.心源性　最常见的直接原因是持续性心房颤动。房颤时由于心房失去收缩力和血流淤滞等，易形成左房和心耳血栓，脱落时易发生脑栓塞。风湿性心瓣膜病、感染性心内膜炎的赘生物及附壁血栓脱落等是栓子的主要来源；心肌梗死、心房黏液瘤、二尖瓣脱垂、心脏手术、心脏导管等也可成为栓子的来源。

2.非心源性　主动脉弓及其发出的大血管动脉粥样硬化斑块与附着物脱落，肺静脉血栓或血凝块，随血流进入脑循环，造成脑栓塞；骨折或手术时脂肪栓和气栓、寄生虫卵栓子、癌性栓子，肺部感染，败血症引起的感染性脓栓等，经血液循环从肺进入左心，直接进入脑循环，造成脑栓塞。

（二）病情评估

1.临床表现　脑栓塞任何年龄均可发病，通常发病无明显诱因，安静和活动时均可发病。起病急骤是本病的主要特征，局限性神经缺失症状多在数秒至数分钟内发展到高峰，多属完全性脑血管意外。个别病人可在数天内呈阶梯式进行性恶化，为反复栓塞或继发出血所致。常见的症状为局限性抽搐、偏瘫、偏盲、偏身感觉障碍、失语等，意识清楚或有较轻的意识障碍，但恢复很快。严重者可突发昏迷、全身抽搐，可因脑水肿或颅内出血引起脑疝而死亡。

2.辅助检查

（1）颅脑 CT 梗死灶呈低密度。

（2）磁共振成像病灶区呈异常信号。

（3）脑脊液检查脑脊液压力正常，大面积栓塞性脑梗死脑脊液压力可增高；出血性梗死者脑脊液可呈血性或镜下可见红细胞；亚急性细菌性心内膜炎等感染性脑栓塞脑脊液白细胞增高，早期以中性粒细胞为主，晚期以淋巴细胞为主。

3.诊断要点

（1）有心脏病史，伴有心律失常或身体其他部位有发生栓子的病灶。

（2）骤然起病，数秒至数分钟内出现偏瘫、失语、一过性意识障碍、抽搐发作等局灶性症状。

（3）颅脑 CT 及磁共振成像显示缺血性梗死或出血性梗死的改变。

（三）救护原则

脑栓塞病人应绝对卧床休息 4~6 周，控制心律失常，应用抗血小板聚集药以防止脑栓塞复发。

（四）救护措施

1.治疗包括脑部病变及引起栓塞的原发病两个方面治疗。

（1）脑部病变的治疗与脑血栓形成相同。但值得注意的是心源性脑栓塞的出血性梗死区极易出血，故抗凝治疗必须谨慎。对于颅脑 CT 或磁共振成像检查提示脑出血或蛛网膜下腔出血者，脑脊液中红细胞增多者，伴有高血压或由亚急性感染性心内膜炎并发脑栓塞者均禁用抗凝治疗。

（2）原发病的治疗主要是消除栓子来源，防止脑栓塞复发。如心脏疾病的手术治疗，感染性心内膜炎的抗感染治疗等。

2.护理

（1）急性期绝对卧床休息 脑栓塞发病后的急性期内很容易发生再次栓子脱落，因此，必须告诫病人应绝对卧床休息，时间至少 4~6 周，并保持情绪稳定。

（2）加强生活护理和基础护理，严禁病人起床活动，在协助病人翻身时动作要轻而慢。

四、脑出血

脑出血（cerebral haemorrhage）是指原发性非外伤性脑实质内的出血。绝大多数为高血压病伴发的脑内小动脉病变在血压骤升时动脉血管破裂出血，称为高血压性脑出血。

（一）病因和发病机制

1.病因

（1）高血压和动脉粥样硬化是脑出血最常见的病因，多数病例高血压和小动脉硬化并存。

（2）其他少见的病因有先天性脑血管畸形、动脉瘤、继发于脑梗死的出血、血液病（白血病、再生障碍性贫血、血小板减少性紫癜和血友病等）、抗凝或溶栓治疗、脑动脉炎、肿瘤侵蚀血管壁破裂出血等。

2.发病机制 高血压性脑出血的发病机制还没有完全弄清楚，目前认为可能与以下因素有关。

（1）长期高血压可导致脑内小动脉或深穿支动脉壁纤维素样坏死或脂质透明变

性、小动脉瘤或微夹层动脉瘤形成，当血压骤然升高时，血液自血管壁渗出或动脉瘤壁破裂，血液进入脑组织形成血肿。

（2）高血压可引起远端血管痉挛，导致小血管缺氧、坏死及血栓形成，发生斑点状出血及脑水肿，当出血融合成片即发生较大量出血。

（3）脑内动脉壁薄弱，中层肌细胞及外膜结缔组织均较少，而且缺乏外弹力层，这可能是脑出血比其他内脏出血多见的一个原因。

（4）豆纹动脉自大脑中动脉近端呈直角分出，其受高压血流冲击易发生粟粒状动脉瘤，当血压骤然升高时，此处是脑出血最好发部位。

（二）病情评估

1.临床表现 高血压性脑出血以 50 岁以上的高血压病人最多见。大多数病例发病前无预兆，少数可有头晕、头痛、肢体麻木和口齿不清等前驱症状。多在剧烈的情绪波动、用力排便、饱餐和剧烈运动时发病。发病后，病人感到剧烈头痛、头昏、恶心、呕吐，并逐渐出现一侧肢体无力、意识障碍、大小便失禁等。突然神志不清，是脑出血的最主要症状。大量出血时病人可在 1 h 内即死亡。体检时可见病人鼾声大作，神志不清或躁动不安，血压明显升高，收缩压可达 180 mmHg 以上，脑膜刺激征阳性，眼底可见动脉硬化改变，可有视网膜出血，两侧瞳孔不等大或缩小，心脏扩大或心律失常。由于出血部位及出血量不同，而临床表现各异。

（1）基底节区出血 由于出血常累及内囊，并以内囊损害体征为突出表现，故又称内囊区出血。当出血量少时，病人的神志清楚，出现出血对侧中枢性面瘫、舌瘫和中枢性肢体瘫痪及偏身感觉障碍，或有瘫痪侧的同侧偏盲。出血量大的重症病人，昏迷加深，病变侧瞳孔散大，进而脑干受累加重，生命体征紊乱，呼吸不规则，出现潮式呼吸，血压波动，瞳孔散大，最后呼吸停止，血压下降，心跳骤止而死亡。

内囊内侧型出血病情严重，多溃向脑室，死亡率高。内囊外侧型出血则症状较轻，如不破人蛛网膜下腔有时很难与脑血栓形成相区别。

（2）脑桥出血大量出血，病人迅即进入昏迷，两侧瞳孔缩小似针尖，高热，呼吸节律不整，眼球浮动，四肢瘫痪和去大脑强直发作等，多在 24~48 h 内死亡。小量出血者可无意识障碍，表现为交叉性瘫痪和共济失调性偏瘫，两眼向病灶侧凝视麻痹。

（3）小脑出血 60% 起病急骤，发病初期大多意识清楚或有轻度意识障碍，表现为枕部剧烈头痛、眩晕、呕吐、共济失调等，但无肢体瘫痪是其临床特征。数小时或数日后病人方陷入昏迷，因脑干受压而死亡。20% 发展缓慢，表现为一侧肢体呈小脑共济失调，枕部头痛和眩晕，颈强直，眼球震颤或偏斜。20% 出血量大者，突然昏迷，1~2 天死亡。

2.辅助检查

（1）脑脊液检查脑脊液压力常增高，多为血性。

（2）颅脑 CT 检查是临床疑诊脑出血的首选检查。早期即可显示新鲜血肿，为圆形或卵圆形均匀高密度区，边界清楚；可显示血肿的部位、大小、形态、邻近的脑水肿带、脑移位及是否破人脑室。

（3）颅脑超声波检查应在起病后 24 h 内进行，如有中线波移位，则有助于脑出血的诊断。

3.诊断要点

（1）50 岁以上有高血压病史的病人在活动或情况激动时突然发病，迅速出现不同程度的意识障碍及颅内压增高的症状，伴有偏瘫、失语等体征。

（2）脑脊液检查压力增高，为均匀血-li 脑脊液；颅脑超声检查有中线波移位。

（3）颅脑 CT 检查可提供脑出血的直接证据。

（三）救护原则

脑出血是一种非常严重的情况，护理人员要沉着、冷静面对。首先，要注意保持呼吸道通畅，积极给氧，给予脱水剂控制脑水肿和降低颅内压，防止脑疝形成。然后，要适当选用作用较温和的降压药控制高血压，防止进一步出血。维持生命体征的稳定。

（四）救护措施

1.治疗

（1）控制脑水肿，降低颅内压可选用 20%甘露醇 250 ml 快速静脉滴注，20~30 min 内滴完，每 6~8 h 一次。另外可选用呋塞米 40 mg，静脉注射，每日 2~4 次。如与甘露醇合用可增强脱水效果。

（2）控制高血压脑出血后血压升高是对颅内压增高情况下为保证脑组织供血的代偿反应。当颅内压下降时血压也随之下降。因此，在脑出血急性期一般不使用降压药，特别是注射利血平等强降压药。当收缩压超过 220 mmHg 或舒张压超过 120 mmHg 时，可适当选用作用较温和的降压药物如卡托普利、倍他乐克等。急性期后，血压仍持续过高时可进行系统抗高血压治疗，把血压控制在较理想水平。

（3）止血药和凝血药止血药和凝血药对脑出血并无效果，但如并发消化道出血或有凝血障碍时，止血药和凝血药的应用可发挥一定的作用，故临床上对脑出血病人仍可选用。

（4）预防和治疗并发症脑出血病人应特别加强基础护理，定时翻身拍背，注意皮肤的干燥清洁，对易受压的部位经常进行局部按摩，防止褥疮的发生。对放置留置导尿管的病人，应进行膀胱冲洗，每日用 1:5 000 呋喃西林溶液 200 ml 冲洗膀胱 2~4 次，每日更换一次尿袋，长期导尿者每周更换一次导尿管。对昏迷时间较长或已并发肺炎、泌尿系感染的病人，应根据细菌培养和药敏试验选择适当的抗生素治疗。瘫痪肢体应保持功能位，并给予适当的按摩和被动运动，以防关节挛缩。

（5）外科手术治疗①小脑出血血肿超过 150 ml 或直径超过 3 cm，有脑干或第四脑室受压，第三脑室及侧脑室扩大，或出血破人第四脑室者，应尽早手术治疗。②内囊出血，经内科治疗后病情进一步恶化，颅内压继续增高或有脑疝形成趋势的应手术治疗。

2.护理

（1）绝对卧床休息，一旦确诊为脑出血，应尽量少搬动病人，以免增加出血量而加重病情。

（2）体位，为减少脑血流量，降低颅内压，病人的头部可置一软枕，抬高15°~30°左右，口稍向下，以利口水和呼吸道分泌物自然流出。

（3）保持呼吸道通畅，及时清除呼吸道分泌物，必要时适当给氧，以低流量或间歇吸氧为宜。

（4）饮食，急性脑出血病人，有意识障碍、消化道出血宜禁食24~48 h，然后酌情安放胃管，给予低脂高蛋白质的流质和一定量的水分，以补充必要的营养和水分。

五、蛛网膜下腔出血

蛛网膜下腔出血（subarachnoid hemorrhage，SAH）是指不同原因所致脑底部或脑脊髓表面血管破裂的急性出血性脑血管病，血液直接流入蛛网膜下腔，此称为原发性蛛网膜下腔出血。另外，因脑实质内出血或硬膜下出血流入蛛网膜下腔者，则称为继发性蛛网膜下腔出血。蛛网膜下腔出血为一临床急重症，死亡率高，临床上主要表现为突然剧烈头痛、呕吐、脑膜刺激征和血性脑脊液。

（一）病因及发病机制

最常见的原因是先天性颅内动脉瘤、先天性脑血管畸形和高血压动脉硬化，其次为细菌性动脉炎、结节性多动脉炎、血液病、脑肿瘤等。先天性颅内动脉瘤多位于颅底动脉环前部，因管壁发育缺陷，壁薄处易形成动脉瘤。其破裂的原因，一是瘤壁的缺血坏死或受血流冲击，内膜受损，有小的破溃，血液经破溃处渗入瘤壁夹层中，瘤壁逐渐变薄；二是多与血压升高有关，情绪激动等是引起血压升高的因素。脑血管畸形是胚胎期发育异常形成的畸形血管团，其血管壁极薄弱，处于破裂的临界状态，当情绪激动等即可破裂出血；高血压动脉硬化，因管壁脂肪沉积发生缺血缺氧，管壁受损，导致血管壁形成粟粒状小动脉瘤也易破裂出血；动脉炎造成血管壁病变可破裂出血；肿瘤可直接侵蚀血管而造成出血。

（二）诊断要点

1.临床表现

（1）任何年龄均可发病，由先天性动脉瘤破裂所致者好发于30~60岁之间，女性多于男性，由先天性血管畸形破裂所致者多见于青少年，无性别差异。

（2）诱因及先驱症状发病前多有明显诱因，如剧烈运动、过劳、激动、用力排便等。大部分病人出血前无先兆，但少数病人在动脉瘤未破裂时可有头痛、头晕、眼球活动障碍、复视、半身麻木及癫痫发作等前驱表现。

（3）突然发生的剧烈头痛、恶心、呕吐，头痛呈爆裂样局限性或全头部剧痛，其始发部位常与
动脉瘤破裂部位有关。常伴随有短暂意识障碍、颈背部或下肢疼痛、畏光等。

（4）发病后数小时内可出现脑膜刺激征，这是本病的主要体征，表现为颈项强直、克尼格征阳性。

（5）眼底可见视网膜出血、视乳头水肿；少数可见玻璃体膜下片块状出血，发病1 h内即可出现，是急性高颅压、眼静脉回流受阻所致，有诊断特异性。

（6）有脑神经瘫痪、轻偏瘫、感觉障碍、眩晕、共济失调和癫痫发作。

（7）少数病人急性期可出现精神症状，如欣快、幻觉、谵妄等，一般在 2~3 周后自行消失。

2.实验室及特殊检查特点

（1）脑脊液检查脑脊液压力增高，呈均匀一致血性，蛋白质含量增加，糖和氯化物正常。

（2）颅脑 CT 是确诊蛛网膜下腔出血的首选诊断方法。CT 检查可显示蛛网膜下腔高密度出血征象，可显示出血量、脑室大小以及出血的分布情况。

（3）数字减影血管造影（DSA）　可显示血管解剖行程、侧支循环和血管痉挛情况；还可发现引起蛛网膜下腔出血的其他病因如动静脉畸形、血管性肿瘤等。数字减影血管造影对病因的诊断可提供可靠证据，对确定手术方案有重要价值。

（4）血白细胞计数和中性粒细胞可轻到中度增高。

（三）救护原则

对蛛网膜下腔出血急性期病人救治的主要目的是应用止血剂控制继续出血，应用脱水剂减轻脑水肿，去除病因，防止再复发。

（四）救护措施

1.一般处理　病人绝对卧床休息 4~6 周，头部抬高 30°，保持病室安静、舒适和暗光，避免用力大便、剧烈咳嗽、情绪激动，防止发生再出血。有头痛、烦躁不安者可给予止痛镇静药如地西泮、苯巴比妥和布桂嗪等。

2.应用止血剂，防治再出血　蛛网膜下腔出血后颅内纤维蛋白溶酶的活性增强，可使血管破裂后局部形成的血凝块溶解而再出血。故临床选用止血剂应选用抗纤溶类的药物，常用的有 6-氨基己酸、止血芳酸、止血环酸等。此外，也可选用止血敏、安洛血、立止血、维生素 K3 等。

3.应用脱水剂蛛网膜下腔出血　可引起脑水肿及颅内压升高，尤其是病人有头痛、呕吐及意识障碍严重者，应积极进行脱水降颅压治疗。常用 20% 甘露醇 250 ml 快速静脉滴注，每 6~8 h 一次。也可选用呋塞米、白蛋白等。药物脱水效果不佳并有脑疝可能时，可行颞下减压术和脑室引流，以挽救病人生命。

4.防治迟发性血管痉挛　迟发性血管痉挛多发生于出血后 4~5 天，7~10 天为高峰期，2~4 周逐渐减少；迟发性血管痉挛为弥散性，可继发脑梗死，常见症状是意识障碍。可用钙通道拮抗剂以减轻血管痉挛所引起的临床症状。可口服尼莫地平 20~40 mg/次，每日三次；西比灵 5~10 mg，每晚一次，连用 3 周。

5.腰椎穿刺放脑脊液　其优点是能降低颅内压，减轻脑水肿，减轻血性脑脊液的刺激，减少脑膜粘连。对无明显禁忌证者可考虑实施腰穿放脑脊液，每次 5~8 ml，每周 2 次。注意放液的速度要慢，以免诱发脑疝。

6.手术治疗　外科手术治疗的目的是根除动脉瘤再次破裂出血的危险。一般认为年龄在 60 岁以下，一般状况较好者，应进行颅内动脉瘤的根治手术。

第四节　支号管哮喘重度发作

支气管哮喘（bronchial asthma）简称哮喘，是由肥大细胞、嗜酸性粒细胞和 T 淋巴细胞等多种炎性细胞参与的气道炎症。这种炎症引起气道高反应性、广泛性和可逆性气流阻塞。临床上表现为反复发作性的喘息、呼气性呼吸困难、胸闷或咳嗽等症状，常在夜间或清晨发作或加重，出现广泛多变的可逆性气流受限，部分病人的症状可自行缓解或经治疗后缓解。如哮喘发作严重，一般常规治疗无效，支气管极度痉挛导致严重呼吸困难、肺功能减损、动脉血氧分压降低，二氧化碳分压正常或升高者，称为哮喘重度发作。

一、病因及发病机制

（一）病因

支气管哮喘的病因尚不十分清楚，大多认为哮喘是一种有明显家族聚集倾向的多基因遗传疾病，受遗传和环境多种因素的影响。

1.遗传因素　调查资料表明，哮喘病人亲属患病率高于群体患病率，并且亲缘关系越近，患病率越高；在一个家系中，患病人数越多，其亲属患病率越高；病人病情越严重，其亲属患病率也越高。经研究表明，哮喘患儿双亲中存在不同程度气道反应性增高，说明哮喘病人家属中存在气道高反应性的基础，认为气道高反应性的遗传在哮喘遗传中起着重要作用。有实验认为病人气道高反应性可能与 IgE 高亲和性受体基因有关。另外，人类白细胞抗原（HLA）、基因及一些细胞因子转录失调对哮喘的发生也起着较重要作用。

2.激发因素　哮喘的形成和反复发病，常是多种因素综合作用的结果。包括吸入物，如尘螨、花粉、真菌、动物毛屑、硫酸、二氧化硫、蛋白酶、淀粉酶等特异性和非特异性吸人物；感染，如病毒、细菌、寄生虫等；食物，如鱼、虾蟹、蛋类、牛奶等；药物，如普萘洛尔、阿司匹林等；其他，如气候变化、运动、精神因素、妊娠等都可能是哮喘的激发因素。

（二）发病机制

1.变态反应　当变应原进入具有特应性体质的机体后，在 T 淋巴细胞作用下，促使 B 淋巴细胞转化为浆细胞，浆细胞可合成高滴度的特异性 IgE，并结合于肥大细胞和嗜碱性粒细胞表面的高亲和性 FE 受体；也能结合于巨噬细胞、单核细胞、嗜酸性粒细胞、NK 细胞及血小板表面的低亲和性 FCE 受体。当变应原再次进入人体内，可与结合在 FCE 受体上的 IgE 交联，合成并释放多种活性介质，致使支气管平滑肌收缩、黏液分泌增加、血管通透性增高和炎性细胞浸润等。炎症细胞在介质的作用下又可释放多种介质，使气道炎症加重。

根据变应原吸入后哮喘发生的时间，可分为速发型哮喘反应、迟发型哮喘反应和双相型哮喘反应，速发型是在吸入变应原的同时立即发生反应，15~30min 达高峰，2h 左右逐渐恢复正常。迟发型起病迟，约 6h 左右发病，持续时间长，可达数天。重症哮喘多与迟发型反应有密切关系，其临床症状重，常呈持续性哮喘表现，肺功能受损明显而持久。

2.气道炎症　哮喘是一种涉及多种炎性细胞及炎症介质相互作用的一种慢性变态反应性气道炎症。外源性变应源使肥大细胞脱颗粒所释放的炎症介质，除了能引起速发型哮喘反应外，其中的白三烯、血小板活化因子和嗜酸性粒细胞阳离子蛋白等炎症介质，可使嗜酸性粒细胞、淋巴细胞、中性粒细胞、巨噬细胞等炎性细胞从外周循环血液募集到气道，并活化，释放出许多炎症介质。这些炎症介质可使气道黏膜上皮破坏、微血管渗漏、黏膜水肿、腺体分泌增加，导致迟发型哮喘反应。迟发型哮喘反应比速发型哮喘反应更为持久，也更具有临床意义。

气道变态反应性炎症是导致哮喘病人气道高反应性和可逆性阻塞的病理基础。各种不同类型、不同病期、不同程度的哮喘均存在变态反应性气道炎症。

3.神经因素　支气管受肾上腺素能神经、胆碱能神经和非肾上腺素能非胆碱能神经的支配，每类神经中均含有可使气道平滑肌收缩或舒张的受体。如肾上腺素能神经的 α 受体、胆碱能神经的 M2 和 M3 受体和非肾上腺素能非胆碱能神经的 P 物质受体等兴奋时可引起支气管平滑肌收缩、口径缩小肾上腺素能神经的 β 受体、胆碱能神经的 M2 受体和非肾上腺素能非胆碱能神经的 VIP 受体等兴奋时则可使支气管平滑肌松弛、口径变大。哮喘病人的气道中，上述调节气道口径的神经受体平衡失调：α 受体、M1 受体、M2 受体和 P 物质受体的功能增强，而 β 受体、M2 受体和 VIP 受体的功能不足。所以哮喘病人的气道对多种免疫和物理、化学刺激因子呈现高反应性。

二、病情评估

（一）临床表现

1.症状　为发作性伴有哮鸣音的呼气性呼吸困难或发作性胸闷和咳嗽，病人被迫端坐前俯，两手前撑，两肩耸起，干咳或咳大量白色泡沫痰，出现发绀等。如为咳嗽变异型哮喘，可只表现为咳嗽；运动性哮喘可表现为运动时出现胸闷和呼吸困难。重症哮喘症状持续发作，夜间症状频繁。

2.体征　胸部呈过度充气状态，有广泛的哮鸣音，呼气音延长，辅助呼吸肌和胸锁乳突肌收缩加强。还可出现心率增快、奇脉、胸腹反常运动和发绀等。

（二）辅助检查

1.血液检查　发作时可有嗜酸1生粒细胞增高；并发感染时可有白细胞数增高和中性粒细胞比例增高。

2.痰液检查　痰涂片在显微镜下可见较多的嗜酸性粒细胞及嗜酸性粒细胞退化形成的尖棱结晶、黏液栓和透明的哮喘珠。合并细菌感染时，痰涂片、痰培养及药物敏感试验有助于病原菌诊断和指导治疗。

3.胸部 X 线检查　哮喘发作时两肺透亮度增加，呈过度充气状态；并发感染时，可见肺纹理增加及炎性浸润阴影。

4.呼吸功能检查 在哮喘发作时有关呼气流速的全部指标均显著下降，第一秒钟用力呼气量、第一秒钟用力呼气量占用力肺活量比值、最大呼气中期流速以及呼气流量峰值均减少。哮喘发作时还可有用力肺活量减少、残气量增加，功能残气量和肺总量增加，残气量占肺总量的百分比增高。

5.动脉血气分析 哮喘严重发作时可有不同程度的低氧血症，由于过度通气可使 $PaCO_2$ 下降，pH 上升，表现呼吸性碱中毒。如果病情进一步发展，气道阻塞严重，可有 PaO_2 下降而 $PaCO_2$ 上升，表现呼吸性酸中毒。如缺氧严重，可合并代谢性酸中毒。

6.特异性变应原的检测 用放射性变应原吸附试验测定特异性 IgE，过敏性哮喘病人血清 IgE 可高于正常人 2~6 倍。在缓解期检查可判断变应原，但应防止发生过敏反应。

（三）哮喘重度发作的临床特征

1.有反复发作的支气管哮喘病史。发作前有打喷嚏、流涕、胸闷、咳嗽等先兆表现。部分病人可无先兆症状而突然发病。

2.哮喘严重发作持续 24 h 以上，经一般治疗无效。病人极度呼吸困难，呈张口呼吸，伴发绀、咳嗽不畅，大汗淋漓，可见吸气三凹征，肺部听诊呼气延长、两肺满布哮鸣音或无哮鸣音。

3.缺氧和二氧化碳潴留、发绀、低氧血症明显，$PaO_2<50$ mmHg。开始呈呼吸性碱中毒；晚期二氧化碳潴留，$PaCO_2>45$ mmHg 呈呼吸性酸中毒。部分可并发代谢性酸中毒。

4.出现意识障碍，明显的全身衰竭状态并发气胸或纵隔气肿。

5.平喘药疗效差，要持续用支气管扩张药，持续用激素。

6.X 线胸片示肺过度充气，呼吸功能测定气 igOR 塞严重，呼气流速指标均显著下降。

三、救护原则

对哮喘重度发作病人主要解决的问题是改善通气障碍，纠正缺氧。其次，是要维持水、电解质与酸碱平衡，除去诱发因素，防止并发症。

四、救护措施

（一）急救治疗

1.给氧鼻导管持续低流量（1.5~2 L/min）给氧或用面罩雾化吸氧（4~5 L/min）。严重缺氧或 $PaCO_2$ 升高时应给予气管插管和机械通气。

2.平喘

（1）β 受体激动剂 这类药物有极强的支气管舒张作用，平喘作用快，副作用小，是缓解哮喘症状的首选药。常用舒喘灵喷雾吸人 0.1~0.2 mg，每日吸 4 次，或 2.0~4.0 mg 口服，每日三次。

（2）氨茶碱 常用 0.1 g 口服，每日三次，或氨茶碱首次剂量 4~6 mg/kg，缓慢静脉推注，于 15~30 min 内推注完，继以 0.8~1.0 mg/kg，静脉滴注维持，日注射量不超过 1.0 g。如 48 h 内已使用过氨茶碱，则首次静注给药剂量应减半。

（3）糖皮质激素　由于哮喘的病理基础是慢性非特异性炎症，糖皮质激素是当前防治哮喘最有效的药物。常用激素静脉滴注或雾化吸入。多选用水溶性的琥珀酸氢化可的松 100~400mg/d，静脉滴注，可同时或第二天起再口服泼尼松 30~40 mg/d，病情一旦改善立即停止氢化可的松静脉给药。泼尼松继续服用 1~2 周，再逐渐减量至停药。也可用倍氯米松 0.1 mg 雾化吸入，每日 3~4 次。

（4）抗胆碱药　溴化异丙托品气雾剂每次 4 喷，每 H 4 次吸入。与卢 z 受体激动剂气雾剂同时应用有相加作用。溴化异丙托品溶液与卢受体溶液同时雾化吸入疗效更好。

3.补液　根据失水及心脏情况，静脉补充液体，每日补液量为 2 500~3 000 ml，以纠正失水，稀释痰液。

4.纠正酸中毒哮　喘重症发作，常有呼吸性酸中毒伴代谢性酸中毒。可用 5% 碳酸氢钠 100~200 ml 静脉滴注，必要时每隔 0.5~l h，用 50~100 ml，或根据二氧化碳结合力、动脉血气分析测定结果给药，一般一日量不超过 400 ml。

5.抗感染　呼吸道和肺部感染是哮喘重症发作的常见诱因和并发症，可加重哮喘，故应酌情选用广谱抗生素静脉滴注。

6.及时处理并发症　哮喘重症发作时，可并发自发性气胸、纵隔气肿、肺不张、肺炎等，应仔细检查、及时发现及时处理。

（二）护理

1.环境与体位　保持室内空气新鲜与流通，每天开窗通风，提供安静、舒适、冷暖适宜的环境；尽量减少病室内过敏原的存在，如不摆放花草，不铺地毯，不使用陈旧被褥等。根据病情提供舒适体位，如端坐呼吸的病人不能平卧，应给予高枕卧位或半坐位，并为病人提供床旁小桌，使病人上身尽量前倾，有利于呼吸肌运动和膈肌的活动，减少体力消耗。

2.饮食与水分　重症哮喘病人因张口呼吸和出汗引起水分大量丢失，加之呼吸劳累使食欲下降、进食减少，痰液更加黏稠，不易咳出。应注意及时补充水分，准确记录出入量，调节液体及酸碱平衡。饮食以清淡、易消化、足够热量为宜，避免进食冷、硬、油炸食物，不宜食用鱼、虾、蟹、蛋类、牛奶等易过敏食物。

3.病情观察　注意观察病人的神志、面容、出汗、发绀、呼吸困难程度，监测呼吸音、哮喘音变化以及血压、心率的变化，了解病情和治疗效果。加强对急性发作病人的监护，特别是夜间及凌晨易发作段的监护，及时发现自发性气胸、肺不张、脱水及呼吸衰竭等并发症。

4.加强呼吸困难的护理

（1）保持呼吸道通畅　在补充足够液体的基础上，给予雾化吸入、翻身、拍背，促进痰液排出，必要时进行气管插管。

（2）调整吸气流量对重症哮喘应给加温湿化的氧吸入，氧流量每分钟 3~5L，使动脉血氧分压高于 60 mmHg。

（3）加强对心脏的监护注意观察心率、心律，因缺氧和药物治疗（如肾上腺素、氨茶碱）均可导致心动过速和心律失常。

5.心理护理　哮喘病人急性发作时多有烦躁不安、焦虑、恐惧等心理反应。这些心理反应又可加重或诱发呼吸困难，造成"恶性循环"。医护人员应关心和体贴病人。向病人解释避免不良情绪的重要性。并通过暗示、说服、示范、解释，稳定病人情绪，阻断因心理反应而造成的"恶性循环"，使哮喘得以控制。

第五节　急性重症胰腺炎

急性胰腺炎（acute pancreatitis，AP）是指胰酶在胰腺内被激活后引起胰腺组织自身消化的化学性炎症。临床以急性上腹痛、恶心、呕吐、发热、血与尿淀粉酶增高为特点。临床上根据其严重程度分为轻型急性胰腺炎和重症型急性胰腺炎。轻型是指病人可有极轻微的脏器功能紊乱，没有严重腹膜炎体征和严重的代谢功能紊乱，数日后可完全恢复，预后良好；重症型是指病人有脏器功能障碍或衰竭、代谢功能紊乱或出现胰腺坏死、脓肿、假囊肿等局部并发症，病人可出现腹膜炎体征、皮下淤斑征等，病死率高。

一、原因及发病机制

（一）病因

引起急性胰腺炎的病因较多，但多数与胆管疾病、大量饮酒和暴饮暴食有关。因胆总管和主胰管共同开口于壶腹和十二指肠乳头，胆石及蛔虫的嵌顿、炎症的水肿均可使胆汁和胰液的排出受阻，胆汁逆流至胰管，导致胰腺组织受损和胰酶激活而引起胰腺的自身消化而发生急性胰腺炎。另外，长期酗酒和暴饮暴食，特别是高脂肪餐后，使胰腺分泌大量蛋白，形成蛋白栓子阻塞胰管，造成胰腺受损以及 Oddi 括约肌功能紊乱和十二指肠乳头水肿促发急性胰腺炎。此外，腹腔手术、腹部外伤、感染、某些药物、甲状腺功能亢进等也可引起急性胰腺炎。

（二）发病机制

上述各种致病因素最终引起共同的发病过程，即胰腺各种消化酶被激活所致的胰腺自身消化。正常情况下，胰腺分泌的消化酶有两类，一类是具有生物活性的酶，如淀粉酶、脂肪酶等。另一类是以酶原形式存在的不具有活性的酶，如胰蛋白酶原、糜蛋白酶原、弹力蛋白酶原、磷脂酶原 A、激肽酶原、胰舒血管素原等。这些无活性的酶原进入十二指肠后，由肠激酶先激活胰蛋白酶原转变为胰蛋白酶，再由胰蛋白酶激活其他各种有关的酶原，对食物进行消化。生理状态时，胰腺本身有一套完整的防御机制的保护而避免发生自身消化。一旦防御机制遭到破坏，胰腺消化酶原被提前激活，就会发生胰腺自身消化，临床上就出现急性胰腺炎。在各种酶原的激活过程中，起关键作用的是胰蛋白酶，只要有很少量的胰蛋白酶原被激活成胰蛋白酶，即可激活其他多种酶原。在这些被活化酶中，弹力蛋白酶对血管壁的弹力纤维有溶解作用，造成血管的严重损害，致使胰腺出血和血栓形成；磷脂酶 A 可破坏细胞膜的磷脂成分，造成细胞的坏死；激肽释放酶可使激肽酶原变为缓激肽和胰激肽，使血管舒张和通透性增加，引起水肿、微循环障碍和休克；脂肪酶参与胰腺及周围脂肪坏死、液化。上述消化酶共同作用，造成胰腺实质及其邻近组织的损伤和坏死，又进一步促进消化酶释出，消化酶和坏死组织液，经血液循环、淋巴管途径输送到全身，可引起全身多个脏器损害。

二、诊断要点

1.发病前多有暴饮、暴食或胆管疾病病史。

2.突发中上腹部或偏左持续性刀割样剧痛，可阵发性加剧，多向腰背部呈带状放射，疼痛不能被一般止痛剂所缓解。常伴有剧烈而持久的反射性恶心、呕吐、发热和早期出现低血压、休克等症状。

3.有明显脱水和代谢性酸中毒征象。

4.上腹压痛显著，并有肌紧张、压痛、反跳痛、腹胀、肠鸣音减弱或消失等体征。

5.血、尿淀粉酶测定血清淀粉酶在起病后 24 h 内超过正常值上限的 3 倍，于起病 48 h 后高峰下降而尿淀粉酶升高。

6.血生化检查 空腹血糖持续性高于 100 mmol/L。血清钙显著降低，常低于 2.0mmol/L 以下；血清正铁血白蛋白阳性。

7.X 线腹部平片显示"哨兵攀征"（邻近胰腺的十二指肠或小肠节段性扩张）及"结肠切割征"（横结肠痉挛而其邻近结肠胀气扩张）。还可发现麻痹性肠梗阻征象。

8.腹部 B 超检查可见胰腺体积增大，对胰腺脓肿、假性囊肿有诊断价值。

9.CT 检查可见胰腺肿大，边缘不规则；还可见胰腺内或胰周有无囊壁包裹的液体积聚；进行 CT 增强扫描时，可见坏死灶在造影剂增强期无增强显影，并与周围无坏死胰腺形成鲜明对比。

三、救护原则

对急性重症胰腺炎病人及时采取正确有效的措施是抢救成功的关键。首先是减轻和控制胰腺的炎症，二是阻断和防止并发症，三是支持疗法和治疗并发症。

四、救护措施

(一) 非手术治疗

1.应用广谱高效抗生素 感染是大多数重症病人的死亡原因，无感染的重症病人死亡率为 10%，如感染后得不到及时治疗，死亡率可达 100%。因此预防和治疗感染已成为降低重症急性胰腺炎死亡率的关键，可选用泰能（Tienam 亚胺培南）、环丙沙星、氧氟沙星等，也可选用第三代头孢菌素。

2.应用生长激素　生长激素可增强肠黏膜屏障，防止肠内细菌移位、细胞因子释放造成对机体第二打击诱发的多脏器功能衰竭；还可纠正负氮平衡，有利于机体的恢复。

3.抗休克　重症胰腺炎病人常因胰周组织液渗出严重可导致大量液体丢失，造成有效血容量减少。胰腺组织对血流量的变化极为敏感，有效血容量的减少会引起胰腺微循环灌注不足而加重胰腺组织的坏死，因此补液量要大。常用鲜血、血浆或白蛋白以及平衡液、代血浆等。

4.纠正水、电解质及酸碱平衡紊乱　起病 6 h 后血容量下降 20%~30%，病情进展及重症者下降更显著而发生低血容量性休克，应快速补液，先给晶体液，必要时给低分子右旋糖酐、血浆等，及时纠正水、电解质和酸碱平衡紊乱。

5.应用糖皮质激素　一般情况不使用，但当重要脏器出现严重并发症（如心肌严重损害、急性呼吸衰竭等），可应用糖皮质激素治疗，常用氢化可的松 200~500 mg/d 静脉滴注。

6.抑制胰酶活性，减少胰酶合成　加贝酯或抑肽酶均有抑制蛋白酶作用。硫嘌呤或 5-氟尿嘧啶均可抑制 DNA 和 RNA 的合成，以阻断新胰酶颗粒合成。

7.镇痛　常用杜冷丁或阿托品肌内注射；0.1%普鲁卡因静脉滴注，但一般不用吗啡，因吗啡可使 Oddi 括约肌痉挛，不利于胰液引流。

8.腹腔灌洗　适用于腹内大量渗液或伴急性。肾功能不全者，灌洗可使腹内含毒性作用的酶、肽类等排出体外，对改善一般情况，防止并发症是有益的。

手术适应证：①急性病程稳定，且水、电解质及酸碱平衡基本正常；②胆管梗阻病程未超过三天；③假性囊肿或胰腺脓肿；④诊断未明，疑有腹腔脏器穿孔或肠坏死。

（三）护理

1.控制胰腺的分泌

（1）禁食、禁水禁食、禁水可使胰腺免受食物和胃酸刺激，以使胰腺分泌减少到最低限度待其恢复。一般禁食 5~8 天，严重者禁食 2 周。

（2）胃肠减压以减少胃酸对胰腺分泌的刺激和改善胃肠道胀气，减轻胰腺外分泌各种酶的破坏作用，使胰腺的急性炎症消退。一般胃肠减压 2~3 天。

（3）全胃肠外营养（TPN）　重症胰腺炎不但长期不能进食，而且机体处于高分解状态，病人处于负氮平衡急需全胃肠外营养补充各种营养物质，这样有利于消化道完全休息，减轻疼痛，有利于预防和治疗感染。

2.监测重要脏器的功能　给予吸氧，定时测血气分析，发生呼吸衰竭可作气管切开或气管插管，应用辅助呼吸机辅助呼吸，并注意心、肾功能不全的处理。

3.心理护理　急性重症胰腺炎发病突然，腹痛持久而剧烈，病情严重，病人常表现十分紧张，有的产生焦虑、恐惧情绪。护理人员应帮助病人减少或去除腹痛加剧的因素，做好健康教育疏导，取得病人的信任，积极配合治疗护理，严格遵守饮食、治疗方案。

第六节 急性肺损伤与呼吸窘迫综合征

【概述】

急性呼吸窘迫综合征（acute respiratory distress syndrome，ARDS）是指患者原有心肺功能正常，由于肺内、肺外多种不同致病因素所引起的急性肺损伤（acute lung injury，Au），导致以肺血管阻力增加、顺应性降低、肺泡萎陷、毛细血管分流和渗透性增加为主要表现的一种急性进行性呼吸衰竭，临床上以呼吸频率加快、呼吸窘迫和进行性低氧血症为特征，是全身炎症反应（svstemic inflammatory response，SIR）在肺部的表现。ARDS是ALI的严重阶段，常可引发或合并多脏器功能障碍，甚至衰竭，是临床各科常见的急危重症。ALI/ARDS的流行病学由于对定义和诊断标准的理解差异，导致其发生率报道不同。目前我国尚无发病率的报告。依据北美欧洲学术会议（NAECC）定义所报告的发病率为75/100 000人，儿童发病率为8.5~10.4/1 000人。

【病因】

1.休克：感染性、失血性、心源性、过敏性休克等各种类型的休克均可引起。

2.创伤：胸部创伤：肺挫裂伤、冲击伤，肺脂肪栓塞；主动脉瘤破裂、脏器移植等大手术后；烧伤、头部创伤、骨折等，尤其是多部位创伤或挤压综合征。

3.溺水、胃内容物呕吐误吸。

4.严重感染：各种病原微生物引起的感染。多见于革兰阴性杆菌内毒素和革兰阳性球菌外毒素引起的脓毒症；细菌性、病毒性、真菌性肺炎，卡氏肺孢子虫肺炎；急性血行播散型肺结核，立克次体感染等。

5.血液因素：过量输液输血、多次大量输入库存血、长时间体外循环、血液灌流或血液透析、弥散性血.管内凝血（DIC）。

6.有害气体：吸入二氧化氮（NO_2）、氨气、氯气、光气、二氧化硫等，高浓度吸入纯氧发生的氧中毒，有机氟、镉等。

7.药物过量与中毒：麻醉药物、美散酮、秋水仙碱、安眠剂、利眠宁、巴比妥类、水杨酸盐、环孢菌素，吸食毒品等。

8.代谢疾病：糖尿病酮症酸中毒、肝功能衰竭、尿毒症等。

9.妇产科疾病：妊高征、子痫、羊水栓塞或空气栓塞、绒毛膜上皮癌、产科大出血及死胎等。

10.其他：急性胰腺炎、结缔组织病、肿瘤晚期、体外循环、心肺复苏（CPR）及电击复律后、电击伤、肺部放射治疗、大面积肺栓塞、心肌梗死及肺动脉栓塞溶栓治疗后等。

【发病机制】

ARDS的发病机制还不完全清楚。近年强调全身性炎症反应综合征（systemic

inflammatoryresponse syndrome，SIRS）在 ARDS 发病过程中的重要性。

1.直接损伤　有些因素，如高浓度氧、刺激性气体或烟雾等有害气体的吸入，pH≤2.5 的胃内容物误吸，严重的胸部创伤、肺部炎症以及脂肪栓塞等可直接损伤肺泡上皮细胞和肺毛细血管，使毛细血管损伤和膜通透性增加，引起肺间质或肺内出血和肺泡肺水肿。肺脂肪栓塞后脂肪被脂肪蛋白酶转化成游离脂肪酸，可灭活肺表面活性物质。同时有炎性细胞积聚并释放炎症介质（inflammatory cytokines），进一步加重了肺损伤。

2.肠黏膜屏障损伤与细菌和毒素易位　肠道黏膜屏障是防止肠道细菌毒素和细菌侵袭的天然免疫屏障。肠道黏膜对缺血和缺氧反应极为敏感，当遇到严重应激如创伤、严重感染、休克等，肠道血管剧烈收缩，细胞缺血缺氧，产生前列环素（PGI2）、一氧化氮（NO）等扩血管物质，继之发生血液再灌注损伤，肠道黏膜屏障遭到破坏，导致肠道内毒素和细菌吸收入血，激活肺部和全身炎性细胞，并释放炎性介质，导致 SIRS 及 ARDS 发生，此种情况多为 MODS 器官病变之一。

3.炎性细胞与细胞介质　许多原发疾病和诱因均可使多种炎症细胞特别是中性粒细胞在肺毛细血管床聚集、激活。在 ARDS 发病开始 6~24 小时即可见到肺内巨噬细胞数量迅速增加，并释放出一系列炎症因子，导致失控（或过度）的炎症反应，其可能是在 ALI/ARDS 发生时重要的始动因素之一。

ARDS 病人支气管肺泡灌洗液中存在大量的补体碎片和中性细胞，在创伤、感染等因素作用下，多形核白细胞（PMN）、单核.巨噬细胞、血小板等效应细胞由于趋化因子（补体激活产物 C5a、纤维蛋白降解产物、白三烯等）的作用向肺内趋化、聚集，并被激活，与血管内皮细胞（VEC）紧密黏附亲和。中性粒细胞表面的糖蛋白——巨噬细胞分子-1（macrophage-1，Mac-1）和淋巴细胞功能相关抗原（1ymphocyte function associated antigen-1，LFA-1）表达明显增多，进一步加重中性粒细胞和血管内皮细胞之间的黏附。据报道，参与炎症反应的细胞因子多达上百种。这些炎症细胞释放的大量炎症因子同时影响补体系统、凝血系统与纤溶系统。

内毒素可引起肺内中性粒细胞和巨噬细胞激活，并释放出大量氧自由基、蛋白酶类、脂类代谢产物和细胞因子，致使肺细胞膜、细胞器结构和功能变化，酶失活和溶酶体酶释放，导致周围蛋白质分解和组织破坏，肺泡上皮细胞、肺泡—肺毛细血管及全身各部毛细血管损伤，通透性增加，引起肺水肿，支气管平滑肌痉挛，抑制肺泡表面活性物质合成，肺动脉高压，导致 ARDS，并使机体处于高代谢、高动力循环和过度的炎症反应状态，可同时或序贯地出现急性肾功能衰竭、DIC、急性胃肠道出血等。因此，目前认为 ARDS 发病的关键是致病因子激活了细胞和体液因素，导致了体内过度或失控性炎症反应。

4.细胞凋亡细胞凋亡（apoptosis）又称为程序性细胞死亡（programmed cell death）。已经证明，在 ALI 与 ARDS 发生发展过程中，细胞膜表面分子 CD44 缺陷小鼠出现粒细胞凋亡抑制或清除凋亡细胞抑制，不能清除肺损伤时的凋亡粒细胞，使炎症加重和死亡率增加。中性粒细胞凋亡的抑制作用由可溶性前炎性介质如粒细胞集落刺激因子（G-CSF）、粒细胞.巨噬细胞集落刺激因子（GM-CSF）、IL-8 和 IL-2

介导。动物实验也证明，在缺血/再灌注明显改善后可提高肺部粒细胞凋亡，减少肺损伤和死亡率。

ALI 发生内皮细胞凋亡的机制还不完全清楚，有人认为在 ARDS 有 3 种因素联合导致肺泡上皮细胞凋亡，分别是：①可溶性 Fas 配体浓度增加；②SP-A 浓度降低；③血管紧张素转换酶和血管紧张素Ⅱ浓度增加。这些因素可能是发生 ALI 和 ARDS 的重要机制之一，其主要表现一是内皮细胞损伤的肺泡上皮凋亡和肺泡渗出增加；二是增加炎性介质释放和炎性细胞趋化。

5.凝血功能障碍 ARDS 病人的肺活检和死亡解剖发现，早期即有肺小动脉血栓形成。前炎症因子诱导损伤的血管内皮细胞组织因子表达产生大量的凝血酶，易于形成血栓。近来研究发现，感染和创伤病人合并 ARDS 时纤维蛋白降解产物明显升高和蛋白 C/活化蛋白 C 系统下调，阻碍了凝血酶产生的内源性机制，参与激活了凝血和炎症反应状态。

6.NF-kB 核因子 kB 是参与炎症反应的一个重要转录因子，广泛存在于真核细胞中，并参与许多基因表达的调控。当细胞受到氧自由基、内毒素、细胞因子等的刺激后被激活，导致核因子 kB 快速从细胞质移位进入细胞核内，结合在被诱导基因启动子序列上特异的 kB 位点，调控相应的靶基因表达。活化的核因子 kB 可促使细胞因子（如 IL-l、TNF-α）、黏附分子（如 ICAM-1）、细胞表面受体、酶类和急性期蛋白等的表达增加，可进一步参与炎症和免疫反应。

7.遗传学变异 近年来，许多研究证明，遗传多态性（genetic polymorphism）对炎症反应、前炎性介质和抗炎介质均有影响。其中任何一种基因突变即可产生使病情加重的炎症蛋白，从而影响 sIIRS 的结果。对全身性炎症反应危害的预后，可能是多种基因修饰的结果。许多基因因炎症反应而编码上调或下调蛋白。在炎症反应早期，下调蛋白基因突变的影响可能在 ALI/ARDS 发病过程中起到较为重要的作用。

在上述发病机制中，由于 ALI/ARDS 的病因不同，其发病机制可能有不同。

【病理与病理生理】

1.病理 ALI/ARDS 的病理变化在早、中、晚期有不同特征。①早期（渗出期，0~7 天）：肺体积增大、变硬，重量增加，呈暗红色或暗紫色，表面有出血灶，切面可见充血、水肿、出血。镜下可见肺泡损伤，肺间质、肺泡水肿和肺泡内出血。上皮细胞肿胀，3 天后即可见到由血浆蛋白、细胞碎片、纤维素等凝结而成的透明膜形成等。肺内炎症细胞浸润，上皮细胞损伤多于内皮细胞损伤。Ⅰ型肺泡上皮细胞变性、坏死，可见与基底膜分离，局部微血栓形成。Ⅱ型肺泡上皮细胞大量增生，肺泡—间质结构不清，透明膜开始机化，出现肺泡重建。②中期（增生期，7~21 天）：肺呈暗灰色，实变，重量增加。切面可见肝脏样变，灶性或大片肺不张，肺泡渗出及纤维化，肺泡—毛细血管间隙增大，Ⅰ型细胞坏死明显增多，出现大量成纤维细胞增生，远端气腔窄小，甚至闭塞。肺泡间隙开始出现纤维化。此阶段内皮细胞损伤更加严重，毛细血管网损伤，出现肺动脉高压。③晚期（纤维化期，第10

天开始）：肺纤维化逐渐演变为瘢痕样变，呈蜂窝状，肺萎陷面积增大，称为纤维化性肺泡炎。镜下可见淋巴细胞和巨噬细胞堆积，肺细胞结构破坏严重，不规则气肿，大血管迂曲损伤等。上述 3 个阶段的改变可重叠存在。大多数病人发展至终末阶段，发生肺功能不全和肺动脉高压，产生一系列临床表现。大约在 21 天后，肺泡渗出和透明膜开始吸收，病变开始逐渐恢复。

2.病理生理　ARDS 的主要病理生理改变有：①由于肺泡毛细血管内皮和肺泡Ⅱ型上皮细胞功能受损，水溶性分子跨膜转运功能破坏，毛细血管通透性增加，加之淋巴回流功能受损，间质液体引流受阻，24 小时内即发生肺间质和肺泡水肿，水肿液内蛋白含量增加。肺泡萎陷，间质负压增高，加重肺水肿。②由于缺氧、肺血流灌注不足、微血栓和栓塞、肺泡水肿、高浓度氧吸入以及感染等多种因素均可影响Ⅱ型肺泡细胞表面活性物质合成而使其减少，加重了肺萎陷和肺顺应性减低，并促进肺水肿形成。③由于肺间质和肺泡水肿、充血，肺泡萎陷，肺容积变小和功能残气量减少，使有效肺泡通气量减少，肺顺应性降低，呼吸功能和耗氧量增加，加重了缺氧。由于肺血分流加速及间质水肿和毛细血管膜增厚，缩短了气体与血液的接触时间，导致气体弥散功能障碍，静脉血得不到充分氧合，降低了静—动脉血的氧合率。上述改变导致并加重了通气/血流比例失调，通气不均匀，以至肺内右向左分流增加（其分流量可高达 30%以上），从而导致了严重的低氧血症。因此，ARDS 患者的严重低氧血症难以纠正。由于缺氧刺激颈动脉窦和主动脉体化学感受器可反射性刺激呼吸中枢，使肺间质组织中的肺毛细血管旁感受器（J 感受器）兴奋，引起呼吸加快，产生通气过度，早期出现 CO_2 排出过多，血液 $PaCO_2$ 降低，出现呼吸性碱中毒。ARDS 晚期，呼吸肌疲劳，通气不足，缺氧更为严重，因 CO_2 潴留而发生高碳酸血症，同时大量的中间代谢产物乳酸等人血引起代谢性酸中毒，形成混合性酸中毒。

综上所述，机体在各种致病因子打击下，引起 sIRS，同时发生抗炎反应（CARS），如果两者强度处于动态平衡，机体不会出现 ALI 和 ARDS；如果 SIRS 失控，则平衡被破坏，可导致 ALI 和 ARDS 和（或）多器官功能障碍发生。ARDS 是全身性炎症反应的一部分，是 SIRS 在肺部的表现，但是还有许多问题有待深入研究。

【临床表现】

起病多急骤，多于原发疾病的救治过程中出现呼吸频率增加，呼吸困难，心率增快，紫绀，烦躁。其特点是进行性加重的呼吸窘迫和严重的低氧血症，用一般氧疗难以纠正。无论是哪一种病因与诱因，ARDS 的临床演变都要经过以下 4 期。

1.损伤期　在起病后 4~6 小时出现，主要以原发病症状和体征为主，或被原发病的临床表现所掩盖。呼吸无变化或轻度增快，但无呼吸窘迫，X 线胸片无异常所见。

2.相对稳定期　在起病后 6~24 小时，经过对原发病的积极救治，病人循环功能可得以稳定，但逐渐出现呼吸困难，呼吸频率加快（>30 次/min），紫绀，因通气过度，$PaCO_2$ 降低，此时肺部体征尚不明显，或偶闻干性啰音或哮鸣音。X 线胸片可见肺纹理增强、模糊和网状浸润影，提示出现血管周围液体积聚增多和间质性肺水肿。

3.呼吸衰竭期　起病后24~48小时，患者呼吸困难和紫绀进行性加重，呈呼吸窘迫，常伴有烦躁、焦虑、多汗等。其呼吸困难特点是不能用常规的氧疗方法使之改善，也不能用其他心肺疾病来解释。呼吸频率加快，可达35~50次/min，肺部可闻干、湿性啰音。心率增快。胸部X线片示两肺散在斑片状阴影并有融合趋势，可伴有奇静脉影增宽。由于低氧血症引起通气过度，$PaCO_2$降低，出现呼吸性碱中毒。

4.终末期　呼吸窘迫和紫绀持续加重，出现神经精神症状，如嗜睡、谵妄、昏迷等。X线胸片显示融合大片浸润阴影，支气管充气征明显，由于呼吸肌疲劳导致CO_2潴留，产生混合性酸中毒，最终可发生循环功能障碍，甚至心脏骤停。

【实验室检查】

(一)肺通气功能测定

肺容量和肺活量、残气量、功能残气量均减少。呼吸生理无效腔（V_D）随着病情加重而增加，所以死腔气量与潮气量（VD）之比值（VD/VT）也增加，大于0.5，提示需要机械通气。

(二)肺顺应性测定

一般在床边测定胸－肺总顺应性，常有明显降低。适用于呼气末正压通气的病人，动态胸–肺总顺应性的计算公式如下：

肺顺应性=潮气量/最大气道内压－呼气末正压

肺顺应性测定对ARDS的诊断和鉴别诊断、疗效判定、检测气胸或肺不张合并症等均有参考价值。

(三)血气分析

PaO_2降低，<60 mmHg；$PaCO_2$降低，<35 mmHg；pH：升高。终末期$PaCO_2$升高。静－动脉分流量（QS/QT）增加，吸纯氧20分钟后PaO_2，/FiO_2<350 mmHg。

ARDS因多与MODS共存而常伴有酸碱平衡紊乱，血气分析常能提示酸碱平衡紊乱的种类：

1.呼吸性碱中毒合并代谢性酸中毒见于ARDS早期。pH正常，PaO_2下降，$PaCO_2$下降，HCO_3^-降低，ABE常呈负值，阴离子间隙升高（正常值8~16 mmol/L）。

2.呼吸性碱中毒合并代谢性碱中毒pH升高，PaO_2下降，HCO_3^-升高或正常，$PaCO_2$下降，阴离子间隙正常或轻度升高。血钾离子下降，血氯、钠离子轻度下降或正常。

3.呼吸性酸中毒合并代谢性碱中毒pH正常，PaO_2下降，HCO_3^-轻度升高或降低，$PaCO_2$升高，ABE常呈正值。血钾、氯离子下降，钠离子升高。

4.呼吸性酸中毒合并代谢性酸中毒pH下降明显，PaO_2下降，$PaCO_2$升高，HCO_3^-轻度降低或正常。血钾、氯离子升高，钠离子轻度下降或正常。

5.三重酸碱紊乱（triplex acid–base disorders）　即呼吸性碱中毒+代谢性酸中毒+代谢性碱中毒。pH升高或正常，PaO_2下降，HCO_3^-下降或正常，$PaCO_2$下降，阴离子间隙升高。血钾离子下降，血氯离子升高或正常，钠离子轻度下降或正常。

（四）肺氧合指数测定

现在推荐肺氧合指数如肺泡—氧分压差（P（A~a）O_2）、肺静—动脉分流量（QS/QT）、呼吸指数（RI；RI=P（A~a）O_2/PaO_2 或 PaO_2/FiO_2）作为氧合功能的指标。PaO_2/FiO_2 的参照范围为 400~500 mmHg。其计算公式：

PaO_2/FiO_2 数值=PaO_2（mmHg）÷吸入氧浓度（%）

例：PaO_2 为 60 mmHg，吸入氧浓度 40%，则 60÷40%=150

ALI 时 PaO_2/FiO_2≤300 mmHg，ARDS 时 ≤200 mmHg。RI 参照范围为 0.1~0.37，大于 1，表明氧合功能明显减退；大于 2，提示需机械通气。按动脉血气分析，ARDS 的病情分级见表 6–1。

（五）血管通透性和血流动力学测定

表 6–1 ALI/ARDS 血气分析与病情分级

病情分级	吸入空气		吸入纯氧 20 分钟	
	PaO_2(mmHg)	$PaCO_2$(mmHg)	PaO_2/FiO_2(mmHg)	QS/QT（%）
轻度	<60	<35	<350	>15
中度	<50	<40	<150	>25
重度	<40	>45	<100	>35

1.渗出液中蛋白质与血浆蛋白含量 ARDS 时，肺毛细血管膜通透性增加，蛋白质随着水分一同渗出至肺间质和肺泡，使渗出液中蛋白质含量增加，渗出液中蛋白质与血浆蛋白含量之比增加。取肺灌洗液测蛋白质含量与血浆蛋白含量比较，若比值>0.7，应考虑 ARDS，心源性水肿比值<0.5。

2.肺动脉压（PAP）、肺毛细血管楔压（PCWP）和肺循环阻力测定 一般通过漂浮导管进行测定。ARDS 患者 PAP 升高>20 mmHg，PCWP<12 cmH_2O，肺动脉压—肺毛细血管楔压差（PAP–PCWP）增加>5 mmHg。这些检查对 ARDS 诊断、鉴别诊断有相当大的价值，在机械通气治疗时能监测对循环功能的影响，PCWP>16 cmH_2O 时提示急性左心衰竭。

3.肺血管外含水量测定主要用于判断肺水肿程度、转归和疗效。采用热染料双示踪剂稀释法，由中心静脉或右心导管注入含 5 mg 靛青绿染料的 5% 葡萄糖溶液 10 ml，再经股动脉通过热敏电阻连接的导管记录热稀释曲线，同时用密度计检测染料稀释曲线，再通过微机处理计算肺含水量。本方法操作复杂，需要一定的设备和条件，且病人不易接受，故较少采用。

4.肺泡毛细血管膜通透性（ACMP）测定方法是用同位素 [113]In 自体标记转铁蛋白测定肺内蛋白量，同时用 [99m]Tc 自体标记红细胞，观察校正胸内血流分布，分别计算出 [113]In 和 [99m]Tc 的肺/心放射计数比值，计算 2 小时变化得出的血浆蛋白聚集指数。正常参考值为 0.138×10^{-3}/min。此法易受设备和同位素获得困难的影响，很难在 I 临床应用。

另外，还需常规定期进行血、尿常规，血或脊髓细菌培养，心肌酶谱，肝、肾功能，血浆离子，血气分析，DIC 相关血液检查等检查，以判定各器官功能变化及进展情况。

【诊断】

目前对诊断标准仍持有不同看法。1994 年欧美会议对 ALI/ARDS 的定义是：①急性起病；②胸部放射学表现为双肺浸润影；③PAWP<18 mmHg 或缺乏左心房压力增高的临床表现；④ALI=动脉血氧分压（PaO_2）/吸氧浓度（FiO_2）≤300 mmHg；⑤ARDS=PaO_2/FiO_2≤200 mmHg。我国于 1999 年在昆明召开的全国呼吸衰竭学术研讨会上提出了 ALI/ARDS 的修订标准。临床诊断 ARDS 的主要依据是：

1.有引发 ALI/ARDS 的高危因素

（1）直接肺损伤因素：重症肺部感染，胃内容物吸入，肺挫伤，吸入有毒气体，淹溺，氧中毒等。

（2）间接肺损伤因素：脓毒症，严重的非胸部创伤，重症胰腺炎，大量输血，体外循环，弥散性血管内凝血（DIC）等。

2.ALI/ARDS 的诊断标准

（1）有发病的高危因素。

（2）急性起病，呼吸频数和（或）呼吸窘迫。

（3）低氧血症：ALI 时动脉血氧分压（PaO_2）/吸氧浓度（FiO_2）≤300 mmHg；ARDS 时≤200 mmHg。

（4）胸部 X 线检查有两肺浸润阴影。

（5）肺毛细血管楔压（PCWP）≤18 mmHg，或临床上能除外心源性肺水肿。

凡符合以上 5 项即可诊断 ALI 或 ARDS。

【鉴别诊断】

在作出 ARDS 诊断时，必须排除其他疾病引起的呼吸困难和可能存在的低氧血症。大多数疾病通过详细询问病史、体格检查、胸部 x 线检查、超声心动图心功能检测可作出鉴别。

1.心源性肺水肿　有心脏病史。常见于心脏瓣膜病、高血压性心脏病、冠心病、心肌病等，有左心功能不全的临床表现，呼吸困难与体位有关，不能平卧，坐位减轻，咳嗽，咳大量粉红色泡沫样血痰，双下肺可闻湿性啰音，胸部 x 线片示肺部阴影以两侧肺门为中心，呈蝶翼样，肺毛细血管楔压升高，低氧血症较轻，吸氧能改善，对强心药、利尿药和血管扩张药反应良好。

2.支气管肺炎　本病亦有明显呼吸困难、紫绀，但多见于年老体弱者，常有慢性疾病，起病缓慢，有发热，双肺广泛干、湿性啰音，胸片示双肺中下肺野淡片状阴影，吸氧能改善缺氧。

3.急性肺栓塞　本病亦可突然起病，呼吸急促、烦躁，PaO_2 和 $PaCO_2$ 均可下降，与 ARDS 相似，但急性肺栓塞患者多有下肢深静脉血栓性静脉炎、肿瘤、羊水栓塞等病史，有剧烈胸痛、发热、咯血，查体有心动过速、肺部湿啰音、胸膜摩擦音或胸腔积液体征，肺动脉第二音亢进、分裂，常有黄疸等。胸部 X 线片显示肺内典型的楔形或圆形阴影，多伴有胸腔内少量积液，还可见肺动脉段突出，膈肌抬高。心电图出现 I 导联 S 波加深，III 导联 Q 波变大、T 波倒置。核素肺通气/灌注扫描可显示多发性、节段性或楔形灌注缺损而通气正常或增加。肺动脉造影是最有价值的检查方法，可见血管腔充盈缺损、动脉截断或剪枝征。

4.慢性阻塞性肺病合并呼吸衰竭 有多年慢性支气管炎或哮喘反复发作病史，桶状胸，肺功能呈进行性减退，胸部 X 线肺气肿表现。多有心率加快、右心室肥大等临床表现，肺部合并感染时可出现发热、呼吸加快、呼吸困难和低氧血症。通过病史、体征和 X 线表现，不难作出诊断。

5.特发性肺间质纤维化 本病为原因不明的进行性呼吸困难、低氧血症，与 ARDS 相似。但本病多呈慢性经过，少数呈急性、亚急性经过。肺部可听到爆裂性细湿啰音（Velcro 啰音），杵状指，X 线胸片可见肺内网状结节影，肺功能出现限制性通气障碍和弥散功能降低，糖皮质激素治疗有效。

6.其他原因引起的肺水肿 如非心源性肺水肿、肺复张后肺水肿、肝硬化、肾病综合征等血浆白蛋白降低所致血浆胶体渗透压降低。由于这一类疾病患者大多数都有明确的病史，低氧血症较轻，吸氧能提高血氧浓度。

【急诊处理】

目前尚无特效治疗方法，基本的治疗原则是控制原发疾病和诱因、改善通气、纠正缺氧、保护器官功能、积极进行支持治疗。在损伤期和相对稳定期因临床表现易被忽略，应加强监测，及时发现，早期治疗。

（一）原发疾病的治疗

根据 ARDS 的病因进行治疗。积极抗休克、抗感染、修复创伤等。

（二）改善通气，纠正缺氧

1.无创正压通气（NIPPV） 严重缺氧威胁病人的生命，如不及时纠正可引发或加重多器官功能损害，缺氧的纠正将为治疗原发疾病赢得时间。

（1）鼻导管：早期无气道阻塞时可采用鼻导管施以较高浓度的氧疗（40%以上浓度）。使 PaO_2 达到 60 mmHg 以上，血氧饱和度 90%以上。

（2）均衡辅助通气（proportional-assist ventilation）：与其他通气模式不同，封闭面罩通气能提高吸气时的气道压力，吸气时气道压力的辅助做功直接随病人的呼吸而改变，有吸气流和潮气量的变化，但其压力辅助的大小随病人做功而增加。优点是吸气辅助作用可随每个病人呼吸系统的气流倒流和阻力进行调整，通过调整均衡辅助通气也能或多或少地提供正压辅助作用，这种通气模式病人的舒适度较好，可能是目前使用得最好 NIPPV 模式。

对严重缺氧者亦可短期使用 50%以上浓度氧疗，如果 PaO_2 浓度仍不能改善，表明病情危重，为避免氧中毒，应及时采用气管插管或气管切开进行机械通气。

2.合理使用机械通气正确合理使用机械通气是目前治疗 ARDS 最重要的手段，也是降低死亡率的重要方法之一。

目前多提倡低潮气量（10w Vt）并适当提高 PEEP 的肺保护通气（lung protective ventilation）的方法，对 ARDS 机械通气策略进行了下述修订：①为减小肺泡跨壁压，避免肺泡过度扩张，改变以往的容积目标型（volume targeted）为压力目标型（pressure targeted）。临床上以气道平台为指标，使其降低到30~35 cmH$_2$O。②为避免肺泡过度扩张，可降低通气量，采用许可性高碳酸血症（permissive hypercapnia）策略。③可通过改变呼吸时比，采用反比通气（IRV）或容量控制反比通气（VC–IRV）及压力控制反比通气（PC–IRV）的方法减低气道峰压（PIP），提高气道平均压（Paw），形成适当水平的内源性PEEP（PEEPi），改善氧合，并利于萎陷肺泡复张，减少肺泡表面活性物质丢失。④减少机械通气的强制性，加强自主呼吸的作用，促进机械通气与自主呼吸的协调。如高频振荡通气（HFOV）、压力释放通气（APRV）等技术的应用。⑤应用肺力学参数准确调整PEEP水平，寻找"最佳PEEP"，使之既可以防止呼气末肺泡萎陷，又同时避免过度增加肺泡压。⑥鉴于ARDS的肺损伤状态会随病程变化，强调动态呼吸监测，据此及时调整通气参数。国际心脏、呼吸、血液学会和ARDS联合研究会提出了机械通气模式和参数设置的方案（表6-2）。

预期理想体重：男性（kg）：50+0.91×[身高（cm）–152.4]；女性kg=45.5+0.91×[身高（cm）–152.4]

表6–2 ARDS机械通气模式和参数设置方案

指标	通气模式和参数设置
通气模式	容量辅助控制通气
参数设置	
潮气量	6 ml/kg/预期理想体重
气道平台压力	≤30 cmH$_2$O；潮气量6 ml/kg时如>30 cmH$_2$O，潮气量减少到4 ml/kg（预期理想体重）
动脉血氧饱和度（SpO$_2$）	88%~95%
FiO$_2$/PEEP（cmH$_2$O）	0.3/5,0.4/5,0.4/8,0.5/8,0.5/10,0.6/10,0.7/10,0.7/12,0.7/14,0.8/14,0.9/14,0.9/16,0.9/18,1.0/18,1.0/22,1.0/24

ARDS使用机械通气的指征是：①吸入氧浓度（FiO$_2$）>50%，而PaO$_2$<60 mmHg，动脉血氧饱和度（SaO$_2$）<90%者；②通气低下，PaCO$_2$升高，pH<7.30；③心脏或（和）呼吸停止者。

(三) 其他改善缺氧的方法

1.体外膜氧合（extracorporeal membrane oxygenation，ECMO） 在ARDS患者经机械通气疗效不佳，呼吸功短期内无法纠正的情况下，可用ECMO维持生命，但疗效不佳。现采用静脉–静脉体外CO$_2$除去装置（extracorporeal CO$_2$ removal，ECCO$_2$R），使小部分静脉回流血（约25%）经过膜性气体交换器，进行氧合，除掉CO$_2$，再回到腔静脉。此法能防止吸入高浓度氧和高气道压对肺的损伤，但未见死亡率明显下降。

2.气管内吹入新鲜空气 通过小导管向气管隆突附近注入新鲜气体（4~8 L/min），有利于消除死腔和从中心气道中清除高浓度的CO$_2$气体，从而能改善低潮气量通气的疗效。不良作用主要是引起气道干燥，损伤黏膜，使分泌物减少，并因气流而影响自动PEEP通气。适用于有高碳酸血症和酸中毒患者。

3.液体通气（1iquid ventilation，LV）和部分液气混合通气（partial liquid ventilation，PLV）液体通气是向气管内滴入有机氟化碳液（PFC），其溶解氧的能力比盐水大 17 倍，可在呼吸道上皮细胞上迅速展开，吸收极少，使之完全或部分代替空气进行呼吸，并能减少肺泡张力，提高肺泡复张和氧合能力，增加肺的顺应性。液气混合通气是有机氟化碳介导的气体交换，需先向肺内注入相当于功能残气量的 PFC，然后接呼吸机行正压通气。这两种通气模式在 ARDS 病人使用的结果表明似乎较为安全有效，具有潜在应用前途。但这种新技术的常规应用尚需在临床上进一步证实。

4.静脉内气体交换 采用静脉内机械性气体交换装置（intravenous mechanical blood gasexchange device，WOX），下腔静脉内放置气体交换装置，往中空纤维内注入氧来进行 O_2 和 CO_2 交换，可防止气压伤，正在进行动物试验中，尚无病人使用的报告。

5.体位有小部分 ARDS 病人俯卧体位（prone positioning）能够提高动脉血的氧合能力，而且效果很明显，可降低 FiO_2 和 PEEP。可能是由于仰卧位时流体静压在临近背部的较多区域胸膜压增高，降低了细支气管和肺泡的透壁压，导致这些区域肺泡膨胀不全。俯卧体位时胸膜压趋于一致，背部区域一些肺泡复张，潮气量分布相对均匀，从而参与通气和气体交换，改善动脉血氧合。有人推荐在 ALI/ARDS 早期即使用俯卧体位，把呼吸机相关性肺损伤减少到最低限度，降低对 PEEP 和 FiO_2 的需求。对于严重的病人在进行此项操作时必须以安全为主，应密切定时检查多种监护和治疗途径的连线（心电图检测导线）和导管（输液管、引流管、呼吸机连接等）。每天采用俯卧体位多长时间对病人能取得最好效果，目前尚无定论。

（四）抗生素应用

脓毒症诱发的 ALI/ARDS 常见，早期有效选用抗生素可阻断病程进展。原则是在细菌血培养和药敏试验未出报告前使用第三代或四代头孢菌素类抗生素，必要时加用抗厌氧菌药物如替硝唑等。取得药敏试验报告后，根据细菌敏感程度选用相应的抗生素。

（五）糖皮质激素

对 ARDS 患者是否使用糖皮质激素还有争论。由于糖皮质激素对肺的抗炎、抗纤维增殖、抗炎症介质释放 [特别是阻断巨噬细胞移动抑制因子（macrophage migration inhibitory factor，MIF）] 和促进恢复作用，因此，多数人主张使用。原则是早期、高剂量。如氢化可的松 300~400 mg/d 或地塞米松 20~40 mg/d，连用 3~5 天，但有增加院内感染的危险。

（六）血容量维持

要求出入液体轻度负平衡（–500~–1 000 ml）。入量限制在 2 000 ml/d 以内。速尿，40~60 mg/d。在 ARDS 早期不宜给胶体液，因为 ARDS 的早期肺泡毛细血管通透性增加，此时输注白蛋白可渗出到毛细血管外，增加血管外的胶体压，加重肺泡的水肿。但如病程中人血白蛋白含量降低，可输入白蛋白、血浆或少量全血，以提高血浆胶体渗透压，促进肺水肿液回流入血液，从尿中排除水分，减轻肺水肿。血流动力学不稳定的病人不宜使用利尿药。

（七）纠正酸碱失衡和电解质紊乱

应根据实验室检查结果给予相应处理。病程中常因利尿剂的应用，排钾量增加，出现低钾性代谢性碱中毒，应及时补充氯化钾。ARDS 晚期发生混合性酸中毒，应使用 5%碳酸氢钠，积极改善通气，纠正缺氧和排出 CO_2。

（八）镇静、镇痛剂与肌松剂的应用

对于烦躁患者，可选用安定 10~20 mg，静脉推注或肌内注射；或鲁米那 100 mg，肌内注射；或采用亚冬眠：氯丙嗪 25~50 mg 加入非那根 25~50 mg，肌内注射。镇痛药可选用强痛定 100 mg 或度冷丁 75~100 mg，肌内注射。但此类药物可降低氧耗，减少呼吸次数及吸气峰压值，应慎用。

（九）营养支持

鼻饲或静脉补给。成人每日应供给能量 83.7~167.4 kJ/kg（20~40 kcal/kg），其中蛋白质应在 1~3 g/(kg·d)，其余由葡萄糖和脂肪补充，脂肪占摄入营养的 20%~30%。

（十）其他措施

1.抗凝治疗 ARDS 时肺小动脉和肺毛细血管内皮损伤，常有较广泛的微血栓形成，血液常处于高凝状态，有发生 DIC 倾向者，可根据血液学指标进行抗凝治疗。DIC 早期：肝素 25~50.mg/d，静脉滴注。组织型纤维蛋白溶酶原激活剂或尿激酶、链激酶均可视具体情况选用，但原则上不宜使用，因为 DIC 时尚无稳固性的纤维蛋白形成。

2.氨溴索（溴环己氨酸） 除有痰溶解作用外，还有增加Ⅱ型肺泡细胞及其板层小体数量、促进肺泡表面活性物质的合成、提高卵磷脂/鞘磷脂之比、改善肺功能的作用。常用量每次 30 mg，3 次/d，或 15~30 mg，皮下或肌内注射，1~2 次/d。

3.血管活性药物的应用 β_2-肾上腺能受体激动剂可加速肺泡腔内液体转移至肺间质，有促进肺水肿吸收的作用。特别是在有血流动力学不稳定的病人，多同时使用。临床常用药物：肾上腺素 1 mg 加入 5%葡萄糖溶液中每分钟 0.1~0.5μg/kg 静脉滴注；多巴胺或多巴酚丁胺每天 20~40 mg，与酚妥拉明或硝酸类制剂联合应用，可同时解除肺血管痉挛，使肺动脉压下降。其他常用药物有山莨菪碱（654-2），10~20 mg 静脉注射，每 6~8 小时一次。此类药物多同时具有仅.受体作用，能增加心率，增加耗氧量。

4.氧自由基消除剂和抗氧化剂 针对 ARDS 发病机制的主要环节给予相应药物治疗，减轻肺脏和各主要脏器的损伤。过氧化物歧化酶（SOD）、过氧化氢酶（CAT）和谷胱甘肽过氧化酶可防止 O_2 和 H_2O：氧化作用引起的急性肺损伤；别嘌呤醇为黄嘌呤氧化酶（O_2）的抑制剂，能抑制 OX 催化产生 O_2；维生素 E、C 亦有抗氧化作用。最近报道己酮可可碱能抑制 PMN、单核细胞的激活和抑制炎症介质、氧自由基、蛋白酶释放的作用，并有抑制 IL-1 及 TNF 和血小板聚集的作用。每次 100~200 mg 缓慢静脉注射，或 100~400 mg 加入 5%葡萄糖溶液 250~500 ml 中静脉滴注，90~180 分钟滴完。也可用乌司他丁 30 万 U/次，加生理盐水 100 ml 静脉滴注，每天 2~

3 次。或用血必净注射液 50 ml/次，加生理盐水 100 ml 静脉滴注，每天 2~3 次。

5.非皮质醇类抗炎药物　此类药物的疗效尚未肯定。所用药物主要包括前列腺素等代谢的脂氧合酶和环氧合酶通路抑制剂。前列腺素 E1 是一种血管扩张剂，能够抑制血小板凝集和抑制中性粒细胞激活，Ⅱ 期临床研究未见 ALI/ARDS 死亡率减低。布洛芬、消炎痛等是环氧化酶途径抑制剂，主要作用是对抗 Tx 的肺血管收缩作用，从而降低肺动脉压和肺血管外水含量，恢复生理性 V/Q 比值，改善心功能，抑制 PMN 的游走和黏附功能，可适当选用。

6.肺表面活性制剂　替代疗法未发现人工合成的游离蛋白肺表面活性制剂（artificial protein-free surfactant）对 ALI/ARDS 的有益之处，现在临床上已不使用。重组肺表面活性制剂虽有一些治疗有效病例的报告，但尚需更多的临床验证。给药途径是通过气管插管或支气管镜滴入。

7.吸入 NO　NO 能激活鸟苷酸环化酶，使 cGMP 增加，从而有选择性舒张肺血管，特别是通气区肺血管，使肺部血液由非通气区流向通气区，减少了肺内右向左分流，提高氧合指数，从而降低肺动脉压，一般吸入 20 ppm 以下 NO 是安全的。

8.活性蛋白-C（APC）　APC 不但能灭活 Va 和 Ⅷa 因子，而且还能抑制单核细胞产生细

胞因子（TNF-α、IL-1 和 IL-6），减少中性粒细胞和内皮细胞之间的相互黏附作用。APC 通过抑制纤溶酶原激活抑制剂-1（PAL-1）间接地增加纤溶反应。2001年美国 FDA 批准重组活性蛋白质 C（drotrecogin-α）用于严重脓毒症治疗。在发生 ARDS 或 MODS 早期（24 小时以内）应用效果较好。每次注射 drotrecogin-α24μg/(kg·h)，连续应用 96 小时。临床评价显示死亡整体相对风险降低 19.4%，绝对风险减少 6.1%。推荐使用的 APC 剂量很少发生出血并发症。

9.免疫治疗　目前提出的免疫治疗是通过中和致病因子（如内毒素抗体、内毒素结合蛋白），对抗炎性介质（如抗 TNF 单克隆抗体、白介素-1 受体阻断剂、白介素-6、白介素-8 单克隆抗体）和抑制效应细胞的治疗，已初步取得疗效，尚在研究中。

10.血液净化治疗　是采用持续动静脉血液滤过、超滤、灌流、肾替代（透析）、血浆置换等疗法，可清除内毒素、炎症细胞因子及体内有害物质，目前已广泛应用于脓毒症等危重病人。

【护理】

（1）氧疗护理一般需用面罩或氧袋面罩浓度给氧，吸入氧浓度 Fi0.40%-50%.使 Pa0.≥60mmHeg 或 SaO,≥90%.当吸入氧浓度>50%,而 Pa0.<60mmHg 时应尽早进行机械通气。

（2）保持呼吸道通畅指导患者进行有效的咳嗽、咳痰，定时翻身、叩肺。必要时给予吸痰或建立人工气道

（3）休息与活动卧床休息，取半卧位或坐位，出现烦躁不安时尤其注意患者安全。

（4）体液管理严格控制输入液体量，保持体液负平衡，入量比出量少 500ml/d 左右，静脉输液避免过多过快，晶体液与胶体液以 1:1 为宜，观察有无急性肺水肿

的症状。

（5）用药护理遵医嘱使用抗生素、呼吸兴奋剂、支气管解择药物、糖皮质激素等，观察药物疗效及不良反应。如使用糖皮质激素时应观察睡眠、血糖、血压情况及有无应激性溃疡、水电解质酸碱平衡失调等。

3.并发症护理

多器官功能衰竭:是指在严重创伤、感染等原发病发生24小时后，同时或序贯发生2个或2个以上脏器功能失常以至衰竭的临床综合征。一旦发生，应做好人工气道护理及各脏器功能的监测和护理。

四、健康教育

1.自我监测若出现咳嗽、咳痰加剧、发热、呼吸困难加重等，应及时就诊。

2.疾病知识宣教宜进食消化软食，少量多餐，加强营养。积极预防、治疗上呼吸道感染，注意保暖，戒烟。坚持适当的室外活动，避免劳累、情绪激动。

（王新铮　秦兴富　韩秀秀　姚雨　杨加慧　王昆　杨树芹　孔维平　付娟）

第七章 小儿急症救护

第一节 急性上呼吸道感染

急性上呼吸道感染（简称上感），是指鼻、鼻窦、咽、喉部的感染，是小儿时期最常见的疾病，一年四季均可发生，以冬春季节发病率最高，病原体90%以上为病毒，常可侵及口腔、中耳、眼部、颈淋巴结等邻近器官，如炎症向下蔓延则可引起气管炎、支气管炎或肺炎。因受累部位、年龄和病原体不同，临床表现差别很大，有的仅有流涕、鼻塞，有的甚至高热惊厥。如为链球菌感染，可引起急性肾炎、风湿热等疾病。本病预后良好。

一、诊断

1.临床表现

（1）起病急，有鼻塞、流涕、打喷嚏、咳嗽、咽痛，发热或有或无。年长儿可有乏力、头痛。

（2）婴幼儿症状较重，可有高热、呕吐、腹泻、进食减少，甚至高热惊厥，常在起病后1~2日发生。

（3）年长儿在起病早期，有的有腹痛，多在脐周，可能与肠蠕动亢进或与肠系膜淋巴结炎有关。

（4）当侵犯扁桃体时，有高热、咽痛，局部红肿，在隐窝内有白色或黄色干性滤泡性渗出物，多为病毒引起；若为脓性渗出物，多为溶血性链球菌引起。

（5）累及咽部，咽痛明显且咽红，咽后壁可见淋巴滤泡充血肿大或伴有双侧颊黏膜散在小出血点。若咽部有小疱疹、小溃疡，除咽痛外，可有流涎、拒食等。

（6）体征除具有咽部充血，扁桃体充血肿大外，有时颈淋巴结可肿大并有压痛。肺部听诊多正常，有时有痰鸣音，咳嗽后消失。

2.实验室检查

（1）血白细胞计数减少或接近正常，早期中性粒细胞百分数可稍高，并发细菌感染时，血白细胞计数及中性粒细胞百分数可增高。

（2）X线检查阴性，鼻咽部分泌物细菌培养或病毒分离、双份血清抗体效价测定或荧光免疫检查可有阳性发现。

二、治疗

1.一般治疗

注意休息，多饮开水，室内保持空气流通。加强营养，补充维生素 C。

2.对症治疗

（1）退热：物理降温，常用冰袋枕、退热贴、酒精擦浴（50%酒精抹头部、腋下、腹股沟区）。口服对乙酰氨基酚或布洛芬（哮喘、溃疡病慎用），每次 5~10mg/kg。如有呕吐无法口服吸收，高热时可采用肌注安乃近，每次 5~l0mg/kg。或使用安乃近灌肠剂 [15~20mg/（kg·次）] 或对乙酰氨基酚栓剂 [10~15mg/（kg·次）]。

（2）镇静止痉：烦躁不安，可给适量镇静剂，如口服 10%水合氯醛，0.5ml/（kg·次）。高热惊厥时可用 10%水合氯醛灌肠 1ml/（kg·次），或肌注苯巴比妥钠 5mg/（kg·次）。在紧急处理时，可使用地西泮 0.25~0.5mg/（kg·次），能起到快速止痉的效果。

（3）流涕、鼻塞

①艾畅：含有盐酸伪麻黄碱为拟肾上腺素药，可收缩鼻黏膜血管，减轻鼻塞症状。

②惠菲宁：除含有盐酸伪麻黄碱、氢溴酸右美沙芬外，还有马来酸氯苯那敏为抗组胺药，具有消除或减轻鼻塞、流涕和打喷嚏的作用。口服溶液，每日 3 次。2~3 岁（12~14kg）：1.5~2ml/次；4~6 岁（16~20 kg）：2~3ml/次；7~9 岁（22~26 kg）：4ml/次；10~12 岁（28~32kg）：5ml/次。不良反应有嗜睡、头晕、心悸、兴奋、失眠、恶心。

③祺尔百服宁：含有盐酸伪麻黄碱、氢溴酸右美沙芬、马来酸氯苯那敏，增加了对乙酰氨基酚，能抑制前列腺素的合成，具有解热镇痛作用。可间隔 4~6 小时重复用药 1 次，24 小时内不超过 4 次，口服溶液。2~3 岁：2.5~3.5ml/次；4~6 岁：4~5.5ml/次；7~9 岁：6ml/次；10~12 岁：8ml/次。不良反应偶见皮疹、药热及白细胞减少。

④时美百服宁：含有对乙酰氨基酚和盐酸伪麻黄碱。可间隔 4~6 小时重复用药 1 次，24 小时内不超过 4 次，口服溶液。12~23 月：1.2ml/次（1.5 滴管）；24~36 月：1.6ml/次（2 滴管）。不良反应偶见皮疹、药热及白细胞减少。

⑤泰诺酚麻美敏口服溶液（泰诺儿童感冒 H 服溶液）：含有盐酸伪麻黄碱、氢溴酸右美沙芬、马来酸氯苯那敏和对乙酰氨基酚。可间隔 4~6 小时重复用药 1 次，24 小时内不超过 4 次，口服溶液。2~3 岁：2.5~3.5ml/次；4~6 岁：4~5.5ml/次；7~9 岁：6ml/次；10~12 岁：8ml/次。不良反应有轻度头晕、乏力、恶心、上腹不适、口干和食欲缺乏。

⑥鼻塞、流涕影响呼吸或吸奶者，在哺乳前用 0.5%呋麻滴鼻液，每侧 1~2 滴使鼻黏膜血管暂时收缩而呼吸畅通。

（4）止咳化痰

①敌咳：主要含氯化铵、氯仿、愈创木酚磺酸钾、盐酸麻黄碱和桔梗流浸膏，增加支气管黏液分泌，使痰液变稀而发挥祛痰作用。0.5~1ml/（岁·次），每天 3 次口服。

②氢溴酸右美沙芬为镇咳药：通过抑制延髓咳嗽中枢而产生镇咳作用。口服用药，每 4~6 小时可重复用药，每 24 小时用药不超过 4 次。0~3 个月 0.4ml/次（半滴管），4~11 个月 0.8ml/次（1 滴管），12~23 个月 1.2ml/次（1.5 滴管），24~36 个月 1.6ml/次（2 滴管）。持续性或慢性咳嗽（如哮喘引起的或伴大量黏痰）者慎用。

③复方美沙芬糖浆（速立）：含有氢溴酸右美沙芬和愈创木酚甘油醚，1ml/（岁·次），最大剂量每次 10ml，每天 3 次。不良反应偶有头晕、恶心。

④美可：含有氢溴酸右美沙芬、愈创木酚甘油醚、盐酸 DI，甲基麻黄碱和马来酸氯苯那敏。<1 岁：1~2ml/次，1~6 岁：3~4ml/次，6~12 岁：5~7.5ml/次，每天 3 次。不良反应偶有头晕、恶心。

⑤沐舒坦：盐酸氨溴索口服溶液。具有黏痰溶解作用，并能抑制支气管黏膜酸性糖蛋白的合成而降低痰黏度，便于咳出。1~2 岁，每日 2 次，每次 2.5ml；2~6 岁，每日 3 次，每次 2.5ml；6~12 岁，每日 2~3 次，每次 5ml。

⑥百沐舒：盐酸氨溴索微丸缓释胶囊。饭后口服，每日 1 次。3~5 岁（14 kg 左右）：25mg（1/3 粒）；5~l0 岁（18 kg 左右）：37.5mg（1/2 粒）；10~14 岁（28 kg 左右）：50mg（2/3 粒）；14 岁及以上（36 kg 左右）：75mg（1 粒）。不良反应偶见皮疹、恶心、胃部不适、食欲缺乏、腹痛、腹泻。

⑦富露施：N-乙酰半胱氨酸颗粒剂。通过分解黏蛋白复合物、核酸，将脓性成分及其其他分泌物从黏稠变为透明，同时可以增加纤毛的摆动频率和黏液的周转率，使黏痰容易咳出。儿童 100mg/次，依照年龄每日 2~4 次。不良反应偶见皮疹、恶心、呕吐和支气管痉挛。

（5）咽痛：可用溶菌酶含片或西瓜霜含片 1~4 片/天含服，局部雾化治疗。年长儿可用温盐水漱口，亦可用碘甘油涂咽部。

3.抗感染治疗

（1）抗病毒药物：起病早期可口服或肌注利巴韦林 10~15mg/（kg·d）。因利巴韦林本身有降低白细胞的作用，可选用中药大青叶、双黄连、板蓝根口服也有一定疗效；或使用中药抗病毒针剂肌注或静滴，如莲必治 10~15mg/（kg·d）。重症感染可肌注 7 干扰素，每次 100 300U，连用 3 天。

（2）抗生素：细菌感染或继发细菌感染，可选用口服青霉素，如阿莫西林，40~80mg/（kg·d），分 3~4 次口服；或选用一代头孢霉素，如头孢拉定干混悬剂或胶囊，50~100mg/（kg·d），分 3~4 次口服。若青霉素、先锋霉素过敏，可选用红霉素，25~50mg/（kg·d），分 4 次口服，可有胃肠道的反应。合并急性肾炎、风湿热则视病情选用口服或静脉用药，青霉素或大环类酯类抗生素，疗程 10~14 天。

第二节　急性胃炎

急性胃炎是指由多种有害因子引起胃黏膜急性炎症反应的疾病。常见的原因有药物性及饮食性胃炎、应激性胃炎、腐蚀性胃炎、感染性胃炎和蛋白质过敏性胃炎等。

【诊断要点】

1.有食用被细菌或病毒污染的不洁饮食和服用药物、吞服强酸及强碱等腐蚀性化学物质、机体有严重感染、中毒、创伤、窒息等诱因。

2.患儿急性起病，轻者仅有食欲不振、腹痛、腹胀、恶心、呕吐、反酸等不适；重者可出现发热、呕血、黑便、电解质和酸碱平衡紊乱。

3.体检患儿上腹或脐周有轻度压痛，无肌紧张和反跳痛。

4.胃液检查胃酸增强、内因子抗体阳性、前列腺素降低。

5.胃镜检查可见胃黏膜广泛充血、水肿和糜烂。

6.辅助检查胃出血的患儿呕吐物和大便潜血检查均为阳性，严重者可伴有红细胞和血红蛋白的减少，表现贫血。

7.本病需与外科急腹症，肝、胆、胰、肠等腹内脏器的器质性疾病，以及腹型过敏性紫癜等多种引发腹痛的疾病相鉴别。

【治疗原则】

避免服用一切刺激性食物和药物，去除病因，积极治疗原发病，抑制胃酸分泌，保护胃黏膜，及时纠正水、电解质和酸碱平衡的紊乱。

【治疗】

1.一般治疗　急性胃炎多为继发性疾病，治疗时应去除发病诱因，停用诱发本病的药物或饮食，治疗原发病。注意卧床休息，保持安静，监测生命体征及有无呕血和黑便等合并症状。呕吐、腹痛症状剧烈时酌情禁食1~2餐，症状减轻后予以清淡易消化的流食，多饮水，逐渐过渡到软食、正常饮食。呕吐、腹泻导致的水、电解质和酸碱平衡紊乱，一般用口服补液法，严重时可静脉补液。

2.药物治疗

（1）对症治疗

①止吐药：患儿呕吐严重时可服用止吐药物，以防造成电解质和酸碱平衡的紊乱。常用药物有多潘立酮（吗叮啉）可有效促进胃肠蠕动，缓解呕吐症状，常用剂量 0.2~0.3 mg/(kg·次)，3 次/d，饭前半小时及睡前口服。年长儿也可口服甲氧普胺（胃复安），但需严防发生抽搐等锥体外系反应。对呕吐频繁者还可肌肉注射氯丙嗪 0.5~1 mg/(kg·次)。

②止痛药：因肠痉挛严重腹痛者可应用解痉剂，常用有硫酸阿托品，剂量为 0.01 mg/(kg·次)，或普鲁本辛，剂量为 0.5 mg/(kg·次)，用法均为皮下注射。

③缓解腹胀：患儿腹胀时可用松节油腹部热敷或应用药物，如吗叮啉 0.2~0.3 mg/(kg·次)，3 次/d，饭前半小时及睡前口服；或新斯的明 0.04 mg/(kg·次) 肌肉注射，症状不能缓解者还可采用肛管排气。若腹胀产生是由低血钾造成，应及时补钾，常用 10%氯化钾，一般补钾量为 4~6 mmol/kg，口服补钾较安全，静脉输入时需注意输入速度宜慢，小于 0.3 mmol/(kg·h)，浓度应小于 0.3%，应见尿后再补钾。

④止血：若患儿为糜烂性胃炎有胃出血时，应卧床休息，在抑制胃酸、保护胃

黏膜的基础上积极止血，可采用插胃管冰水洗胃，或用生理盐水 100 ml 中加去甲肾上腺素 8 mg 口服，5~10 ml/次，2 h 1 次。出血量大、血压下降者，应加快补液速度，必要时输血，同时将垂体加压素 10~20 U 加入 50 ml 葡萄糖液中 15 min 内静脉滴注。病变反复出现，出血难以控制时应在 24~48 h 内进行急诊胃镜检查，必要时行外科手术治疗。

（2）抑酸药：用雷尼替丁（呋喃硝胺），3~5 mg/(kg·d)，12 hl 次，或每晚 1 次口服；或将上述剂量分 2~3 次，用 5%~10% 葡萄糖溶液稀释后静脉滴注，肾功能不全者剂量减半，力求使胃内 pH 值维持在 4 以上，药量应根据临床症状和胃内 pH 变化进行调整。或用西咪替丁（甲氰咪胍、泰胃美）20~40 mg/(kg·d)，分 4 次于饭前 10~30 min 口服。也可应用奥美拉唑（洛赛克）0.7 mg/(kg·d)，清晨顿服。

（3）保护胃黏膜药物：硫糖铝（胃溃宁）10~25 mg/(kg·d)，分 3 次于饭前 2 h 服用，疗程 4~8 周，肾功能不全者慎用。可同用蒙脱石粉（思密达）1~3 g，3 次/d，饭前空腹服用。或用枸橼酸铋钾（德诺）6~8 mg/(kg·d)，分 2 次空腹服用，疗程 4~6 周，通常枸橼酸铋钾常联合可清除幽门螺旋杆菌的药物，如氨苄青霉素和灭滴灵三种药物合用。本药临床虽使用安全，但大量铋剂的应用对肝、肾、中枢神经系统会造成损害，故应用时间不宜过长。

（4）抗生素：大多数急性胃炎无需抗生素治疗，但若胃炎由细菌感染造成，则需选用有效敏感的抗生素。

第三节　小儿腹泻

小儿腹泻（infantile diarrhea）又称腹泻病，是指由多病原、多因素造成的机体大便次数增多和大便性质改变的疾病，是造成小儿营养不良、生长发育缓慢以及死亡的重要原因，其发病率较高，在我国是仅次于呼吸道感染的又一常见病。根据发病因素，腹泻病可分为感染性和非感染性；根据病程可分为急性、迁延性和慢性；根据病情又可分为轻型、中型和重型。本病一年四季均可发病，其中每年的 7~10 月份为高发期，可有流行趋势，传播途径主要为粪—口途径。患病儿童中以 6 个月~2 岁的小儿为主要人群。

【诊断要点】

1.病情分型

（1）轻型腹泻：起病可急、可缓，精神尚好，以胃肠道症状为主，大便<10 次/d，为黄色或黄绿色稀水便，有时伴少量黏液，量不多，偶有呕吐，食欲稍差，无明显脱水及全身中毒症状。

（2）重型腹泻：常急性起病，大便≥10 次/d，除较重的胃肠道症状外，还有发热、呕吐、腹痛、少或无尿等明显水、电解质和酸碱平衡紊乱表现及全身中毒症状。

2.脱水程度与性质判断脱水程度分轻、中、重三度，脱水性质分等渗、低渗和高渗性脱水。临床以等渗脱水最多见。

3.腹泻分类诊断

（1）急性腹泻：病程<2 周。

（2）迁延性腹泻：病程 2 周~2 个月。

（3）慢性腹泻：病程>2 个月。

【治疗原则】

调整饮食，预防和纠正脱水，合理应用抗生素，给予肠黏膜保护剂、助消化与调节肠道微生态制剂，防治并发症。

【治疗】

（一）急性腹泻的治疗

1.饮食疗法 腹泻病时应强调继续进食，以免造成机体营养不良、酸中毒等。如为母乳喂养婴儿，可继续哺乳，暂停辅食；人工喂养者小于 6 个月的患儿，可喂 1/2~2/3 稀释的牛奶，2~3 d 后逐渐恢复正常饮食；6 个月以上者，可喂易消化的清淡饮食，如米汤、面条、鱼或肉末等，量由少到多，宜少餐多食。呕吐频繁者，应暂禁食 8~12 h，但不禁饮，待症状缓解后逐渐恢复饮食。双糖酶缺乏的病毒性肠炎患儿，可暂停乳类喂养，改用豆制代乳品或发酵奶，或用去乳糖奶粉喂养。对乳糖不耐受者，应避免奶类喂养。腹泻停止后注意营养丰富饮食的继续供给，每日加餐 1 次，至 2 周后。症状性腹泻应同时治疗原发病。

2.液体疗法

（1）口服补液：口服补液盐（ORS）配制简单，经济、高效，对于预防和纠正轻至中度脱水的患儿有良好补液效果，临床和家庭中都易于应用。

①配制方法：氯化钠 3.5 g，枸橼酸钠 2.9 g，氯化钾 1.5 g，葡萄糖 20 g，加水至 1 000 ml 即可。

②应用剂量：无脱水者，4 h 内口服 20~40 ml/kg；轻度脱水者，口服 50~80 ml/（kg·d）；中度脱水者，口服 80~100 ml/（kg·d），于 8~11 h 内将累积损失量补足，脱水纠正后可将剩余 ORS 液用等量水稀释后按需补充。若不知患儿体重，也可按年龄估计补液量，一般对于 2 岁以下幼儿，补 50~100 ml/次 ORS 液，约 500 ml/d；2~10 岁小儿，补 100~200 m] /次，约 1 000 ml/d；10 岁以上患儿，每次能喝多少给多少，补充约 2 000 ml/d。新生儿慎用。对于 6 个月以下非母乳喂养儿，这段时间内应额外补 100~200 ml 白开水。

③注意事项：WHO 推荐的 ORS 液属 2/3 张含钠液，补液阶段水分可适当额外补充，以防发生高钠血症；每次补充液体不宜过多，10~20 ml 即可，每间隔 2~3 min 即可口服 1 次；一般补液 4 h 后，应对患儿的脱水情况进行重新评估，若有严重呕吐、腹胀、休克、心肾功能不全，或严重脱水口服补液不能纠正时，应改为静脉补液。

（2）静脉补液：对吐泻严重、明显腹胀、呈中度以上脱水者应静脉补液，治疗时应个性化，兼顾患儿年龄、营养情况和自身调节能力等多方面因素。

①第1日补液方案：补液的总量应包括累积损失量、继续损失量和生理需要量三类。

补液总量：具体补液量应根据脱水程度而定，一般轻度脱水，补液90~120 ml/kg；中度脱水，补液120~150 ml/kg；重度脱水，补液150~180 ml/kg。对少数营养不良，肺、心、肾功能不全的患儿应根据具体病情另行详细计算。

补液种类：根据溶液中电解质溶液与非电解质溶液的比例可配置不同张力的补充液，不同类型的脱水应用不同张力的液体，一般等渗性脱水，补1/2张含钠液；低渗性脱水，补2/3张含钠液；高渗性脱水，补1/3张含钠液。若临床判断脱水性质有困难时，可先按等渗性脱水处理。

补液速度：总原则为先快后慢，具体应根据脱水程度、继续损失的量和速度来定。补液主要是指对累积损失量的补充。对重度脱水有明显周围循环障碍者，可应先快速扩容，2:1等张含钠液（生理盐水2份+1.4%NaHCO₂1份）20 ml/kg，于30~60 min内快速输入。其余的累积损失量（已扣除扩容液）根据脱水的性质可选用1/2~2/3张含钠液。补液量轻度脱水50 ml/kg、中度脱水50~100 ml/kg、重度脱水100~120 ml/kg，先给2/3量，等渗和低渗性脱水可在8~12 h内补完，8~10 ml/(kg·h)，高渗性脱水补液速度宜慢。脱水纠正后，补充继续损失量和生理需要量时，速度宜减慢，于12~16 h内补完，5 ml/(kg·h)。继续损失量按60~80 ml/kg补充，用1/4~1/5张溶液；生理需要量按30 ml/kg补充，用1/2~1/3张溶液。若吐泻缓解，可酌情减少补液量，或改为口服ORS液。

纠正酸中毒：腹泻患儿丢失大量NaHCO₂易合并酸中毒，需纠酸治疗。轻度酸中毒因输入的混合溶液中已含有一部分碱性溶液，且输液后循环和肾功能改善，故无需额外补充；重度酸中毒应另加碱性液予以纠正，一般每应用5%NaHCO₂ 5 ml/kg或1.4%NaHCO₃ 20 ml/kg即可提高HCO₃–5 mmol/L。具体补碱液量可根据临床症状结合血气结果而计算，公式：5%碳酸氢钠ml数=（22−测得HCO₃−mmol/L）×体重(kg) 或= [−BE] ×0.5×体重(kg)。

（注：5%碳酸氢钠1 ml中含HCO₃−0.6 mmol，即预补充1 mmol的碱液需5%碳酸氢钠溶液1.7 ml）

补钾：钾的补充应以患儿有尿或来院前6 h内有尿为前提。常用氯化钾，一般按3~4 mmol/(kg·d)补充，相当于氯化钾22.5~30 mg/(kg·d)（钾1 mmol=氯化钾7.5 mg）和10%氯化钾0.2~0.3 ml/kg。缺钾严重时可增量至4~6 mmol/(kg·d)，相当于氯化钾30~45 mg/(kg·d)和10%氯化钾0.3~0.45 ml/kg。轻度脱水时，口服补充即可，服用3~4次/d；中、重度脱水时，需静脉补充。补钾溶液浓度不应超过0.3%，每日静脉补钾时间不应少于8 h，切忌将钾盐直接静脉推入，以防出现高钾血症，危及生命。细胞内的钾浓度恢复正常要有一个过程，因此静脉补钾要持续4~6 d以上，能口服时可改为口服补充。

补钙、镁：一般不需常规补充，当患儿有严重腹泻时，尤其是对营养不良和佝偻病患儿在纠正酸中毒后极易出现惊厥，应尽早补钙。可给予 10%葡萄糖酸钙，1~2 ml/(kg·次) （最大量≤10 ml）或 5~10 ml/，次加葡萄糖稀释后缓慢静脉推注。若抽搐不止可考虑低镁者，应给予 25%硫酸镁，每次 0.1 ml/kg 体重深部肌肉注射，每间隔 6 h 1 次，3~4 次/d，症状缓解后停用。

②第 2 日及以后的补液方案：经第 1 天补液后，脱水和电解质紊乱已基本纠正，第 2 天以及日后主要是补充继续损失量（防止发生新的累积损失）和生理需要量，继续补钾，供给热量。一般可改为口服补液，若腹泻仍频繁或口服量不足者仍需静脉补液。补液量需根据吐泻和进食情况估算，并供给足够的生理需要量，用 1/3~1/5 张含钠液。继续损失量按"失多少补多少"、"随丢随补"的原则，用 1/2~1/3 张含钠溶液予以补充。以上两部分液体于 12~24 h 内均匀静滴。同时仍要注意继续补钾和纠正酸中毒。

3.对症处理 患儿呕吐可口服多潘立酮（吗叮啉），0.2~0.3 mg/(kg·次)，37 欠/d，饭前半小时及睡前服用；或肌肉注射氯丙嗪 0.5~1 mg/(kg·次)。腹痛者可皮下注射解痉剂，如硫酸阿托品 0.01 mg/(kg·次)，或口服普鲁本辛 0.5 mg/(kg·次)。腹胀时，可热敷或应用药物新斯的明 0.04 mg/(kg·次) 肌肉注射，症状不能缓解者还可采用肛管排气，钾低者补钾。

4.合理应用抗生素 水样便腹泻患者（约占~70%）多为病毒及非侵袭性细菌所致，可不用抗生素。若伴有明显中毒症状无法用脱水解释者，尤其是对重症患儿、新生儿、小婴儿和衰弱患儿（免疫功能低下），应选用敏感抗生素积极治疗，轻者口服，重者静脉滴注。黏液、脓血便患者（约占30%）多为侵袭性细菌感染，应根据 f 临床特点、大便细菌培养和药敏试验结果选用药物。常用药物有庆大霉素，10~15 mg/(kg·d)；氨苄青霉素、头孢羟氨苄，30 mg/(kg·d)；呋喃唑酮，5~10 mg/(kg·d) 等。年长儿还可应用诺氟沙星，10~15 mg/(kg·d)。若为金黄色葡萄球菌肠炎、膜性肠炎、伪膜性肠炎、真菌性肠炎应立即停用原用的抗生素，根据情况选用万古霉素、新青霉素、利福平、甲硝唑或抗真菌药物治疗，如制霉菌素，5 万~10 万 U/(kg·d) 口服。婴幼儿应用氨基糖苷类及喹诺酮类抗生素时应慎重，应尽量选用其他类抗生素。

5.其他治疗

（1）微生态疗法：有助于恢复肠道正常菌群的生态平衡，抑制病原菌定植和侵袭，控制腹泻。常用有单菌制剂，如整肠生（地衣芽孢）；多菌制剂，如金双歧（长双歧保菌杆菌、嗜热链球菌）、妈咪爱（粪链球菌、枯草杆菌）、普乐拜尔（婴儿双歧嗜酸乳杆菌、粪链球菌、腊样芽孢杆菌）；死菌制剂，如乐托尔（嗜酸乳杆菌）。

（2）肠黏膜保护剂：能吸附病原体和毒素，维持肠细胞的吸收和分泌功能，增强屏障功能，如蒙脱石粉（思密达）。

（3）锌补充疗法：每日补充含元素锌 20 mg 制剂（6 个月以下 10 mg/d），服用10~14 d，有助于缩短腹泻病程，减轻腹泻严重程度，并在随后的 2~3 个月预防腹泻的再次发生。

（二）迁延性和慢性腹泻的治疗

1.病因治疗　因迁延性、慢性腹泻常伴有营养不良和其他并发症，应尽快查明病因，进行对因治疗。切忌长期应用抗生素，以免造成肠道菌群失调。

2.营养治疗

（1）饮食疗法：母乳喂养儿继续给予母乳，暂停辅食。人工喂养儿应调整饮食，<6 个月婴幼儿，可用牛奶加等量米汤或水稀释，或用酸奶，也可在奶中混入谷物，喂 6 次/d，以保证足够热卡；6 个月以上婴儿，可继续进食平时的蔬菜、鱼末或肉末粥、面条等易消化食物，由少到多，由稀到稠。双糖不耐受患儿，其中以乳糖不耐受最多见，因缺乏双糖酶，食用含双糖（包括蔗乳糖、麦芽糖）的饮食会加重腹泻，治疗宜采用去双糖饮食，可食用豆浆（每 100 ml 鲜豆浆加 5~10 g 葡萄糖）、酸奶或去乳糖配方奶粉。过敏性腹泻患儿，在应用无双糖饮食后腹泻仍不改善时，考虑可能是对牛奶或大豆等蛋白质过敏，应避免应用，改用其他饮食。要素饮食由氨基酸、葡萄糖、中链甘油三酯、多种维生素和微量元素组合而成，是肠黏膜受损伤患儿最理想的食物，即使在严重黏膜损害和胰消化酶、胆盐缺乏情况下仍能吸收与耐受，有条件者可以应用。

（2）静脉营养：少数严重患儿，不能耐受口服营养物质，应采用静脉高营养。如 10%脂肪乳剂，2~3 g/(kg·d)；复方氨基酸，2~2.5 g/(kg·d)；葡萄糖，12~15 g/(kg·d)；脂溶性维生素注射液（维他利匹特）与水溶性维生素注射液（水乐维他）。维持液量 120~150 ml/(kg·d)，热量 209~376 kJ（50~90 kcal）/kg，可通过外周静脉输入，好转后改为口服。

3.维持内环境稳定预防和治疗脱水，维持电解质及酸碱的平衡。

4.抗生素治疗　仅在培养出特异性病原后应用，且应根据药物敏感试验选择用药。

5.补充微量元素和维生素　补充锌、铁、烟酸、维生素 A、维生素 B12、维生素 E1、维生素 C 和叶酸等，有助于肠黏膜的修复。

6.应用微生态调节剂和肠黏膜保护剂　用法同前，具体见"急性腹泻病"。

7.支持治疗　可少量多次输血或血浆治疗。

8.中医治疗　根据病因，如湿热泻、脾虚泻等分别辨证论治，并可配合中药、推拿、捏脊、针灸和磁疗等。

第四节　细菌性痢疾

细菌性痢疾简称菌痢，是由各类志贺菌属（又称痢疾杆菌）引起的急性消化道传染病，临床上以高热、腹痛、腹泻及黏液脓血便为其主要表现。其中严重类型称中毒型痢疾（简称毒痢），病情经过极为凶险，严重威胁着儿童健康。

【诊断常规】

1.病史

夏秋季节多发，有不洁饮食史，起病急骤。

2.临床表现

潜伏期多为 1~2 天，短者数小时。根据病情可分为急性细菌性痢疾、中毒型细菌性痢疾及慢性细菌性痢疾。

（1）急性细菌性痢疾：起病急，发热、恶寒、恶心、食欲不振、腹泻、里急后重，大便初为稀便，后转为黏液脓血便，腹泻、呕吐严重者常伴脱水和酸中毒。

（2）中毒型细菌性痢疾：简称毒痢，多见于 2~7 岁儿童。起病急骤，突起高热，面色灰或苍白。发病早期即可出现嗜睡、昏迷、惊厥等，消化道症状在发病初期多不明显，需用生理盐水灌肠方能发现脓血便。发病最初 24 小时，病情变化急剧，可于数小时内发生呼吸、循环衰竭而死亡。

根据各主要脏器微循环障碍的程度不同，临床又可将毒痢分为：

休克型：早期可见精神萎靡，面色苍白，四肢厥冷，呼吸加快，脉搏细数，血压正常或偏低，脉压差小，多伴有心、肺、血液、肾脏等多器官功能障碍。

脑型：因脑缺氧、脑水肿可发生惊厥、昏迷及呼吸衰竭。早期临床表现为嗜睡、头痛、呕吐、心率缓慢、血压偏高等。进一步可出现呼吸节律不齐、呼吸暂停、叹息样呼吸等。瞳孔对光反应迟钝或消失，瞳孔双侧不等大或忽大忽小。意识由烦躁不安、谵妄继而进入昏迷。

混合型：同时具有以上两型临床表现，病情最严重。

（3）慢性细菌性痢疾：病程超过 2 个月者即为慢性菌痢，常见于营养不良或因延误诊断未经彻底治疗的患儿，临床表现为低热、恶心、呕吐，有时黏液便与脓血便交替出现，常伴脱肛。

3.辅助检查

（1）血常规：白细胞总数增加，中性粒细胞增高。

（2）大便常规：大量脓细胞和红细胞，如发现巨噬细胞更有助于诊断。

（3）粪便培养：大便培养可获志贺菌属。

（4）粪便抗原检查：荧光抗体染色法检查粪便中有志贺菌属抗原成分。

4.诊断标准

（1）多见于夏秋季，有不洁饮食史及接触史。

（2）有典型的菌痢临床表现（如前述）。

（3）实验室检查结果阳性。

【鉴别诊断】

1.出血性坏死性小肠炎

出血性坏死性小肠炎常呈急性发作，呕吐、腹痛、腹胀，大便以典型的血丝便、血水便为特点，可引起麻痹性肠梗阻，腹部 X 线片所示特征改变可资鉴别。

2.其他感染

应与侵袭性大肠埃希菌肠炎鉴别。毒痢脑型等应与暴发型流行性脑脊髓膜炎、流行性乙型脑炎、重症肺炎相鉴别，后三者除有各自临床特点外，灌肠无脓血便，大便培养阴性可资鉴别。

【治疗常规】

1.一般治疗

（1）护理与饮食：卧床休息，饮食以流质或半流质为主，忌食油腻多渣及刺激性食物。

（2）输液治疗：维持水、电解质、酸碱平衡。

（3）隔离口彩以消化道隔离措施。

2.特异性治疗

可选用下列抗生素治疗：

（1）喹诺酮类：诺氟沙星（氟哌酸）10~15mg/(kg·d)，分3次口服。6岁以下儿童慎用。

（2）氨基糖苷类：阿米卡星（丁胺卡那霉素）4~8mg/(kg·d)，分2次静脉滴注，庆大霉素3 000~5 000U/(kg·d)，分2次肌内注射或静脉滴注。

（3）青霉素类：氨苄青霉素100~150mg/(kg·d)，分2次静脉滴注。

（4）头孢菌素：头孢噻肟钠100mg/(kg·d)，分2次静脉滴注；或头孢曲松钠50mg/(kg·d)，静脉滴注。

以上药物疗程为5~7天，疗程过短则易复发。

3.对症治疗

（1）退热：可用阿司匹林、对乙酰氨基酚（泰诺林）、阿司匹林赖氨酸盐（来比林）等。如持续高热不退可用亚冬眠疗法，冷盐水灌肠。超高热（体温≥41℃）可静脉注射地塞米松。

（2）中毒型菌痢休克型：

1）应扩充血容量，纠正酸中毒，维持水、电解质平衡。

2）调整血管舒缩功能，在充分扩容的基础上应用血管活性药物以改善微循环。常用药物有酚妥拉明、东莨菪碱、间羟胺（阿拉明）和多巴胺。

3）其他药物：可早期、大剂量、短疗程应用肾上腺皮质激素，常用地塞米松0.3mg/(kg·次)。纳洛酮能有效提高心肌收缩力和血压，常用0.01~0.02mg/(kg·次)，肌内注射或静脉注射，必要时重复使用。

（3）中毒型菌痢脑型：

1）保持呼吸道通畅。

2）吸氧。

3）脱水降低颅内压：首选20%甘露醇，0.5~1g/(kg·次)，静脉注射，6~8小时重复使用，可与利尿药、地塞米松交替使用。有呼吸衰竭者应及早使用呼吸机。

（4）中毒型菌痢混合型：综合中毒型菌痢休克型和脑型两种治疗方法。

（5）慢性菌痢的治疗：慢性痢疾可采用中药治疗或灌肠疗法，常用药物有0.5%卡那霉素、1%~2%新霉素或5%大蒜新素，每次50~100ml，每天保留灌肠1次，每次保留4小时左右，7~10天为1个疗程。

第五节　癫痫

癫痫（epilepsy）是多种原因所致的大脑神经元反复发作性异常放电而引发的发作性、短暂性脑功能异常的脑部疾病。由于放电部位的不同，临床可表现为长期反复发作的意识障碍与抽搐，也可有感觉障碍、精神障碍或自主神经系统症状，发作间隔期患儿基本正常。癫痫可分特发性（原发性）、症状性（继发性）与隐原性三类。特发性癫痫与遗传有关，症状性癫痫由脑部病变所致，隐原性癫痫病因不明。小儿癫痫大多数在 10 岁前发病。多数癫痫发作为自限性，持续时间短，历时数十秒至数分钟；少数发作惊厥持续存在，称癫痫持续状态。长期、频繁或严重的癫痫发作会导致进一步脑损伤，甚至出现持久性神经精神障碍。

【诊断要点】

1.既往有无围产期脑损伤、新生儿惊厥或热性惊厥、中枢神经系统感染等病史。

2.家族中有无癫痫、偏头痛、睡眠障碍及其他神经系统疾病的病史。

3.反复发生的惊厥呈痫性发作。发作间隔期一般情况相对良好，每次惊厥发作情况（自主神经性发作无惊厥）大致相仿。觉醒、饥饿、困倦、睡眠等往往为诱发因素。根据临床表现、脑电图表现确定发作类型，如全身性强直.阵挛发作、婴儿痉挛症、失神发作、精神运动型发作、自主神经性发作（腹型癫痫、头痛癫痫、再发性呕吐）等。

4.脑电图有发作性的棘波或尖波、棘慢波或尖慢复合波、高幅波等。常规脑电图检查阳性率 60%~70%，经各种诱发试验可提高至 80%~90%。有条件时应做 24 h 动态脑电图检查。

5.除外各种中毒、感染、颅内占位、低血钙和其他生化代谢障碍引起的惊厥发作。

6.儿童难治性癫痫诊断要点对于已正确诊断的癫痫患儿，应用正规的抗癫痫药物（2 种以上），合理治疗 6 个月到 1 年，发作仍未能减少 50%者可诊断。

【治疗原则】

去除病因和诱因，预防复发，长期、系统、正规的抗癫痫药物治疗，结合心理疗法和手术治疗等综合治疗。

【治疗】

（一）一般治疗常规

合理安排正常的生活和学习，在发作得到完全控制或明显减少的情况下允许入学，参加一般活动，但应注意休息，避免过度劳累。禁止攀高，不应与周围人隔离，在他人的陪同下可以游泳。

（二）祛除病因和诱因

对各种类型的癫痫尽量寻找病因，尤其继发性癫痫，进行对因治疗，如苯丙酮尿症可给予低苯丙氨酸饮食治疗；吡哆醇依赖症则补充维生素 B6；代谢异常给予相应代谢纠正；脑畸形、瘢痕、肿瘤、囊肿等致痫病灶行手术切除。

（三）药物治疗

药物治疗是控制癫痫发作的重要方法，要掌握好治疗时机。用药治疗目的是完全控制发作，同时又要避免药物的不良反应。

1.药物治疗原则

（1）用药时间：有复发或反复发作，或有复发危险性者，考虑开始应用抗癫痫药治疗。

（2）单一用药：治疗开始选择单一用药，只要选药合理、用量得当、规律用药，60%~75%患儿仅靠单一用药即可获得满意控制，若规律治疗后发作不能控制时可考虑联合用药。

（3）剂量个体化：因存在遗传和环境因素，每一种药物的吸收、分布、代谢、排泄等药代动力学都有明显的年龄差异和个体差异。一般先按常规剂量服用，达稳态后判断疗效。若效果不佳，逐渐增加药量，直到有效控制临床发作，或达到有效血浓度的上限，或患者不能耐受为止。尽可能用最小的剂量控制发作。只有在紧急情况下才考虑使用负荷量。

（4）简化服药次数：每日剂量应视药物的半衰期和临床发作情况选择给药间隔。

（5）调整治疗方案：在长期治疗中，根据病情调整治疗方案是不可避免的。若需联合用药，每种新添药物均应从小剂量开始，逐渐加量至有效剂量，然后再逐渐减停原有的抗癫痫药，两药交替间应有 2~4 周过渡期。任何一种药物在未达稳态有效血浓度之前不能判定其无效，不能频繁更换药物。

（6）长期规律用药：长期定时、定量服用抗癫痫药，维持有效血浓度；不规律服药可降低疗效或加重发作。癫痫发作完全控制后，仍需继续服用维持量 2~4 年，然后逐渐停药。具体疗程可根据患儿特点、发作严重程度、发作类型等加以调整。如复杂部分性发作，发作控制后再服药 4 年，甚至需连续服药至成年期；失神发作疗程可以短些。

（7）停药要慢：突然停用抗癫痫药物常可引起严重的发作加快或癫痫持续状态，故应慎重、逐渐地减药、停药。一般可在 6~12 个月内逐渐将药量减完。联合用药者，在减量时应先减毒性较大的药。

（8）定期随访：做好完整的药理纪录；调整剂量时可每 1~4 周随访 1 次，稳定后 3~6 个月随访 1 次。定期检查神经系统、血液学、生化学指标。

（9）复发重治：癫痫停药后有约 36%存在复发的可能性，复发与发作类型、基础病因、年龄、癫痫家族史、停药前 EEG 癫痫样波、高热惊厥家族史、有无智力低下等危险因素有关。停药后或减药期间复发者，应重新开始治疗。

2.药物的选择。

（1）换药指征：遇下列情况时，可考虑换药治疗，换药时原用药物需逐步减量至停用，防止诱发癫痫持续状态。

①如一种抗癫痫药物剂量已达到有效药物血浓度高值，但仍不能控制发作时，可换药。

②如临床已出现药物不良反应而仍不能控制发作时，可换药。

③如一种抗癫痫药有效并已达到有效血浓度，但不能完全控制发作，可换药也可加第二种抗癫痫药。

（2）停药条件：癫痫完全控制3年以上，脑电图正常超过2次。但青春期前抗癫痫治疗宜继续到青春期后；脑部有器质性疾病或脑电图有进展趋向者不能停药。

另外，促肾上腺皮质激素（ACTH）和。肾上腺皮质激素本身不是抗癫痫药物，主要用于婴儿痉挛症。

（四）癫痫持续状态的治疗

1.治疗原则 尽快控制惊厥发作，维持重要脏器功能，积极寻找病因、对因治疗，发作后长期应用抗癫痫药。

2.治疗方案

（1）镇静

①地西泮（安定）：首选用药，剂量0.3~0.5 mg/(kg·次)，最大剂量不超过10 mg，对本药的反应个体差异很大。也可用"年龄+1"简化法计算剂量，例如2岁可用3 mg，4岁可用5 mg。幼儿1次不可超过5 mg，5~10岁小儿1次可用5~10 mg。静脉注入的速度要慢，约1 mg/min，一般5 min内生效；必要时15~20 min后重复给药1次。用药中应监测呼吸、心率、血压等变化。不良反应有注射局部刺激、肌张力过低、气管分泌增多，偶见呼吸暂停，特别已用过苯巴比妥者。当静脉液路难以建立时还可应用地西泮灌肠，0.5 mg/(kg·次)于6 min内达高峰浓度，但吸收量不易预测和掌握。

②氯硝西泮（氯硝安定）：本药为广谱的抗癫痫药，对惊厥性或非惊厥性癫痫持续状态均有较高疗效。剂量0.02~0.06 mg/(kg·次)，缓慢静脉注射，速度不应超过0.05~0.1 mg/min。不良反应有肌张力低下、嗜睡等，偶有血压下降的可能，故应注意呼吸和循环情况，有心血管疾病及重症肌无力者忌用。

③苯妥英钠：地西泮无效时应用。首次用负荷量15~20 mg/kg，生理盐水稀释后静脉注射，注射速度不超过1 mg/(kg·min)，有效后可改用维持量5 mg/(kg·d)。若出现低血压、心动过速症状应减慢用药速度，必要时停药。

④苯巴比妥钠：因起效较慢、半衰期较长，常在地西泮控制发作后作为长效药应用。最常用于伴高热的惊厥状态和新生儿惊厥持续状态。剂量5~10 mg/(kg·次)，肌肉注射。也可用负荷量，首剂量15~20 ms/kg，静脉注射，速度不超过25mg/(kg·min)；有时新生儿可用较大突击量20~25 mg/kg。主要不良反应是呼吸抑制，故用前应先做好人工呼吸和气管插管准备。

⑤副醛：上述药物无效时选用5%副醛，剂量0.1~0.2 ml/kg肌肉注射，不超过5 ml/次，约30 min起效；也可将副醛用温盐水稀释成10%溶液，0.3~0.4 ml/(kg·次)，

最大剂量 8 ml，用花生油按 2:1 的比例混合，在直肠内保留 20~30 min，可于 2 h 内起作用；还可按 0.15 mg/kg 的剂量，用盐水稀释成 0.2%溶液缓慢静脉注射，生效后即停用。每次用前新鲜配制，用玻璃管或橡胶管（避免用塑料管）。因肌注会发生组织损伤，静脉输注可出现肺水肿等不良反应，故用药应慎重。

⑥对顽固性发作而经以上药物治疗无效者：可试用基础麻醉剂。用时应监测生命体征和脑电图，做好气管插管和呼吸机准备，并在麻醉专科医师指导下应用。常用药为硫喷妥钠，一般采用静脉注射，初始剂量 4~5 mg/kg，缓慢注射，8~10 s 即可起效，然后以 2.5%的溶液静脉滴注，速度为 2 mg/min。最低有效量为 4 mg/kg，中度有效量为 6 mg/kg，最大有效量为 8 mg/kg，极量不超过 10 mg/kg。因其有中枢性呼吸麻痹的不良反应，故使用应慎重。

（2）维持重要脏器功能、预防并发症：及时清除呼吸道的分泌物，严重呼吸困难时行气管插管，呼吸机辅助呼吸。高热者用药物和物理方法退热，脑水肿者静脉注射 20%甘露醇降颅高压。充分补充液体，昏迷者输液量为 1 000~1 200 ml/(m²·d)。

（3）对因治疗：同癫痫对因治疗。

（4）预防癫痫复发：在惊厥被完全控制以后，应根据临床诊断及时开始或恢复正规的抗癫痫药物治疗（可参考上述药物治疗）。

（五）难治性癫痫的治疗

有 20%~25%的患儿因对各种抗癫痫药治疗均无效而被称为难治性癫痫。对局灶性发作起源的难治性癫痫可考虑手术治疗。手术方式有颞叶病灶切除术、病变半球切除术及不切除癫痫病灶的替代手术（胼胝体切断术、软脑膜下皮质横切术）。

（秦兴富 韩秀秀 姚雨 杨加慧 王昆 王新铮 孟静雨）

第八章　外科急症

第一节　急腹症

该患者最突出的临床表现为突然发作的上腹痛。临床上,将以急性腹痛为突出必须,需要紧急处理的腹部疾患,统称为外科急腹症。

外科急腹症的特点是发病急、变化快、病情危重。临床常见的急腹症有急性阑尾炎、胆囊炎、胰腺炎、穿刺孔、肠梗阻、肝脾破裂、尿路结石等。

一、病因及发病机理

外科急腹症首先表现为急性腹痛,而绝大多数的继续腹痛可分为两类,一类疼痛来自内脏疾病,另一类疼痛是由于腹壁腹膜的基本。腹部受脊神经和植物神经自体两组神经纤维支配,前者来自胸 5、6 到腰 1、2 脊神经节段,支配腹壁及壁层腹膜;前腹壁、壁层腹膜对痛的感觉敏锐,定位准确,能准确地反映炎症和刺激的部位;腹后壁的壁层腹膜对痛的感觉不如腹前壁那样敏锐,定位也不准确。后者分布于腹内脏器及其脏层腹膜,来自胸 5 至 2 脊髓节段,对一般机械、物理、炎症的刺激反应及定位不如前者敏感,多为钝痛,可伴焦虑和不安等。腹内实质性脏器和肝脾等对机械性刺激不敏感,但肝脾的包膜对膨胀牵拉敏感。腹内空腔脏器本身对挤压切割并不敏感,但对腔内压力的急性升高、缺血、痉挛、牵引等刺激敏感。急腹症时腹痛的表现常由三个部分组成:一是深部疼痛,如急性阑尾炎时深压右下腹时的疼痛;二是邻近壁层腹膜受刺激时的疼痛,如急性胆囊炎时的墨非征阳性;三是牵涉痛,如急性胆囊炎时右肩部的放射性疼痛。

二、诊断

正确、及时的诊断是成功救治急腹症的关键,然而由于时间紧、检查条件有限,急腹症诊断困难较大。但如遵循一定的方法和步骤,绝大多数病人可以在不延误治疗的时间内获得诊断,至少可以初步判断有误急诊手术适应症。下面列举一些常见的急腹症的特点。

(一)腹痛与年龄、性别的关系

生后 1 周~3 周开始,吸乳后几分钟发生呕吐,呈喷射状、无胆汁,有乳瓣,味酸臭,呕吐呈进行性加重,吐后求食欲仍强,呈"小老人"面容,此为先天性肥厚性幽门狭窄。而肠套叠大多发生与 2 岁以下的幼儿,最多见于回盲部回肠末端套入结肠,其三大典型症状是:腹痛、果酱样便和腹部肿块。蛔虫性肠梗阻多见于 2 岁~10 岁的儿童;青少年腹痛多为阑尾炎、溃疡病;女性常为胆石症;而老年人应注意乙状结肠扭转、肠道肿瘤。

(二)腹痛与过去病史

既往曾有阑尾炎、胆石症,此次疼痛应多考虑是否为慢性炎症的急性发作;若有饱餐和(或)饮酒史,还要考虑胰腺炎;有外伤史,要考虑腹腔脏器破裂;有手术史,粘连性肠梗阻最易并发。过去病史应包括内科疾病,如糖尿病、心脏病、肝硬化、长期服用皮质激素。其目的一方面为诊断,如糖尿病的酮症酸中毒可以引起腹痛;急性右心衰竭可以有肝肿大,肝包膜张力增加的疼痛;肝硬化病人可因门静脉血流不畅后有肠系膜静脉血栓形成。另一方面是了解病人对疾病和手术的耐受力。

(三)腹痛发生、发展的特点

腹痛在初始时的性质及其发展过程的特点很能反映疾病的本质。脏器炎症性疼痛一般是随炎症过程的发展而增剧,因炎症范围扩展而疼痛加重。而肠系膜血管栓塞、急性胰腺炎、溃疡急性穿孔、绞窄性肠梗阻、腹腔内出血等则起病很突然,病情一般较重。

(四)腹痛的部位

如胆囊炎、胆石症、急性胰腺炎多为上腹痛;急性阑尾炎早期为上腹痛,数小时后才转移至右下腹痛,所以早期阑尾炎多误诊为胃炎;机械性小肠梗阻为脐周阵发性规律性绞痛。

(五)腹痛的性质

若为持续性腹痛,多为内脏炎症、出血引起;若为阵发性腹痛,多为空腔脏器梗阻、结石引起;若为持续性腹痛,阵发性加剧,多为结石、梗阻的基础上伴发炎症。

(六)伴随症状

常见的伴随症状如下所述。

1.胃肠道症状

内脏痛通过内脏神经反射可引起一系列胃肠功能紊乱,如疾病早期时的恶心、呕吐、腹胀、肠蠕动减弱、便秘、腹泻等。反射性的功能紊乱多出现与疾病初期,随着此症状有所缓解和重新出现病理性症状。

2.黄疸

常见于急性肝、胆道、胰腺的炎症性疾病,若有高热、寒颤,要考虑化脓性胆管炎、肝脓肿等。

3.血尿

常伴有泌尿系疾病,如泌尿系结石、结核及肿瘤等。

4.休克

多为失血性和中毒性休克,如肝、脾破裂、宫外孕、化脓梗阻性胆管炎、重症坏死性胰腺炎、绞窄性肠梗阻等。

三、辅助检查

必要的检查包括血、尿、便常规,血、尿淀粉酶测定,腹部 X 线、B 超、CT、MRI 检查等,必要时行经皮肝穿刺胆管造影、内镜逆行胰胆管造影(ERCP)、排泄性尿路造影。血红蛋白的变化常能反映出是否有失血和血液稀释或细胞外液不足和血液浓缩。白细胞计数和分类提示有无未被发现的感染以及感染的严重程度。尿常规主要是检查有无泌尿系感染、糖尿病、血尿等。血和尿的淀粉酶增高是诊断胰腺炎的重要依据之一。X线检查(立位腹平片),肠梗阻时腹腔内可有梯状液平面;口腔脏器产科则膈下有游离气体。

四、处理原则

采取积极的措施消除引起急腹症的病因,并使腹腔内存在的脓性渗出液尽快局限、吸收或通过引流而消失。为了达到上述目的,可根据不同的病因、不同的病变阶段、不同病人的体质采取不同的治疗措施。

(一)非手术疗法

包括手术疗法的术前准备过程。

1.适应证

(1)原发性腹膜炎或盆腔器官感染引起的腹膜炎。

(2)病因不明且病情不重,全身情况较好者,可采用短期非手术疗法进行观察。

2.治疗

(1)体位:在无休克的情况下宜取半卧位。半卧位时有利于腹内渗出液积聚在盆腔,以便局限、吸收或引流;使腹肌松弛,膈肌避免压迫,呼吸循环得以改善。半卧位时要经常活动双下肢,改换受压部位,以防静脉血栓、压疮形成。

(2)禁食、胃肠减压:胃肠穿孔病人应绝对禁食,以防胃肠道内容物继续漏出。其他病因引起的腹膜炎已出现麻痹者,进食会加重肠内积液积气,使腹胀加重,必须待肠蠕动恢复正常后才可进饮食。胃肠减压可减轻胃肠道膨胀,改善胃肠壁的血运,减少胃肠内容物继续漏出,有利于炎症局限,促进胃肠蠕动恢复,是腹膜炎病人必不可少的治疗。但其辉增加病人痛苦,妨碍呼吸和咳嗽病增加体液丢失。因此,肠蠕动恢复后应尽早将其去除。

(3)补液,纠正水、电解质酸碱失衡:由于腹腔内渗出大量液体,肠道内大量积液,再加以不能进食,必须通过输入晶、胶体液以纠正脱水和酸碱失衡。

(4)补充热量与营养:腹膜炎时,患者代谢率为正常的140%,因此需大量热量与营养。当不能补充所需的热量时,自身蛋白将被大量消耗,使病人在已经很严重的疾病打击小进一步受到损害。

(5)抗生素的应用:根据病因、病变部位、病变的炎性程度选用抗生素,选择单联、双联还是多联用药及用药的途径,以达最佳效果。

(6)镇静、止痛及吸氧:诊断已经明确,治疗方针一经决定,即可镇静、止痛。但若诊断尚未肯定,病人还需观察治疗时不宜用止痛剂。患者一般情况较差时需给氧。

(二)手术疗法

去除急腹症的病因是手术治疗的主要目的。但在病人情况危急时,以救命为主。需要分秒必争进行手术的有失血性疾病如肝、脾破裂、宫外孕;感染性疾病如重症胆管炎、重症坏死性胰腺炎、严重的绞窄性肠梗阻。需要在2h~3h内积极准备手术的有急性穿孔性疾病、一般的绞窄性疾病、炎症性疾病。

五、急救护理措施

(1)禁食、水,持续胃肠减压。

(2)开放静脉,遵医嘱给予补液、纠正水电酸碱平衡紊乱、抗炎等治疗。

(3)遵医嘱给予解痉镇痛药物。

(4)协助病人采取有利于减轻疼痛的体位,给予依靠物并注意其安全,防止坠床。

(5)严密观察疼痛的变化情况,详细了解疼痛的特点。除询问主诉外,还应注意观察神志、生命体征、面部表情、体位,判断疼痛的程度及对机体的影响。

(6)严禁在未确诊之前使用强效镇痛药或激素,以免掩盖症状、体征而延误诊治。

(7)协助医生尽快完善各项检查,以及早明确诊断。

第二节　颅脑损伤

颅脑损伤是常见的严重创伤。头部外伤根据头皮有无破裂、颅骨有无骨折、硬脑膜有无撕裂等情况,分开放性损伤和闭合性损伤两类。

一、分类及临床特点

(一)头皮损伤

分为头皮下血肿、头皮裂伤和头皮大面积撕脱伤。头皮下血肿的表现为血肿部位有肿块、压痛。头皮裂伤、头皮大面积撕脱伤伤员可大量出血,常发生失血性休克。

(二)颅骨骨折

颅骨骨折按部位分为颅盖骨折与颅底骨折;按形态分为线形骨折、凹陷骨折及粉碎骨折。颅底部骨质根据其发生部位的不同有不同的临床特点,具体如下所述。

1.颅前窝骨折

累及眶顶和筛骨,可损害视神经、嗅神经。表现为眶周广泛淤血斑(熊猫眼征)、鼻和口腔出血、失明、嗅觉丧失等。

2.颅中窝骨折

常累及蝶骨、面神经、听神经等。表现为鼻和口腔出血、脑脊液耳漏、失听、眩晕等。

3.颅后窝骨折

累及颞骨岩部,可见乳突皮下淤血斑。常合并后组颅神经(IX—XII 脑神经)损伤,引起吞咽困难、呼吸道受阻,严重者发生窒息。

(三)脑损伤

1.脑震荡

脑震荡是一过性的脑功能障碍。表现为受伤当时出现短暂的意识障碍,清醒后大多不能回忆起受伤当时和近期的情况,呈逆行性遗忘。受伤时,病人出现面色苍白、出冷汗、血压下降、脉微弱、呼吸减慢,多有头痛头晕、疲乏无力、恶心呕吐等症状,短期内可消失,无神经系统阳性体征。

2.脑挫裂伤

脑挫裂伤指脑组织、神经和血管的器质性损伤。伤后病人立即出现昏迷,绝大多数在半小时以上,重症者持续时间更长,并伴有剧烈头疼、恶心呕吐。伤后病人即刻出现神经系统症状和体征,如椎体束征、肢体抽搐或偏瘫、失语等。若继发脑水肿和颅内神经血肿,会出现颅内压增高和脑疝的表现。合并下丘脑损伤时,体温因中枢调节失控可高达41℃。

3.原发性脑干损伤

伤后立即昏迷,昏迷程度深、持续时间长。瞳孔不等大,极度缩小或大小多变,对光反应消失,眼球位置不正或同向凝视,去大脑强直。延髓损伤时,则出现严重的呼吸、循环功能紊乱,伤情重,死亡率高。

4.颅内血肿

颅内血肿是常见的原发性脑损伤并发症,其严重性在于引起颅内压增高导致脑疝。按血肿部位分为硬脑膜外血肿(占 30%~40%)、硬脑膜下血肿(占 45%~53%)、脑内血肿(占 5%)等。根据血肿发展迅速分为:特急型,伤后 3 小时内出现脑受压征;急性型,伤后3 日内出现脑受压征;亚急性型,伤后 3 日至 3 周内出现脑受压征;慢性型,伤后 3 周以上才出现症状。颅内血肿的临床表现为:

(1)意识障碍:伤后昏迷——清醒——昏迷,有中间清醒区,常见于硬脑膜外血肿;伤后昏迷——意识好转——昏迷,无中间清醒区,常见于原发性脑损伤并发颅内血肿;持续性昏迷并进行性加重,说明伤情严重,易发生脑疝,多见于硬膜下血肿。

(2)瞳孔变化:伤后一侧瞳孔缩小后扩大,对光反射由迟钝而消失,提示瞳孔散大的一侧一发生脑疝。

(3)偏瘫:伤后一侧肢体少动或不动,对痛刺激反应迟钝或无反应,又椎体束征,并呈进行性加重,应考虑血肿引起脑疝或血肿压迫运动中枢,出现大脑强直为脑疝晚期。

(4)生命体征变化:血压呈阶梯式上升,脉搏呈阶梯式减慢,呼吸深慢(两慢一高)。当合并枕骨大孔疝时,可致呼吸、心跳骤停。

二、伤情判断

(一) 轻型颅脑损伤

昏迷时间在 30 分钟内,有轻度头疼、头晕,生命体征无明显改变,GCS 计分 13 分~15 分。

(二)中型颅脑损伤

昏迷时间在 12 小时以内,有轻度的神经系统体征异常和生命体征改变,GCS 计分 9 分~12 分。

(三)重型颅脑损伤

深度昏迷或昏迷时间超过 12 小时,呈局限性加重或清醒后短期出现再昏迷,有明显的神经系统阳性体征和生命体征的改变,GCS 计分 5 分~8 分。

（四）特重型颅脑损伤

伤后深昏迷伴去大脑强直,双侧瞳孔散大,已有晚期脑疝。常伴有其他脏器的损伤、休克等,GCS 计分 3 分~4 分。

三、非手术治疗

（一）头位与体位

头部抬高 15°,身体自然倾斜,避免颈部扭曲,以利颅内静脉回流,从而减轻脑水肿,降低颅内压。

（二）气道管理

保持呼吸道畅通,及时清除呼吸道分泌物;维持正常呼吸功能,持续低流量吸氧;在血气分析和呼吸功能监测下,争取尽快实施机械通气;保持吸入空气的温度和湿度,定期做呼吸道分泌物细菌培养,防止呼吸道感染。

（三）严密观察病情变化

颅脑损伤病人应连续监测生命体征、神经系统体征变化,并进行血气、血、脑脊液生化监测以及重要脏器功能监测,以便及时发现异常情况,采取相应措施。

（四）颅内压监护

颅内压是颅脑损伤病人最基本的监护指标。颅内压监测可用于诊断颅内血肿、判断手术时机、术中监护、指导使用脱水剂和估计预后。脑室内测压是常用的监测方法,成人正常值 80mmH$_2$O ~180mmH$_2$O （0.8kPa~1.8kPa）, 儿童正常值 40mmH$_2$O ~100mmH$_2$O (0.4kPa~1kPa)颅内压超过 200 mmH$_2$O,称为颅内压增高。

（五）脱水治疗减轻脑水肿

常用 20%甘露醇,成人 250ml 每 6 小时~8 小时快速静脉滴注,病情危急时可加呋塞米20mg~40mg 静脉注射,肾功能障碍时可改用 10%甘油果糖 250ml~500ml,2 次~3 次/天。

（六）降温

主要应用物理降温,如冰帽、冰袋、自控颅脑降温仪等。体温过高,物理降温无效时,须采用冬眠疗法,保持体温在 31℃~34℃。

（七）支持治疗、预防合并症

伤后 2 天~3 天禁食、禁水,每 24 小时补液应限制在 1 500ml~2000ml,保持 24 小时尿量 600ml 以上;注意补钾,防止因禁食、呕吐、应用脱水剂、激素引起的低血钾症;昏迷患者易发生坠积性肺炎,需加强肺部护理,定时拍背吸痰;留置尿管需预防泌尿系感染;2小时~3 小时翻身一次,预防压疮发生。

四、手术治疗

（一）开放性颅脑损伤

原则上应尽早行清创缝合术,争取在伤后 6 小时内进行,最迟不超过 72 小时。清创由浅入深,彻底清除碎骨片、头发等异物和血块、失活的脑组织,并彻底止血。如无明显的颅内感染现象、脑水肿和颅内高压存在,应严密缝合或修复硬脑膜和头皮创口,硬脑膜外可放置引流管。

(二)闭合性颅脑损伤

闭合性颅脑损伤的手术主要是针对颅内血肿或重度脑挫裂伤合并脑水肿引起的颅内高压和脑疝。凡有手术指征者应及时手术,对伤后迅速出现再昏迷加深,一侧或两侧瞳孔散大的病人,应力争在 30 分钟至 1 小时内以手术减压,常用的手术方式有:开颅血肿清除术;去骨瓣减压术;钻孔引流术。

五、急救护理措施

(1)立即对病人的伤情进行简单的检查,针对情况采取相应的应急措施。

(2)头部受伤引起的严重大出血,立即进行加压包扎止血。

(3)有血性液体从耳、鼻中流出,提示可能颅底骨折造成了脑脊液外漏。应让病人侧卧,并将头部稍垫高,严禁用水冲洗、用棉球堵塞耳、鼻。

(4)病人如呕吐频繁,两侧瞳孔不等大,则提示出现脑疝、病情危重,应尽快进行手术治疗。

(5)昏迷者应保持呼吸道通畅,避免误吸。

第三节　胸部创伤

胸部创伤无论战时还是平时均较常见。严重的胸部创伤常引起呼吸、循环功能障碍,病情紧张迅速,如未能及时做出有效的处理,可很快一期死亡。

一、分类

胸部创伤按致伤原因和伤情,可分为闭合性和开放性损伤两大类。

(一)胸部闭合伤

胸部闭合伤是由于暴力撞击或胸部受挤压而致胸部组织和脏器的损伤,包括挫伤和冲击伤,在平时多由交通、工矿或生活事故所致。轻者可造成胸壁软组织损伤,重者可出现肋骨、胸骨骨折,多伴有胸膜腔内器官或血管损伤,导致气胸、血胸。

(二)胸部开放伤

多见于战时,且多为火器伤,平时见于生活外伤,其中斗殴死伤者也甚常见。凡是伤及胸壁而未穿透胸膜或纵隔的损伤,称为非穿透伤。穿透胸膜或纵隔的损伤,称为穿透伤。

二、几种常见的胸部创伤及其特点

(一)肋骨骨折

肋骨骨折是最常见的钝性胸部外伤,约占胸外伤的 40%~60%。可为单根或多根肋骨骨折,同一肋骨又可在一处或多处折断。第 4~7 肋骨较长且固定,最易骨折。单纯肋骨骨折大多都可治愈或自行愈合,但老年人并发症较多,故死亡率较高。

单根肋骨骨折如无内脏损伤,一般不严重。多根多处肋骨骨折将使局部胸壁失去完整肋骨支撑而软化,出现反常呼吸运动,即吸气时软化区胸壁内陷,呼气时外突,称为连枷胸。肋骨骨折的临床表现为局部疼痛,尤其在深呼吸、咳嗽、喷嚏及转动体位时疼痛加重,疼痛多位于骨折处。

(二)胸骨骨折

约占胸部外伤的 1.5%~6%,胸骨骨折常伴有肋骨骨折,严重的可造成胸内脏器损伤。合并心肺损伤或腹腔内出血死亡率高达 60%以上,合并支气管断裂或主动脉破裂者死亡率更高。临床表现为胸骨部位肿胀、疼痛,咳嗽或深呼吸时加重。局部压痛明显,可扪及骨擦感和异常活动。合并胸内脏器损伤则可出现呼吸困难、胸闷、气短、心悸及皮下气肿等。

(三)气胸

胸膜腔内积气称为气胸。创伤性气胸的发生率在钝性伤中约占 15%~50%,在穿透性伤中约占 30%~87.6%。绝大多数病例胸膜腔内积气来源于肺被肋骨骨折断端刺破(表浅者称肺破裂,深达细支气管者呈肺裂伤),亦可因暴力作用引起的支气管或肺组织挫裂伤,或因气道压力急剧升高而引起的支气管和肺破裂所致。

1.闭合性气胸

气胸多来源于钝性伤所致肺破裂,也可由于细小胸腔穿透伤引起的肺破裂,或空气经胸壁小创口进入后随即创口闭合,胸膜腔仍与外界隔绝,胸膜腔内压力仍低于大气压,即仍为负压。

根据胸膜腔及其量即肺萎陷程度可分为小量、中量和大量气胸。小量气胸指肺萎陷在 30%以下,病人可无明显呼吸与循环功能紊乱。中量气胸肺萎陷在 30%~50%,大量气胸肺萎陷在 50%以上,均可出现胸闷、气急等低氧血症的表现。胸腔穿刺可有助于诊断,也是治疗手段。小量闭合性气胸可自行吸收,不需特别处理,但应注意观察期发展变化。中、大量气胸可先行胸腔穿刺,若一直抽不尽、抽气不久又达抽气前的积气量、另一侧亦有气胸、合并血胸、需行全身麻醉或需用机械通气等,均应放置胸腔闭式引流。

2.张力性气胸

胸壁、肺、支气管或食管上的创口呈单向活瓣,与胸膜腔相交通,吸气时活瓣开放,空气进入胸膜腔,呼气时活瓣关闭,空气不能从胸膜腔排出,因此随着呼吸,伤侧胸膜腔内压力不断增高,以致超过大气压,形成张力性气胸,又称压力性气胸或活瓣性气胸。伤侧肺组织高度受压缩,并将纵隔推向健侧,使健侧肺亦受压缩,从而使通气面积减少和产生肺内分流,引起严重呼吸功能不全和低氧血症。同时,纵隔移位使心脏大血管扭曲,再加上胸腔压力增高以及常伴有的纵隔气肿—安排心脏及大静脉和肺血管(心包外心脏压塞),造成回心静脉血流受阻,心排出量减少,引起严重的循环功能障碍甚至休克。

病人常表现有严重呼吸困难、紫绀,伤侧胸部叩诊为鼓音,听诊呼吸音消失。张力性气胸的急救在于迅速行胸腔排气解压。

3.开放性气胸

由火器伤或锐器伤造成胸壁缺损创口,胸膜腔与外界大气直接相交通,空气可随呼吸自由进行胸膜腔,形成开放性气胸。伤侧胸腔压力等于大气压,肺受压萎陷,萎陷的程度取决于肺顺应性和胸膜有无粘连。健侧胸膜腔仍为负压，低于伤侧，使纵隔向健侧移位，健侧肺亦有一定程度的萎陷。同时由于检测胸腔压力仍可随呼吸周期而增减，从而引起纵隔摆动(或扑动)和残气对流(或摆动气)，导致严重的通气、换气功能障碍。

开放性气胸病人常在伤后迅速出现严重呼吸困难、惶恐不安、脉搏细弱频数、紫绀和休克。开放性气胸易于诊断，一经发现必须立即急救。尽快封闭胸壁创口，变开放性气胸为闭合性气胸。可用大型急救包，多层清洁布块或厚纱布垫，在伤员深呼气末覆盖创口并包扎固定。

(四)血胸

胸膜腔内积血谓之血胸。创伤性血胸的发生率在钝性伤中约占25%~75%，在穿透伤中约占60%~80%。出血的来源较常为肋骨骨折断端出血经壁层胸膜上的刺破口流入胸膜腔，以及肺破裂或裂伤出血。由于肺循环的压力仅为体循环的1/5~1/6，一般出血缓慢，价值损伤局部的肺泡萎陷以及血胸(或血气胸)引起的肺受压，可使肺裂口变小和通过肺血管的循环血流较正常减少，故出血可自行停止，尽管较大的肺裂伤出血量可较多。来自肋间动脉和乳内动脉的出血，常呈持续性大出血，不易自然停止，往往需要开胸手术止血。急性失血可使循环血容量减少，心排出量降低。多量积血可压迫肺和纵隔，引起呼吸和循环功能障碍。

小量血胸至胸腔积血量在500毫升以下，病人无明显症状和体征，出血量在500ml~1 000ml为中量血胸，超过1 000ml为大量血胸。血胸的治疗旨在防治休克；及早清除胸膜腔积血以解除肺与纵隔受压和防治感染；对进行性血胸开胸探查；以及处理合并伤和并发症。小量血胸多能仔细吸收的，但要连续观察积血有否增多的趋势。中量血胸可行胸腔穿刺抽出积血。对于积血量较多的中量血胸和大量血胸，以及几次胸腔穿刺后又出现中量血胸，均应进行胸腔闭式引流术。

(五)心脏损伤

1.心肌挫伤

心肌挫伤为闭合性胸部伤，常见原因有心前区受钝性暴力的直接撞击，胸部受来自前后方对向暴力的挤压等。其临床表现类似于心肌梗死，表现为心前驱或胸骨后疼痛，伴心肌、呼吸困难等。

2.心脏破裂

多由尖刀锐器、子弹、弹片等传入胸壁所致，少数是由于暴力撞击前胸。以右心破裂最常见。其主要临床表现为急性心包填塞，少数心包裂口大者表现为失血性休克。典型表现为低血压，颈静脉怒张，继心音遥远。

三、病情判断

(一)病史

详细了解受伤史，包括受伤的时间、地点、原因、暴力强度、作用方向和部位，并注意伤后出现的症状及其演变和处理的全过程。

(二)体格检查

了解一般情况，神志状态、生命体征，特别注意休克体征并进行全身系统检查。

(三)伴随症状

(1)胸痛:见于胸部骨折、挫伤。

(2)呼吸困难:多与气道梗阻、血气胸、链枷胸、肺挫伤等导致低氧血症有关。

(3)休克:多与胸内出血、肺实质出血、肋间血管出血等造成有效循环血量降低有关。

(4)心泵衰竭:见于胸部损伤、穿透伤、心脏破裂。

(5)咯血:表明肺或支气管有损伤。

(6)皮下气肿:常提示张力性气胸存在。

(四)辅助检查

(1)胸穿:迅速、简单、可靠,有助于血气胸的诊断。

(2)胸片:明确损伤部位、性质和严重程度,并可助诊胸部骨折、血气胸、肺萎缩、气管纵隔移位及膈肌破裂等。

(3)CT 和 B 超:无创、敏感、正确,可动态观察。

(40 胸腔镜:在用于诊断的同时可兼用于治疗。

四、胸部创伤的处理原则

(1)迅速使伤员脱离危险环境,并给予适合的体位,半卧位或伤侧向下的斜坡卧位。

(2)解除呼吸道梗阻。

(3)解除气胸所致的呼吸困难。

(4)止痛,处理活动性出血。

(5)抗休克、抗感染治疗。

(6)手术室进行确定性的修复和重建。

(7)加强病情监测,预防并发症。

五、急救护理措施

(1)立即建立静脉双通道,氧气吸入,心电监护,必要时止血、配血。

(2)保证气道通畅,维持通气给氧,病人若出现烦躁、焦虑是低氧血症的早期症状,呼吸时出现三凹征(锁骨上凹、肋间凹、剑突下凹),常说吗有气道梗阻,应迅速清除口腔分泌物,呕吐时头偏向一侧,以利于呼吸道的畅通。

(3)密切观察患者神志、面色、口唇、指甲颜色,每 15min~30min 测量生命体征一次,危重者 5min 测一次;若病人咳血,应保持镇定,嘱病人将血咳出,以避免窒息的发生。

(4)及时处理开放性和张力性气胸。用 5 层~6 层大块凡士林油纱布封闭伤口,待有条件时进行清创缝合。张力性气胸立即引流减压可挽救患者生命,无条件时可用粗针头在第 2、3 肋间刺入排气,有条件时立即行胸腔闭式引流术。

(5)配合医生放置胸腔闭式引流,观察引流液性质、颜色及量并记录。如持续引出不凝血块或持续大量溢气且肺难以复张,心率 120 次/分,血压 80/50mmHg,神志恍惚,四肢厥冷,应在抗休克同时,及时向家属交代病情。

(6)当病人出现浮动胸壁时,用大棉垫于向外固定该胸壁,减轻反常呼吸运动。

(7)备好抢救用品、药物,做好抢救记录。

第四节　腹部创伤

腹部创伤多由于工伤、坠落、生活意外、殴斗、凶杀、灾难事故所致。腹部创伤首先要确诊是单纯腹壁伤还是伴有腹内、腹膜后脏器伤。单纯腹壁伤一般较轻,伴有内脏损伤,则是一种严重创伤。空腔器官,其内容物为胃肠液、粪便、胆汁,如溢入腹膜腔内会引起腹内严重感染;实质器官和血管伤,都会有大量血液进入腹膜腔或腹膜后引起失血性休克,如未及时诊断,将会有生命危险。

一、分类

(一)闭合性腹部创伤

闭合性损伤的伤因:钝性暴力,如撞击、挤压、拳击、足踢、棍击等。

1.单纯腹壁伤

无腹内脏器伤,可出现皮下淤血,严重者腹直肌断裂。主诉腹部损伤处疼痛,无腹肌紧张,全身情况好,生命体征无变化,B超腹腔内无积液及实质性脏器损伤。一般均用非手术治疗。

2.腹内脏器损伤

有腹内脏器损伤就是一种严重创伤,损伤器官越多越严重。而实质性器官损伤和大血管损伤又比空腔脏器损伤严重,失血量大,病情变化快。在处理腹部创伤时最主要是判断有无内脏损伤。

闭合性损伤的治疗原则:首先确诊有无内脏损伤,有内脏损伤者尽快手术,休克严重者,边抗休克边手术治疗。

(二)开放性腹部创伤

开放性损伤是指致伤物穿破腹部皮肤进入各层组织。可有刀伤、各种锐器伤、枪弹伤等,有组织失活、出血,软组织污染,伤口及腹腔感染率高,根据有无腹膜损伤分为下述两种。

1.穿透伤

穿透伤90%~95%有腹内脏器损伤,腹部内脏如小肠、大网膜常从伤口脱出,可加重病人休克或感染。

2.非穿透伤

绝大多数无腹部内脏损伤,但因投射物的冲击波的远达效应,也可能有腹内脏器破裂,因此应警惕腹内脏器穿孔致腹膜炎。

开放性损伤的治疗原则:首先处理穿透伤所致的内脏脱出,积极抗休克的同时进行手术探查。

二、常见的腹部创伤

(一)腹腔实质性脏器损伤

主要指肝、脾、胰脏损伤。损伤后可引起脏器破裂和大血管损伤,主要表现为腹腔内出血,病人出现休克和腹膜刺激征。

1.肝损伤

肝损伤分为肝包膜下或肝实质内血肿、真性肝破裂(如挫裂伤、离断伤和毁损伤)、肝中央型破裂(常伴肝胆管及肝内较大血管损伤)等几类。对于包膜下小血肿可保守治疗,密切观察;其他类型的损伤应早期手术。

2.脾损伤

分为真性脾破裂(实质与包膜同时破裂)、包膜下破裂、中央破裂等几种类型。传统治疗方法多采用脾切除术,近来多采用保守治疗+手术治疗。

3.胰腺损伤

单纯的胰腺损伤很少见到,多合并有周围组织的共同损伤,临床表现不典型。

处理多采用手术探查。疑有胰腺损伤应行全胰探查;手术的目的是止血、清创、彻底引流、控制胰腺外分泌及处理合并伤。

(二)腹腔空腔脏器损伤

主要指胃、肠胀气损伤。损伤后脏器破裂,内容物进入腹腔引起急性腹膜炎和感染中毒性休克。表现为剧烈腹痛、被动体位、辗转不安、有明显的腹膜刺激征。

1.胃损伤

临床以上消化道穿孔的临床表现为特征。

处理:一般均可行清创修补术,极少数因大范围缺损而行胃部分切除术。

2.小肠损伤

小肠损伤在空腔脏器中最多见。直接暴力多伤及小肠中段,间接暴力往往引起相对固定的肠段如空肠起始段、回肠末段或粘连处损伤;伤及肠系膜可引起肠段坏死。

处理:修补或肠部分切除。

3.结肠损伤

结肠损伤的特点是开放伤多,闭合伤少;合并伤多,单独伤少;血运差,愈合能力差,易小肠瘘。

处理:(1)高速投射物、火器伤、大范围损伤,应行二期手术。刺伤、行肠道准备的医源性损伤,可行一期手术。(2)右侧结肠损伤可考虑行一期手术;左侧结肠损伤一般不行一期手术。(3)受伤不超过 6 小时~8 小时,可考虑行一期手术。(4)肠内粪便少,污染轻,可考虑行一期手术;反之,应分期手术。

1. 直肠损伤

腹腔内直肠损伤以腹膜炎为特征;腹腔外直肠损伤以会阴部各直肠周围间隙感染为特征。

处理原则:(1)腹膜返折以上损伤,处理原则同结肠伤。(2)腹膜折返以下损伤:1)伤部清创修补;2)近端转流性造口;3)经会阴切口,充分引流破裂处附近直肠周围间隙。

三、伤情判断

(一)病史

详细了解受伤史,包括受伤的时间、地点、原因、暴力强度、作用方向和部位,并注意伤后出现的症状及其演变和处理的全过程。

(二)体格检查

测定生命体征,特别注意休克体征的观察,对头颈部、胸部、腹部、脊柱做全面检查,判断受伤脏器、部位、性质及程度。

(三)伴随症状

1.休克

无论空腔脏器还是实质脏器伤,均可能有休克。实质器官伤出血量>500ml,出血速度快者,伤后早期即有低血容量性休克;器官伤超过 12 小时以上,严重腹膜炎者易并发中毒性休克。

2.腹痛

腹痛是腹部损伤的主要症状,可因空腔脏器损伤后其内容物自伤处溢入腹膜腔引起腹痛;实质脏器和血管损伤者,血液流入腹膜腔刺激腹膜引起腹痛。最先疼痛部位,常是损伤脏器所在部位,随后因学业、肠液播散、扩大而导致腹痛范围扩大,腹痛呈持续性。

3.恶心、呕吐

胃肠道破裂、内出血、胰腺损伤或肝胆破裂均可刺激腹膜,引起反射性的恶心、呕吐。

4.胃肠道出血

呕血常见于胃、十二指肠损伤,多混有胃液、胆汁和食物残渣,在伤后即出血,伤后大便有新鲜血,说明结肠或直肠有损伤。

(四)体征

(1)局部:可见皮下淤血。

(2)腹膜刺激征:即腹部压痛、肌紧张和反跳痛,是腹内脏器伤的重要体征。压痛最明显的部位常是受伤脏器所在。

(3)肠鸣音减弱或消失:消化道外伤性破裂,内容物溢入腹腔,早期肠鸣音减弱时间较久后肠鸣音完全消失。腹内出血量大,肠鸣音也减弱或消失。

(4)移动性浊音:脏器破裂,腹内液体多者,腹部有移动性浊音。

(五)实验室检查和其他

(1)血液:常规检查如血红蛋白低、白细胞增多;细胞比容测定低于正常值均提示有腹内脏器损伤的可能。胰腺损伤比容,大部分胰淀粉酶增高。

(2)尿常规检查,如红细胞满视野应考虑肾脏损伤;尿淀粉酶增高,应注意有无胰腺损伤。

(3)腹腔穿刺:快速、有效、正确率高。如抽出为不凝固血液,则为实质性器官或血管损伤;如为炎性液体,可做常规细胞计数、分类、涂片检查,应疑为胃肠道损伤。

(4)腹部平片可发现腹内脏器破裂后出现的隔下游离气体和麻痹性肠充气。

(5)B 型超声检查:是一种敏感、正确、特异并可行动态观察的检查手段。

(6)腹部 CT 检查:能正确判断伤情和出血量,可行动态观察。

四、急救护理措施

早期急救及护理配合的原则:挽救生命第一。先检查有无立即危及生命的情况存在,抓住致命的损伤,争分夺秒地予以处理,不放过任何救治的可能。

(1)迅速建立静脉通道,特别是腹腔实质性脏器损伤,必须建立两条以上静脉通道,选用上腔静脉系统之大血管,如上肢、颈外静脉、锁骨下静脉。以免输入的液体在损伤部位分流,加重损伤部位的充血水肿而不能有效扩容。输液要根据血压、中心静脉压、尿量随时调节滴速。

(1)腹部若有开放性伤口,做局部清创处理,以无菌纱布覆盖。当发现腹部有伤口时,应立即予以包扎,对有内脏脱出者一般不可回纳,以免污染腹腔,可用急救包或大块敷料严加遮盖,防止受压。

(3)若存在明显的出血,要尽可能采取有效的止血措施,如明胶海绵填塞、止血钳等。

(4)保持呼吸道通畅,及时给氧。迅速处理呼吸道阻塞,包括清创口腔内异物、血块、假牙、分泌物等。鼻导管或面罩吸氧,必要时托起下颌,给予人工呼吸,或环甲膜穿刺、气管内插管、呼吸机辅助呼吸等。

(5)持续监测心电、血压、心率、血氧饱和度。留置尿管,记录每小时尿量,根据检测结果及时采取相应的抢救措施。

(6)对有急诊手术指征者应及时做好术前准备,及时做好采血、配血、备皮、药物过敏试验,放置胃管、尿管。通知手术室、麻醉科,做好相应的准备。护送病人至手术室,并与手术室护士做详细的交接。

(7)做好抢救记录。

第五节　泌尿系创伤

泌尿系统包括肾、膀胱、输尿管和尿道及有关的血管和神经。泌尿系统因由骨骼和肌肉保护,不易受伤,只有在暴力很强的情况下才可能造成损伤。常见的泌尿系创伤有肾损伤、膀胱损伤、尿道损伤。

一、病因及分类

(一)肾损伤

按伤因分类可分为直接暴力和间接暴力;按是否与外界相通可分为闭合性和开放性;按临床特征和病理可分为轻、中、重型。

(二)膀胱损伤

按是否与外界相通可分为闭合性和开放性,以闭合性损伤多见,多发生于膀胱充盈时;按损伤的程度和病理可分为挫伤、腹膜内破裂、腹膜外破裂。

(三)尿道损伤

按伤因分类可分为直接暴力和间接暴力;按是否与外界相通可分为闭合性和开放性;按损伤的程度和病理可分为尿道挫伤及黏膜裂伤和尿道破裂。

二、临床表现

(一)肾损伤

1.休克

肾脏血液供应非常丰富,正常人的肾每分钟通过的血流量为1 200ml,相当于安静时心排血量的20%~25%。肾损伤患者都伴有不同程度的休克,开放性损伤约60%~80%,闭合性损伤约30%~40%。

2.血尿

血尿为肾损伤的常见症状。输尿管被血块堵塞或伴有输尿管断裂时可不出现血尿。

3.疼痛

引起腰部及上腹部疼痛。

4.肾区包块

肾区包块为肾周围血肿和尿外渗所致。若包块不断扩大,血红蛋白不断下降,表明有持续性出血,应引起注意。

5.发热

尿外渗易引起继发感染,并有全身症状。

(二)膀胱损伤

1.休克

因创伤或出血所致,特别在骨盆骨折时更易发生休克。

2.排尿困难、血尿

尿道完全断裂时可不出现血尿。

3.疼痛

分泌物破裂时有下腹疼痛、压痛、肌紧张;腹膜内破裂时有腹膜刺激征。

4.尿瘘

膀胱与附近器官相通可引起尿瘘,尿液可从直肠、阴道或腹壁伤口流出,往往合并感染。

(三)尿道损伤

1.休克

严重尿道伤,尤其骨盆折后尿道破裂,前列腺静脉破裂致骨盆、腹膜外大血肿,多有不同程度的休克。

2.尿道出血

前尿道破裂,尿道口流血,有时出血严重;后尿道破裂,在排尿开始时和终了时的血尿,从尿道口滴血;尿道完全断裂时可不出现血尿。

3.疼痛

受伤部位疼痛特别是在排尿时。

4.排尿困难和尿潴留

大多数尿道损伤病人都有排尿困难,当尿道损伤严重造成尿道断裂时可完全不能排尿。

5.尿外渗及肿胀

尿道损伤在括约肌以上时可引起广泛的尿外渗。

6.局部血肿和瘀斑

多由暴力损伤所致。

(四)泌尿系统创伤共有特征

都有不同程度的休克、血尿、疼痛。

三、诊断

(一)肾损伤

有创伤病史;临床症状和体征:肉眼血尿或镜下血尿;X线检查、B超、CT检查可查出肾实质情况和血肿的部位,CT检查为选择手术方式提供依据;肾动脉造影或选择性肾动脉造影提示肾损伤的范围和程度,可诊断出血是否停止。

(二)膀胱损伤

有创伤病史;临床症状和体征:尿外渗、尿性腹膜炎或尿瘘;导尿及测瘘实验:顺利插入导尿管后,流出少量血尿或无尿液流出。也可注入300ml~500ml生理盐水,稍等片刻,回吸生理盐水,若吸出量明显增多或减少说明膀胱破裂;X线检查;膀胱造影。

(三)尿道损伤

有创伤病史;临床症状和体征;诊断性导尿有助于了解尿道的损伤程度和损伤的部位;直肠指诊是尿道损伤的重要检查。

四、抢救持续(如图8-1所示)

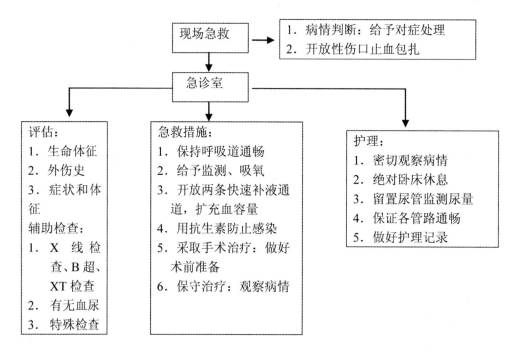

图8-1 泌尿系创伤的抢救程序

五、治疗

【肾损伤非手术治疗】

（一）适应证

适用于肾挫伤或浅小裂伤。

（二）措施

绝对卧床休息 3 周~4 周,3 个月内避免参加体育活动。密切观察生命体征, 监测血红蛋白、红细胞压积、尿中血量及腹部包块的大小。留置尿管,严密监测尿量,使每小时尿量不少于 50ml,同时密切观察尿的颜色,判断血尿有无进行性加重。给予输液或输血、止血、止痛治疗,应用抗生素,防止感染。

【肾损伤手术治疗】

（一）适应证

(1)开放性肾损伤或合并其他脏器损伤的肾挫伤或浅小裂伤。(2)严重休克经大量输血仍不能纠正者。(3)肾区包块迅速增大者。(4)检查证实为肾粉碎伤、肾盂破裂、肾蒂损伤。(5)24 小时~48 小时保守治疗无效者。

（二）手术方式

(1)肾挫裂伤的缝合修补术。(2)肾血管吻合术。(3)肾部分切除术。(4)肾切除术。(5)自体肾移植术。

（三）术前准备

禁食水,留置胃管、尿管、灌肠;留取血样标本;备皮;药敏试验;做好宣教。

（四）术后护理

根据手术方式给予适当的卧位。严密灌肠生命体征的变化,每 30 分钟~60 分钟测量血压、脉搏、呼吸一次;每 4 小时测量体温一次。观察伤口局部的敷料有无血性渗出,即及时发现出血倾向。保持管路通畅,观察引流的色及量。遵医嘱按时给予抗生素、止血剂、镇痛剂。做好生活护理、心理护理。

【膀胱损伤的治疗方法】

（一）非手术治疗

膀胱挫伤者可留置导管,开放引流 10 天~12 天,使用抗生素预防感染。

（二）手术治疗

膀胱破裂如伴有出血,尿外渗严重,宜尽早手术。手术的原则是缝合裂口,膀胱造瘘和腹膜外引流外渗血和尿。

【尿道损伤的治疗方法】

（一）非手术治疗

适用于轻微损伤者、能插入尿管者;留置导尿管 2 周左右,引流尿液、防止感染,拔管后立即定期扩张尿道。引流尿液,防止感染。

(二)手术治疗

目的是恢复尿道的连续性。可分为以下两种情况:

(1)尿道球部破裂:应及早行尿道修补或尿道吻合术,留置导尿管 2 周~3 周。

(2)后尿道破裂:1)尿道会师术:用"会师法"插入带囊导尿管后,经牵引法恢复尿道的连续性。2)急诊尿道修补法:为防止尿道损伤的并发症,可先采取耻骨上膀胱造瘘术,3 个月后再行尿道修补术。

五、急救护理措施

早期急救及护理配合的原则:挽救生命第一。先检查有无立即危及生命的情况存在,抓住致命的损伤,争分夺秒地予以处理,不放过任何救治的可能。

(1)迅速建立静脉通道,特别是腹腔实质性脏器损伤,必须建立两条以上静脉通道,选用上腔静脉系统之大血管,如上肢、颈外静脉、锁骨下静脉。以免输入的液体在损伤部位分流,加重损伤部位的充血水肿而不能有效扩容。输液要根据血压、中心静脉压、尿量随时调节滴速。

(1)腹部若有开放性伤口,做局部清创处理,以无菌纱布覆盖。当发现腹部有伤口时,应立即予以包扎,对有内脏脱出者一般不可回纳,以免污染腹腔,可用急救包或大块敷料严加遮盖,防止受压。

(3)若存在明显的出血,要尽可能采取有效的止血措施,如明胶海绵填塞、止血钳等。

(4)保持呼吸道通畅,及时给氧。迅速处理呼吸道阻塞,包括清创口腔内异物、血块、假牙、分泌物等。鼻导管或面罩吸氧,必要时托起下颌,给予人工呼吸,或环甲膜穿刺、气管内插管、呼吸机辅助呼吸等。

(5)持续监测心电、血压、心率、血氧饱和度。留置尿管,记录每小时尿量,根据检测结果及时采取相应的抢救措施。

(6)对有急诊手术指征者应及时做好术前准备,及时做好采血、配血、备皮、药物过敏试验,放置胃管、尿管。通知手术室、麻醉科,做好相应的准备。护送病人至手术室,并与手术室护士做详细的交接。

(7)做好抢救记录。

(1)评估病情,将病人放置抢救室。

(2)给予监测、吸氧。

(3)保持呼吸道通畅。

(4)抗休克,开放两条快速补液通道,扩充血容量。

(5)在严密监测生命体征的同时进行泌尿系统及全身系统的检查。对于病情不稳定者不宜搬动,可以床边 X 线、B 超检查,以明确诊断。

(6)确诊为肾挫伤或浅小裂伤一般采取保守治疗:绝对卧床休息;密切观察生命体征;严格监测尿量,每小时尿量不少于 50ml;补液、止血、止疼;应用抗生素放置感染。

(7)确诊为较严重的肾裂伤或粉碎伤或伴有其他部位的损伤,应采取手术治疗做好术前准备。

第六节 骨和关节创伤

一、基本概念

骨折是指骨的连续性和完整性的中断。关节创伤包括关节脱位和周围韧带损伤。组成关节各骨的关节面失去正常的对和关系,称为关节脱位。失去部分正常的对和关系称为半脱位。上肢关节脱位较下肢关节脱位多见。

二、病因

(一)骨折病因

因创伤所致,称为创伤性骨折;也可由于骨骼疾病,如骨髓炎、骨肿瘤导致骨质的破坏,受轻微外力作用即发生骨折,称为病理性骨折。

1.直接暴力

外界暴力直接作用于骨骼,使受撞击部位发生骨折,常合并软组织损伤或有开放性伤口。如汽车碾压小腿引起的胫腓骨骨折。

2.间接暴力

暴力通过传导、杠杆、旋转和肌肉收缩作用造成暴力作用点以外的远处部位骨折。如滑倒时手掌撑地,外力经传导而致肱骨踝上骨折。

3.肌力牵拉

肌肉突然强烈收缩,造成肌肉附着点的撕脱性骨折。如踢足球时,股四头肌猛烈收缩致髌骨骨折。

4.积累劳损

骨骼某处长久承受一种压力,使该处发生骨折。如长距离行军造成第2、3跖骨和腓骨干下 1/3 骨折。

(二)关节脱位病因

(1)关节周围软组织损伤。

(2)关节面及软骨损伤。

(3)早期关节腔内的血肿,后期机化,可使关节粘连和僵硬,丧失功能。

三、分类

(一)骨折的分类

骨折的分类对治疗、护理方法的选择、预后判断和效果评价极为重要。

(1)按骨折发病原因分为:外伤性骨折和病理性骨折。

(2)按骨折断端是否与外界相通分为:闭合性骨折和开放性骨折。

(3)按骨折损伤的程度分为:不完全性骨折和完全性骨折。

(4)按骨折发生的时间分为:新鲜骨折(3周内)和陈旧骨折(3周以上)。

(5)按骨折的稳定程度分为:稳定骨折和不稳定骨折。

(二)关节脱位的分类

(1)创伤性脱位:暴力作用所致。

(2)先天性脱位:发育异常,如髋臼发育不良引起的先天性髋关节脱位。

(3)病理性脱位:遭受病变破坏引起的脱位,如关节结核所致的脱位。

(4)习惯性脱位:关节表面及韧带在骨性附着处被撕脱,使关节存在不稳定因素以致轻微的外力作用下即可反复发生脱位,如肩关节脱位。

四、临床表现

(一)全身表现

1.休克

病人因广泛的软组织损伤、大量出血、剧烈疼痛或合并内脏损伤而引起。

2.脂肪栓塞

皮下或黏膜下出血出血点;呼吸急促、缺氧、紫绀、血氧分压下降到8kPa以下;血红蛋白下降到10g以下;脑部发生栓塞时,表现为神志异常;X线胸片髋臼肺内有絮状阴影,严重者有"暴风雪样"改变。

3.挤压综合征

肌肉丰富的部位如下肢或躯干长时间受重力的挤压,引起的肌肉缺血、坏死,继发一系列全身反应。主要表现为肌肉和神经的功能障碍;肌红蛋白尿和高血钾;严重者可发生休克、酸中毒和急性肾功能衰竭。

(二)局部表现

1.骨折局部表现

(1)一般表现:1)疼痛、有绕肢体一周的压疼、活动疼;2)局部肿胀、瘀斑,肿胀严重的部位皮肤可以出现水疱;3)功能障碍,由于骨折后肢体内部支架结构断裂,肌肉失去附着或失去应有的杠杆作用,加之疼痛、肿胀、肌肉痉挛或神经损伤,可使肢体部分或全部丧失活动功能。

(2)特有体征:1)畸形:由于骨折移位而表现;2)反常活动:骨折部位失去正常的稳定和支持功能,出现异常的假关节活动;3)骨擦音或骨擦感:骨折断端在活动时相互碰撞而出现。以上三项体征,只会在骨折后出现。单一或全部出现时,都可确诊骨折。

2.关节损伤局部出现

(1)一般体征:关节疼痛、肿胀、局部压疼及关节功能障碍。

(2)特有体征:畸形;弹性固定;关节盂空虚。

五、影像学检查

(1)X线检查:1)两个角度拍片:正位、侧位;2)两个拍片时机:骨折后立即及10天后;3)两个关节拍片:应包括邻近两个关节;4)两个肢体对照。

（2）CT 检查：必要时。

六、抢救程序(如图 8-2 所示)

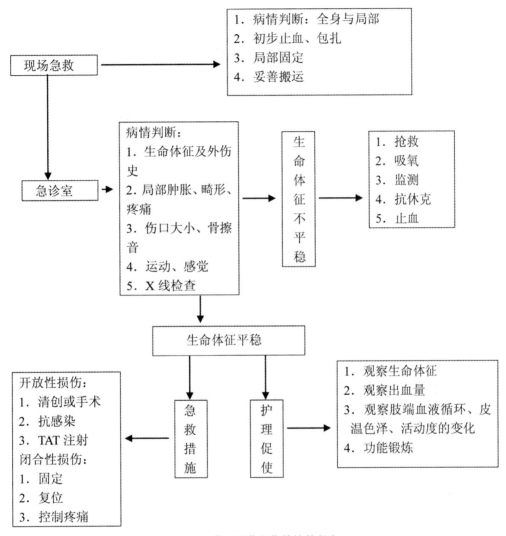

图 8-2　骨和关节创伤的抢救程序

七、骨和关节创伤的治疗

原则与目标：正确复位、牢固固定、早期功能锻炼三者有机的结合,骨折的治疗目标是骨性愈合、正常的关节活动和肌肉运动功能,没有并发症。

（一）复位

把错位的骨折断端恢复到正常或接近正常的解剖关系,重新建立骨折支架作用。

方法：

（1）手法复位是最基本的复位方法,绝大多数骨折应首先选择手法复位。

(2)牵引复位是用牵引和反牵引力对骨折进行治疗,根据牵引实施的方法又分为一次性牵引和持续性牵引。

(3)切开复位是采取手术的方式暴露骨折部位,在直视下将骨折复位,切开复位争取在 2 周内进行。

(二)固定

骨折愈合需要一个相当长的时间过长,在这段时间为了持续保持骨折复位的良好位置,必须进行固定。

方法:

(1)外固定:在身体外部的固定,主要方式:夹板固定、石膏绷带固定、外展架固定、外固定器、持续牵引固定。

(2)内固定:通过手术将固定物直接作用于骨折段,方法:螺丝钉、接骨钢板及自体、异体移植骨片于身体内固定。

(三)功能锻炼

功能锻炼是骨折治疗和护理的重要环节之一。

方法:

(1)早期:一般在 2 周内,方式主要限于肢体原位不动,自主的肌肉收缩和舒张,如握拳和足趾运动。

(2)中期:一般在 3 周~6 周,上肢可较大幅度地活动肩、肘、腕关节,下肢练习抬腿及伸膝关节。

(3)晚期:骨折愈合坚固,可以除去外固定,进行全面锻炼,直到功能恢复。

八、急救护理措施

(1)立即使患者脱离危险区,先救命,再治伤。

(2)评估患者的全身情况:生命体征平稳;神志清楚;无休克征象;呼吸正常;无缺氧症状。

(3)评估患者局部伤口情况:为闭合性骨折,有疼痛、有绕肢体一周的压疼、活动疼,肢体局部肿胀,功能障碍,出现畸形。判断是否有血管损伤的征象。

(4)擦伤处立即用消毒敷料或清洁的布类包扎。

(5)可就地取材对骨折部位进行固定,可用树枝、木棍,还可将患肢固定于躯干或健侧的肢体上。

(6)固定后方可转运患者,在转运的过程中注意观察病情,做好记录,尤其注意将伤肢放在合适的位置垫好,并将身体与担架固定牢固,防止颠簸而引起疼痛。

(7)根据需要机遇复位。

(8)采取适宜的固定方法。

(9)严密的观察病情,做好记录。

第七节 创伤性呼吸道梗阻

口腔颌面部创伤最严重的并发症即是呼吸道梗阻,因为它可以使伤员发生窒息而危及生命。因此,对于口腔颌面部创伤而言,解除呼吸道梗阻、预防窒息是救治中的首要问题。

【病因与病理生理】

口腔颌面部创伤尤其是口、鼻、咽部受伤可因凝血块、碎骨片、呕吐物、游离组织块或者异物阻塞呼吸道上部,产生完全性或不完全性呼吸道梗阻:①在创伤致颌面颈部血管破裂出血形成血肿、凝血块,尤其是口底舌根部血肿压迫呼吸道时,可造成呼吸道梗阻。②在颌面受伤时,尤其是 LeFort 型上颌骨骨折,上颌骨下坠向后移位,软腭下垂阻塞呼吸道而使其梗阻;下颌骨颏部双发骨折或粉碎性骨折,由于口底肌群的牵扯,骨折块向后移位、舌后坠,堵塞咽腔而发生急性呼吸道梗阻。③严重口腔颌面部创伤伤员昏迷或休克时,咳嗽及吞咽反射消失,血液、涎液及呕吐物可误吸入呼吸道及肺内,产生呼吸道梗阻。④口腔颌面部烧伤伤员常合并有咽喉、气管、支气管的烧伤,使呼吸道内黏膜充血水肿致内腔变小或阻塞而发生呼吸道梗阻。

【临床表现】

口腔颌面部原发性创伤及窒息症状,早期有烦躁不安、鼻翼扇动、出汗,吸气时间常大于呼气时间,或伴有喉鸣音,续而病情加重,口唇紫绀,吸气时出现三凹症状即锁骨上凹陷、剑突下凹陷、肋间隙凹陷,此时呼吸变浅变快,随后可出现脉搏细弱、血压下降以至于测不到、瞳孔散大、对光反射消失等严重症状。

依据口腔颌面部外伤史和呼吸道梗阻的临床表现诊断并不困难。口腔颌面部创伤性呼吸道梗阻一般分为两种类型,即阻塞性呼吸道梗阻和吸入性呼吸道梗阻。这两种呼吸道梗阻的急诊处理方法并非完全一致,故区分呼吸道梗阻的类型,尤显重要。通常,阻塞性呼吸道梗阻多由异物阻塞、组织移位和血肿、组织肿胀引起;而吸入性呼吸道梗阻多见于口腔颌面部创伤昏迷和休克的伤员,血液、涎液及呕吐物误吸入呼吸道内所致。

【急救处理】

口腔颌面部创伤性呼吸道梗阻的治疗原则:抢救生命,恢复功能;早期发现,及时正确处理。迅速纠正患者体位,清除异物建立呼吸通道,把急救措施实施于窒息发生前。如已出现呼吸困难,应争分夺秒地进行抢救。对呼吸道梗阻的急救应根据其发生原因采取针对性的措施,尽可能争取尽早进行专科治疗。

(一)阻塞性呼吸道梗阻的急救

1.异物阻塞咽喉部的呼吸道梗阻 应迅速用手指掏出或用导管吸出阻塞物,同时改变体位,常采取侧卧位或俯卧位,便于咽喉部的引流,继续有效地清除分泌物,以通畅呼吸道,解除呼吸道梗阻。

2.组织移位引起的呼吸道梗阻 对这类呼吸道梗阻急救的总原则是迅速将颌骨骨折复位,使移位的软组织牵回原位,使呼吸道恢复通畅,及时予以专科处理。

(二)组织肿胀压迫致呼吸道梗阻的急救

组织肿胀压迫时可采取以下方式:

1.从口腔或鼻腔插入任何形状的通气导管(如口咽导管),解除呼吸道梗阻。

2.对组织肿胀压迫致呼吸道梗阻严重或窒息濒死的患者,可用几个粗针头由环甲膜穿刺或紧急切开环甲膜进行抢救,病情缓解后再做常规气管切开术。

(三)吸入性呼吸道梗阻的急救

应立即进行气管切开术,切开后通过气管套管迅速吸出血性分泌物及其他异物,必要时可用支气管镜,恢复和保持呼吸道通畅。对此类患者还应注意减少呼吸道反应,严格控制肺部感染等并发症。

口腔颌面部创伤性呼吸道梗阻的进一步治疗,主要是根据梗阻的不同类型在急诊处理的基础上进一步进行确定性的专科治疗。

(四)并发症治疗

同时进行全身治疗和防治并发症的治疗。应用抗生素预防感染。

第八节　口腔颌面部创伤

口腔颌面部组织血运丰富,创伤后常常出血较多,特别是损伤大血管时,可引起大出血而致休克,常危及患者生命。另外,颌面部又具有腔窦多的解剖特点,因而在处理这类大出血时有其特殊性。口腔颌面部有创伤即可诊断。

【急救处理】

口腔颌面部创伤性大出血的急救应根据创伤的具体部位、出血性质以及现场条件,采取相府的急救措施.迅速有效地进行止血。常用的方法有:

(一)填塞止血法

这种方法主要适用于开放性及穿透性创口大出血。具体方法是用明胶海绵、无菌纱布等填塞在伤道内,外面再加敷料,用绷带或胶布加压包扎。对上颌骨骨折伴鼻腔大出血时,可用鼻道填塞止血,效果不好者可应用后鼻孔填塞止血法。

(二)指压止血法

在受伤现场无急救用品时鉴于头颈部血管多数走行表浅的解剖学特点,可用手指压迫止血。额颞部出血时可压迫颞浅动脉;上下颌面部出血时压迫嚼肌止端前缘下颌骨体部外面的颌外动脉,颌外严重的颌面创伤出血时直接压迫患侧的颈总动脉,具体方法是在气管外侧与胸锁乳突肌前缘交界处先扪及颈总动脉搏动,其后方为第5颈椎横突,在此处将颈总动脉压迫至颈椎横突上,即可达到止血目的。

（三）结扎血管止血法

此法是可靠而常用的止血法,但需要在无菌条件下,结合清创手术进行。主要用于创口内有明显血管断裂引起的出血,通过结扎创口内出血的血管达到止血目的。在紧急情况下或战时无条件手术时,可先行填塞伤口,而后进行血管结扎止血。若见到表浅的活动性出血点,则可夹住血管断端连同血管钳一起妥善包扎后送。

（四）急救处理时的注意事项

①在未做好止血准备工作以前,切勿轻易查看伤口及去除凝块,以免大出血时措手不及。②在行绷带加压包扎止血时,应该注意勿增加骨折块的移位,尤其不能妨碍呼吸道的通畅。③对口底创伤采用填塞止血时,敷料填塞不宜过多,应注意舌体的位置并保持呼吸道通畅,防止发生窒息。④压迫颈总动脉止血时要特别注意,只能暂时地压迫一侧颈总动脉,否则就会影响脑部供血,出现偏瘫、失语、肢体活动障碍等并发症;压迫颈总动脉可引起心动过缓、心律失常甚至心搏骤停,除非紧急情况通常不宜采用。⑤对口腔颌面创伤性大出血,采取紧急措施,迅速有效止血是关键,但必须注意根据失血量及时补充血容量,预防失血性休克的发生。

（五）其他治疗

口腔颌面创伤性大出血的急诊处理,在抢救患者时尤为重要,但相应的后续治疗仍不可忽视,否则有可能引起继发性大出血和失血性休克等并发症。

1.应用止血药物 药物止血是一种有效的辅助治疗手段,安络血肌内注射和止血芳酸静脉点滴。药物止血法适用于组织渗血,小动脉、静脉出血,对于颌面创伤性大出血,可以和包扎、填塞止血法合并使用。

2.继发性出血的处理 口腔颌面创伤性大出血若处理不当,可引起继发性大出血并危及生命。根据继发性出血的时间和原因不同可分为即时继发出血和延迟继发出血。即时继发出血一般在急诊处理后数小时或一天内,由于血管压迫不彻底或结扎不牢靠,再加之患者体位的变动、周围硬组织刺破血管而引起继发出血。

延迟继发出血一般多在伤后 3~5 天,主要是由于继发感染使已受累的血管破裂出血而引起。此种情况危险更大,处理更加棘手,在抢救治疗时,止血是重要环节,抗感染是重要内容,同时要防止因大血管损伤造成空气栓塞。

第九节　颌面创伤合并颅脑伤

颌面部不论遭受闭合性或开放性伤、火器伤或非火器伤,均可直接或间接地并发不同程度的颅脑损伤。严重颌面压榨伤,累及中枢神经系统者几乎达100%,包括轻型和重型颅脑伤。鉴于颌面伤合并颅脑伤的发生率高,而且又常因合并颅脑创伤给伤员造成严重后果,所以在处理颌面伤中,要高度重视合并颅脑伤的急救处理。

【临床表现与诊断】

颌面创伤合并颅脑伤因伤情轻重不同,表现也不相同,应根据临床表现对合并颅脑伤作出早期判断,以免漏诊而造成严重后果。颌面创伤合并颅脑伤的主要临床表现有以下几点。

1.意识:对颌面创伤的患者要重点询问昏迷病史。昏迷时间的长短,伤后过程有无中间清醒期或中间好转期,有无剧烈头痛、频繁呕吐、躁动不安,这些常是合并颅内血肿早期诊断的重要依据。

2.瞳孔变化:常是提示颅脑伤的重要观察指标。若一侧瞳孔进行性散大,常表明瞳孔散大侧有血肿或严重脑水肿等病变引起脑疝;两侧瞳孔缩小,常示脑桥损伤;两侧瞳孔散大,伴深度昏迷,常示颅脑损伤严重,病情危急。

3.生命体征:注意观察呼吸、脉搏、血压及体温等生命体征的变化。若伤员呼吸变慢、脉搏转慢、血压升高(即"两慢一高"),这是颅内血肿引起颅内高压的典型征象。

4.脑脊液漏:是颌面伤伴颅底骨折、硬脑膜撕裂的重要体征,如上颌骨骨折伴颅前凹骨折,骨折线经过蝶窦、额窦或筛窦时,可出现脑脊液鼻漏。如上颌骨骨折合并有耳岩部损伤,则可发生脑脊液耳漏。

5.对疑有颅脑损伤但难以确定时,应及时请神经外科会诊,视病情行颅骨 X 线平片、超声波、CT 脑扫描或脑电图等检查,以便早期作出正确诊断。

【急救处理】

1.颌面创伤合并颅脑伤的急救原则是先处理颅脑伤,后处理颌面创伤。具体急救处理的方法如下:

(1)合并有轻度脑震荡的患者,除给予止痛镇静治疗外,主要应卧床休息 1 周。

(2)对有脑脊液漏的患者,要避免探查、冲洗及填塞,患者处于有利于脑脊液引流体位,以防止颅内逆行感染。全身应用抗生素防治感染。对脑脊液漏长期不愈者应请神经外科会诊进行修补。

(3)颌面创伤合并颅脑伤时,常存在脑水肿和危及生命的创伤失血性休克,应做紧急处理。合并严重颅脑伤的伤员,及时请神经外科会诊,实施正确的专科处理,以免延误治疗。近年来高渗盐液和胶体液在治疗颅脑损伤脑水肿伴出血性休克患者方面,有成功报道。

2.进一步治疗:口腔颌面部创伤合并颅脑伤出现的症状,可在受伤即刻就表现出来,也可是一个逐渐发展的过程,前者易于发现,常得到早期处理,而对于脑部症状渐进加重的病例,后续治疗尤为重要。应密切观察病情的发展,一旦出现意识障碍,应按颅脑损伤处理。

第十节　眼部创伤

外环境中的机械性、物理性和化学性等因素直接作用于眼部,引起眼的结构和功能损害,可统称为眼外伤。由于眼的位置暴露,结构极为精细脆弱,无论平时或战时,眼外伤都很多见,而且往往造成视力障碍、失明甚至眼球丧失。

外伤的主要原因有挫伤、贯通伤、化学伤、辐射伤及烧伤。钝性物体撞击眼球或高压液体、气体对眼球的冲击,以及跌倒、碰撞或其他外伤等,均可引起眼球挫伤或震荡伤。伤后并发症多见,如创伤后眼内炎症,感染,增殖性病变,可继续威胁视功能和结构的康复。眼外伤在临床上常表现为急、重且复杂,是眼科的常见急症,因此,预防和正确处理其外伤,对于保护和挽救视力具有重要的临床和社会意义。一般根据眼外伤的致伤因素,可分为机械性和非机械性眼外伤两大类。其中机械性眼外伤包括:挫伤、穿通伤、异物伤。非机械性眼外伤包括:化学伤(酸、碱)、热烧伤、辐射伤、毒气伤等。

一、眼部钝挫伤

眼部钝挫伤是最常见的眼伤,由于致伤物的大小,作用方向和速度不同所造成的损害也不同,一般表现为三种情况:外来物体的力量较轻仅引起眼部轻度损害;弹力较大影响到眼内的血管系统,导致眼内出血;弹力很大,造成结膜、角膜、巩膜和眼内组织撕裂和断离。挫伤所致的眼部变化如下。

(一)眼睑皮肤

可出现擦伤、撕裂、水肿、皮下气肿、皮下瘀斑和上睑下垂。由于眼睑组织松弛、血管丰富,挫伤时容易发生肿胀和皮下出血,重者可形成血肿。血肿一般在 3~4 天消退,但皮下瘀斑则常持续至 2~3 周之久,如血肿迟迟不消退且球结膜也有出血时,应注意除外眶壁骨折或颅底骨折。

1.对于眼睑皮肤的擦伤,用生理盐水局部清洁,创面小者可待创面自然干燥,范围大者,可于局部涂抗生素眼膏,以纱布覆盖。

2.轻的皮下出血可自行吸收,早期冷敷可减少出血。

3.合并有眼睑气肿时,可用绷带加压包扎,并禁止擤鼻及打喷嚏。

4.对于眼睑的撕裂伤局部清洁后予以缝合,根据撕裂伤的部位不同分别处理。

【急救处理】

1.睑缘裂伤:按睑缘缝合法严格对位缝合,以免形成睑缘三角缺损、切迹、睫毛乱生或倒睫。

2.伤口与睑缘垂直者,需分层缝合,以可吸收缝线缝合睑板及结膜,再在其表面缝合肌肉及皮肤。伤口长时应将结膜睑板缝合处与肌肉皮肤缝合处错位。提上睑肌断裂时应同时单独缝合,以免形成上睑下垂。任何离体或仅有一蒂相连的皮肤都应尽量缝回原位,因为眼睑局部血流丰富大多都能很好成活。若有皮肤缺损应同时做皮瓣转移或植皮手术。

3.对内眦部睑裂伤应注意有无内眦韧带断裂及泪器损伤。若有内眦变圆、睑裂缩短,则有内眦韧带断裂,应断端缝合,若找不到断端应将内眦固定于正常位置上,伴泪器损伤时同时处理。

（二）泪小管断裂

内眦部的各种外伤均可伤及泪小管，断裂的泪小管可发生在任何一段，单纯上泪小管断裂不一定出现泪溢症状，下泪小管的功能比上泪小管要多，一定要设法吻合。对泪小管的修复原则上越早越好，如受伤组织有严重创伤性肿胀或出血，可以延长至 24~48 小时，待水肿消退后手术野更清楚，最长可推迟 5 天，但不要人为地推迟这样长的时间。

（三）结膜裂伤及结膜下出血

睑结膜裂伤常合并眼睑裂伤，可一并处理。在处理球结膜下出血和裂伤时，必须确认眼深层组织有无损伤，单纯的结膜下出血多于 1~2 周内自行吸收。在眼球挫伤时，巩膜破裂而球结膜尚完整的情况下，结膜下出血常是大量的，球结膜因而隆起，有时小的异物通过球结膜和巩膜进入眼内，球结膜上的一些细小裂伤很快闭合不易被发现，有些可遗留一个小的出血点，应仔细检查以免漏诊。结膜伤口较大是应仔细对位连续缝合。单纯结膜下出血不必处理。

（四）巩膜破裂

一经发现立即缝合，并对伤口处嵌顿组织做相应处理。

（五）角膜外伤

1.角膜上皮擦伤，病人视力减退，出现明显的疼痛、怕光和流泪等症状，上皮缺损区荧光素着色，若发生感染，可出现角膜溃疡。

2.角膜基质层水肿、增厚及混浊，后弹力层出现皱褶，可呈局限性。

3.角膜破裂，多发生于角膜附近，虹膜嵌顿，前房变浅或消失，瞳孔呈梨形。

【急救处理】

对角膜上皮擦伤，可涂抗生素眼膏后包扎，促进上皮愈合。角膜基质层水肿混浊者，可局部滴用皮质类固醇，必要时用散瞳剂。对角膜裂伤应行手术缝合，按角膜穿孔伤处理。

（六）虹膜睫状体损伤

出现瞳孔缩小或开大，调节痉挛或麻痹，瞳孔括约肌的实质性撕裂，部分或完全性瞳孔缘撕裂，虹膜根部部分或完全解离，外伤性虹膜睫状体炎等。对外伤性缩瞳及调节痉挛，多于短时间内自愈，无需处理。对瞳孔散大有畏光者可戴有色眼镜或给予缩瞳剂。大范围虹膜根部离断引起复视者可手术复位。对外伤性虹膜睫状体炎的治疗同急性虹膜睫状体炎。

（七）晶状体损伤

晶状体受挫伤后，常发生混浊（外伤性白内障）和位置异常（部分脱位或全脱位）。

1.晶状体混浊有 3 种类型，即虹膜印环、囊不破或囊破裂的晶状体混浊。

（1）虹膜印环：Vossius 印环。当眼球突然受前方来的钝力打击时，虹膜被猛烈地压向晶体，同时由于晶体的反作用力，使虹膜色素印在晶状体前囊表面，其大小、形状与当时瞳孔状态有关。色素下面可出现晶状体囊下混浊。一部分色素可在数日或数月消失，一部分则永久附着于晶体表面,一般对视力无明显影响。

(2)囊不破裂的外伤性白内障:当眼球受挫伤时,由于房水的冲击力和玻璃体反作用力的夹击,使晶状体囊及其下面的上皮细胞和晶体纤维发生损伤,晶体囊的通透性发生改变而使晶体纤维肿胀、断裂,晶体多于伤后2日至2周内发生混浊。轻者前囊下出现散在点状或片状混浊,有的可于数日内吸收,有的则成为永久性混浊,严重影响视力。

(3)晶体囊破裂的外伤性白内障:较重的挫伤可引起晶状体囊破裂,房水进入使晶体迅速发生混浊。如破口很小且很快闭合,可使晶体全部混浊,肿胀而混浊的皮质可由囊的破口进入前房,引起明显的刺激症状或晶状体过敏性葡萄膜炎,有的可因晶体进入前房阻塞房角而使眼压升高,形成继发性青光眼。

2.晶状体脱位见第八篇第四章。

3.晶状体外伤的急诊处理

(1)挫伤性晶状体混浊:①对局限性混浊或轻度混浊但不发展者,由于对视力无明显影响,可不考虑手术,观察。对于晶体囊有小破口尚未闭合时应缩瞳,使虹膜遮盖伤口,减少或防止房水进一步进入晶体。②对晶体混浊严重者特别是晶体皮质进入前房而阻塞房角,并发青光眼者应及早手术治疗,后囊完整者可植入人工晶体。

(2)晶状体脱位的治疗原则:若无严重的视力障碍和无虹膜睫状体炎或继发性青光眼等并发症者,可随访观察,如有严重视力障碍或引起明显刺激症状以及继发性青光眼者,应将脱位的晶体摘除或同时行玻璃体切割术。

(八)脉络膜挫伤

【病因】

由于脉络膜的韧性较视网膜差,且不及巩膜坚韧,故当脉络膜受到挫伤时容易发生破裂和出血,而且两者可合并发生。

【临床表现】

少量的脉络膜出血位于层间,眼底检查可见出血部位呈暗红色,大量出血时血位于脉络膜和巩膜之间致视网膜和脉络膜脱离隆起,如出血进入网膜下可致视网膜脱离而呈深红色隆起,如视网膜破裂则出血可进入玻璃体而形成玻璃体积血;较严重的脉络膜挫伤,在出血吸收后,可见到脉络膜破裂的存在,多呈新月形,常位于视乳头周围,与视乳头呈同心圆形。于脉络膜破裂处可见白色或黄白色的巩膜露出,边缘有色素。如视网膜未破裂则可见视网膜血管横过该区。如裂伤发生于黄斑部或视乳头与黄斑之间则视力严重受影响且预后不良。

【急救处理】

小量出血可自行吸收;有继续出血现象者可应用止血剂;有脉络膜脱离者经散瞳等处理多可自行平复,如仍不消失可考虑手术切开巩膜,放出积血或积液;单纯脉络膜裂伤不需治疗。

（九）视网膜震荡与挫伤

眼球受钝力打击后，可在后极部出现一过性视网膜水肿，呈灰白色，即为视网膜震荡；若发生视网膜外层组织的变性坏死则称为视网膜挫伤。患者往往有中心视力下降，部分病人水肿消退后(1~2周)视力恢复；部分出现黄斑部色素紊乱，中心视力明显减退，不能恢复。视网膜挫伤时，若中心视力永久性丧失，多伴有视网膜出血或脉络膜破裂。视网膜出血较少时，位于视网膜组织之内；出血较多时，可穿破内界膜形成视网膜前出血。

挫伤还可造成视网膜从锯齿缘部离断，出现外伤性视网膜脱离。黄斑部的水肿、出血和组织变性，也可形成黄斑裂孔，有的病人也发展成为视网膜脱离。

【急救处理】

对视网膜震荡与挫伤，可服用皮质类固醇、血管扩张剂及维生素类，但这些药物的疗效尚未肯定。对视网膜出血可卧床休息，伤后早期使用止血药物。外伤性视网膜脱离应手术治疗，争取视网膜复位。

（十）视神经挫伤

【病因】

当眼眶或头部受外伤时，视神经可因眶部骨折或颅底骨折而间接受损；也可由于视神经鞘腔出血，视神经受压引起传导障碍；还可由于眼球受挫伤时，眼球在外力作用下发生极度扭转，导致视神经尤其是球后段的撕裂伤。视神经最易受损的部位是眶内段与管内段的交界处。因为在损伤的瞬间使眶内段发生较大的移位，到达管内段突然受限，故在交界处最易受损，在损伤处可发生视神经内或周围的出血。

【临床表现】

1.受伤后视力突然下降或完全丧失，眼球转动时疼痛明显。

2.瞳孔散大，直接光反射消失，间接光反射存在。

3.眼底检查：早期正常，随后出现视神经乳头周围出血、水肿或凹陷，此种凹陷常超出视乳头范围。视网膜动脉变细，静脉充盈怒张。10~14天开始视乳头色泽变淡，约1个月内变白，且网膜血管进一步变细，呈下行性视神经萎缩状。

4.视觉诱发电位(VEP)和视网膜电图(EOG)检查有病变图形变化。

5.尚存部分视力者，视野检查可有中心暗点、环行暗点或管状视野。

【急救处理】

1.神经营养剂：如维生素 B1、B12，ATP，胞二磷胆碱，脑活素，血管扩张剂等。

2.应用高渗脱水剂：20%甘露醇 250~500 ml，每天 1~2 次。

3.对于无全身禁忌的患者用大剂量糖皮质激素冲击疗法：泼尼松 1 mg/(kg·d)，连续 3 天。

4.视神经管减压术:目前对是否行此手术还存争议,一般认为:如大剂量糖皮质激素冲击疗法治疗 3 天后视力有改善者可行视神经管减压术,但视力无改善者手术意义不大。

(十一)玻璃体混浊及出血

眼球受到钝力打击后,玻璃体可发生液化、积血、脱离、脱出和玻璃体疝,最常见的是玻璃体混浊、出血。

【临床表现】

由于睫状体和脉络膜出血及炎性渗出物进入玻璃体内,导致不同程度玻璃体出血和混浊。

1.少量积血,视力模糊,眼底不清,裂隙灯检查可见玻璃体内漂浮的血细胞和混浊块。

2.大量积血,眼底窥不进,裂隙灯检查为一片红色鲜艳或黄白色陈旧积血。

3.大量积血迟迟不吸收,可导致增殖性视网膜病变和继发性视网膜脱离。

【急救处理】

1.半卧位。

2.止血剂,如安络血、止血敏以及云南白药等。

3.若出血已经停止,应给予促进吸收的药物,如大量维生素 C,碘剂如安妥碘肌内注射,透明质酸酶或尿激酶等。

4.对于大量玻璃体出血,药物治疗无效,伤后 3 个月积血仍不吸收者应行玻璃体切割术。

(十二)眼眶损伤

1.眶内软组织挫伤在外力作用下,眶内软组织受挤压、扭曲所致。

【临床表现】

外伤破坏眶内血管时引起眶内出血,出血进入眶内软组织可引起眼球突出。出血也可向前渗透到眼睑皮下和结膜下。如眼动脉破裂,则大量出血可促使眼球高度突出,并呈完全固定不动状态。由于眼心反射及心胃反射,可有恶心、呕吐、心率缓慢。由于眼球运动障碍可出现复视。出血量多时可压迫视神经导致视力严重障碍。若双眼出血局限于下穹隆结膜下时,应考虑颅底骨折的可能。

【急救处理】

48 小时内冷敷,加压包扎;如眶内出血过多,严重威胁眼球安全时,可行穿刺术,将积血尽量吸出;应用活血化瘀药物促进出血吸收。

2.眶壁骨折

【临床表现】

眶壁骨折有其特征性体征,如内壁骨折出现眶内积气,眼睑皮下气肿有捻发感,且打喷嚏时可加重;眶下壁骨折呈现眼球内陷并下陷,并可出现垂直性复视;眶上壁的骨折可能存在波动性眼球突出;眶尖部受损可出现眶上裂综合征而发生眼肌麻痹,上睑及额部皮肤感觉消失,角膜知觉消失及营养障碍。

【急救处理】

眼眶损伤者所受暴力均较重,首先应注意有无神经系统及全身问题并及时处理。闭合性单纯性眶缘骨折无骨片移位者,无需特殊处理;对于复杂眶骨骨折有明显眼球内陷或复视者,应在全身情况允许的情况下尽早修复骨折,复位嵌塞的眼肌和眶内容;严重头颅损伤应检查瞳孔直接和间接光反射,以确定有无视神经损害,争取早期处理;对眶内气肿患者应避免擤鼻及打喷嚏。

二、眼球穿通伤

眼球穿通伤包括眼球上有伤口的外伤,是眼外伤中最严重者,其严重程度与致伤物的大小、形态、性质、飞溅的速度、受伤的部位、污染的程度及球内是否存留异物等因素有关。以锤子或凿子敲击金属飞溅出的碎屑击入眼内最常见,刀、针、剪刺伤眼球亦常发生。战时或训练中可因爆炸的碎小弹片致伤。穿孔伤的后果和功能恢复主要决于损伤的严重程度,其次为治疗是否及时、适当,以及有无严重并发症。

【临床表现】

根据穿孔部位,将眼球穿通伤分为角膜穿通伤、角巩膜穿通伤和巩膜穿通伤三类。每种可因致伤物的大小、形态、性质、穿入眼球的深度和部位不同造成多种组织损伤。

1.角膜穿通伤 常见。伤口位于角膜,伤后遗留角膜白斑。伤口较小时,常自行闭合,检查仅见点状混浊或白色条纹;大的伤口常伴有虹膜脱出、嵌顿,前房变浅,此时可有明显的眼痛、流泪等刺激症。致伤物刺入较深可引起晶体囊穿孔或破裂,出现局限的晶体混浊,甚至晶体破裂,晶体物质嵌顿于伤口或脱出。

2.角巩膜穿通伤 伤口累及角膜和巩膜,可引起虹膜睫状体、晶体和玻璃体的损伤、脱出及眼内出血,伴有明显的眼痛和刺激症。

3.巩膜穿通伤较少见。较小的巩膜伤口容易忽略,穿孔处可能仅见结膜下出血;大的伤口常伴有脉络膜、玻璃体和视网膜损伤及玻璃体积血。损伤黄斑部会造成永久性中心视力丧失。

4.感染性眼内炎 可由化脓菌或其他致病微生物引起。表现为伤后 1~3 天,眼痛、头痛剧烈,刺激症状明显,视力严重下降,甚至无光感,球结膜高度水肿、充血,角膜混浊,房水混浊或前房积脓、玻璃体雪球样混浊或脓肿形成。

5.交感性眼炎 是指一眼发生穿通伤后,双眼相继出现的慢性肉芽肿性葡萄膜炎。发病率较低。内眼手术、眼内黑色素瘤等也偶有发生。一般认为,本病是一种迟发的自身免

疫性疾 病,主要和细胞免疫有关。抗原成分可能来源于视网膜色素上皮或感光细胞外节。感染可能参与抗原的激活,但尚未肯定。

【临床表现】

首先,伤眼(称诱发眼)的慢性葡萄膜炎症状持续不退,并逐渐加重,出现 kayer-Fleischer 环(k-F 环),瞳孔缘可有小珍珠样灰白色结节。一般经过 2 周至 2 个月的潜伏期,另一眼(称 交感眼)突然出现类似的葡萄膜炎,视力急剧下降,眼底可出现黄白色点状渗出,多位于周边部(称 Dalen。Fuchs 结节)。交感性眼炎病程长,反复发作。治疗不当或病情不能控制时,可出现继发性青光眼、视网膜脱离等并发症。

【急救处理】

眼球穿通伤是眼科急诊病种,治疗原则是手术缝合以恢复眼球的完整性,防治感染和并发症。

1.伤口处理 小于 3 mm 的整齐角膜伤口,无眼内组织嵌顿,前房存在,可不缝合,局部给予皮质激素及抗生素预防感染,伤眼包扎。伤口大于 3 mm 以上时,应在显微手术下仔细缝合,点散瞳剂及抗生素眼液,包扎伤眼。对合并组织顿嵌的伤口,如果脱出的虹膜组织无明显污染,脱出时间短(一般在 24 小时之内),可用抗生素溶液冲洗后送还眼内;污染严重可予剪除,脱出的睫状体应予复位。若睫状体破裂需要切除,应先在周围电凝,然后做切除,对脱出的晶体和玻璃体可做切除。晶体混浊时,若晶体完整,可根据视力或眼后节手术处理需要择期做皇内障手术;若晶体破裂,可先缝合角膜伤口,然后在角膜缘再做切口吸出晶体物质,以避免晶体囊嵌顿于角膜伤口,影响角膜愈合。

2.防治感染 常规给抗破伤风血清,全身应用抗生素。手术后,应在结膜下注射抗生素,常用庆大霉素 2 万 U 及地塞米松 2.5 mg,并用散瞳药。

3.合并外伤性虹膜睫状体炎 按一般虹膜睫状体炎处理。

4.合并球内异物的治疗 见下节。

5.感染性眼内炎 应充分散瞳,局部和全身应用大剂量抗生素和皮质类固醇。玻璃体内注药是提供有效药物浓度的可靠方法,一般可注入庆大霉素 400μg,地塞米松800μg。同时可抽取房水及玻璃体液做细菌培养和药敏试验。有条件时可做玻璃体切割及注药。

6.交感性眼炎 伤后尽早关闭切口、处理嵌顿的葡萄膜组织,预防感染,可能对预防本病有一定作用。一旦发现本病,应按葡萄膜炎的治疗方法处理,全身和局部应用大剂量皮质类固醇。对不显效的病例可选用免疫抑制剂。激素的应用需要长达半年以上。近年相当多的病例经治疗已司恢复一定的视力。

三、眼球内异物

眼球内异物在眼外伤中比较常见,是一种严重的眼外伤,比一般眼球穿通伤有更大的危害性。关于异物停留的位置,按一般统计,前房内异物 15%,晶体内异物 8%,眼后节异物 70% 和眶内异物 7%。工业眼外伤中眼内异物 85%~98% 是钢铁磁性异物,铜占 4%。

异物进入眼内,除了受伤时所致的机械性损伤外,由于异物的存留增加了眼内感染机会,也增加了发生交感性眼炎的危险。异物的长期存留常引起对眼内组织特别是睫状体的持续的机械性刺激。金属异物所发生的化学损害对眼球有更大的破坏作用;植物性和动物性异物所发生的强烈的生物性反应对眼球的损害更大。因此,眼内异物要早诊断、早手术,以保护眼球,保存视功能。

【临床表现】

1.症状和体征　具有眼球穿通伤的症状和体征。伤眼疼痛,眼前部刺激症状,视力障碍,角巩膜穿通伤口,可有前房水外溢、前房变浅、眼内容物脱出、眼压降低等。

2.球内异物并发症

(1)眼球铁锈症:又称眼铁锈沉着症,铁异物在眼内存留数日至数月即可发生。首先在异物的周围,之后扩散到眼内各组织,呈棕黄色的细小颗粒样沉着。角膜多在基质层,以周边部较多。虹膜呈棕色,久后有虹膜萎缩,后粘连,瞳孔中度散大,对光反射迟钝或消失。晶体前囊有棕色颗粒,久后皮质混浊呈弥漫性的棕黄色。视网膜出现变性、萎缩,出现视力下降和视野缩小。

(2)铜质沉着症:铜质异物进入眼内数月或更久,临床上出现铜质沉着症表现。可见Kayer-Fleischer环(K-F环)的典型表现。虹膜可呈现黄绿色,瞳孔中大,光反应迟钝。晶体前囊下的皮质及后囊表面有黄绿色细点状沉着物,晶体的典型改变是葵花样白内障,日久可发展为全白内障。玻璃体可见细小的深黄绿色颗粒,随眼球运动而漂动。视网膜血管壁有金黄色反光点,周围有淡黄色硬性渗出斑,并在黄斑区出现灰黄色病灶。

(3)虹膜睫状体炎:眼内异物时可发生单眼反复发作的虹膜睫状体炎或全葡萄膜炎。

(4)异物进入眼内伤及晶体,伤后不久或伤后一段时间发生晶状体混浊。

(5)其他并发症:玻璃体混浊、玻璃体机化膜或条索、视网膜脱离、继发青光眼等。

【急救处理】

1.前房及虹膜上的异物　可从角膜缘做切口,在透明质酸钠维持前房下,对非磁性异物以镊子夹出,磁性者以电磁铁吸出。术前应常规散瞳。

2.球壁异物　应在异物处的相应巩膜上做板层切口,做巩膜层间分离,预置缝线,在切透巩膜前,先做电凝或冷凝,以防止术后视网膜脱离,取出异物后结扎预置缝线。

3.晶状体异物　①若异物为玻璃、塑料、石头,且晶状体尚透明,视力尚好,则不急于手术,可密切观察其发展;若晶状体混浊逐渐发展,则需行晶状体摘除及异物取出联合人工晶体植入术。②若晶体内为磁性异物或铜质等金属异物,即便是透明晶体,也应尽早行异物及晶体摘除或联合人工晶体植入术。

4.玻璃体异物　异物取出的同时行玻璃体切割术。

四、酸碱化学性烧伤

凡因化学物质引起的眼部损伤称为化学性烧伤,占工业眼外伤的第3位。眼化学伤的危害是严重的,虽是轻微的外伤,也可导致眼部刺激或是结膜及角膜的炎症。严重者可发生瘢痕性睑裂闭合不全、睑球粘连、角膜混浊、角膜溃疡或穿孔。化学烧伤的严重程度及预后取决于致伤物质的种类、性质、物理状态、渗透力、接触时间、伤后的急救及其他方面的因素。临床上最多见的为酸性和碱性烧伤。

【致伤原因和特点】

1.酸性烧伤 酸性物质对蛋白质有凝固作用。酸性溶液浓度较低时,仅有刺激作用;但强酸能使组织蛋白凝固坏死,由于凝固的蛋白不溶于水,能阻止酸性物质继续向深层渗透,因此组织损伤相对较轻。

2.碱性烧伤 常见的碱性烧伤多由强碱如氢氧化钠、生石灰、氨水等引起。碱性化学物质能与组织中的脂类物质发生皂化反应,形成化合物具有双相溶解度,既能溶于脂又能溶于水,很快穿透眼组织,与组织接触后很快渗透扩散到组织深层和眼内,使细胞分解坏死。因此,碱性烧伤的性质与结果要比酸性烧伤严重得多,为进行性病变,预后较差。

【临床表现与并发症】

眼部刺痛、畏光、异物感、流泪、分泌物增多、眼睑痉挛,视力不同程度的下降。根据酸碱烧伤后的组织反应,可分为轻、中、重三种不同程度的烧伤。

1.轻度烧伤 多由弱酸或稀释的弱碱引起。眼睑结膜轻度充血水肿,角膜上皮可有点状脱落或水肿。数日后水肿消退,上皮修复,不留瘢痕,无明显并发症,视力多不受影响。

2.中度烧伤 可由强酸或较稀的碱类物质引起。眼睑皮肤可起水疱或糜烂;结膜水肿,出现小片状缺血坏死;角膜有明显混浊水肿,上皮层完全脱落,或形成一层白色凝固层。治愈后可遗留角膜斑翳,影响视力。

3.重度烧伤 大多是强碱引起。结膜出现广泛的缺血性坏死,呈灰白色混浊;角膜全层混浊甚至呈瓷白色。由于坏死组织释放趋化因子,病损区有大量嗜中性粒细胞浸润,后者可释放大量的胶原酶造成角膜基质层溶解,出现角膜溃疡穿孔,可造成色素脱出,感染性眼内炎。伤后2周,新生血管可侵入角膜,角膜组织逐渐修复。角膜溃疡愈合后可引起角膜白斑;角膜穿孔愈合后可形成前黏性角膜白斑、角膜葡萄肿或眼球萎缩。由于结膜上皮缺损在愈合时可形成睑球粘连、假性翼状胬肉等。总之,眼部碱烧伤可带来各种严重后果,引起视功能或眼球的丧失。

此外,眼睑、泪道的酸碱烧伤还可引起眼睑畸形,眼睑闭合不全、睑球粘连、溢泪等并发症。

【急救处理】

1.现场急救:争分夺秒地在现场彻底冲洗眼部,是处理酸碱烧伤最重要的一步。及时彻底冲洗能将烧伤减低到最小的程度。应立即就地取材,用大量净水反复冲洗。冲洗时应翻转眼睑,转动眼球,暴露穹隆部,将结膜囊内的化学物质彻底洗出。无净水时,用其他水源也可。应至少冲洗 30 分钟。送至医疗单位后，根据时间早晚也可再次冲洗并检查结膜囊内是否还有异物存留。

2.前房穿刺：在伤后 3~5 小时内行前房穿刺放出含有碱性物质的房水，不仅可减轻对眼内组织的破坏，而且再生的房水中含有抗体，可增强局部营养和抵抗力。

3.局部和全身应用大量维生素 C：维生素 C 可抑制胶原酶，促进角膜胶原合成，可在碱烧伤后做结膜下注射，每次 2 ml，每日 1~2 次；全身可大量口服及静脉输入。

4.切除坏死组织、防止睑球粘连：如果球结膜有广泛坏死，或角膜上皮坏死，可做早期切除。球结膜缺损较多时可做唇黏膜或对侧球结膜移植。每次换药时应用玻璃棒分离睑球粘连，或安放隔膜，以防止睑球粘连。

5.应用胶原酶抑制剂防止角膜穿孔：可滴用 10%枸橼酸钠；或 2.5%~5%半胱氨酸点眼；全身应用四环素类药物，每次 0.25 g，每日 4 次。

6.应用抗生素防治感染。

7.0.5%EDTA（依地酸钠）可能促使钙质排出，可用于石灰烧伤病例。

8.1%阿托品每日散瞳。

9.局部或全身使用皮质类固醇激素，以抑制炎症反应和新生血管形成。

10.其他：如自身血清、纤维连接蛋白等点眼。

11.晚期针对并发症的治疗：如手术纠正睑外翻、睑球粘连，进行角膜移植术等，以恢复视功能。

五、辐射性眼损伤

辐射能所致的眼损伤称辐射性眼损伤，其引起的损害可分为三类：物理的热作用如红外线；化学的光电损害如紫外线；电离的生物作用如 X 线、γ 线等。本节主要介绍紫外线所致的眼损伤即电光性眼炎。本病是紫外线过度照射所引起的浅表性结膜及角膜炎，占眼外伤的 2%，波长在 32~25μm 的紫外线可引起电光性眼炎。

【病因】

本病多发生在电焊时，也可见于气焊、放电影用的弧光灯、水银灯、紫外线灯、原子弹爆炸。

【临床表现】

1.症状　双眼在接触紫外线 6~8 小时后出现剧烈疼痛，异物感，眼睑痉挛，畏光，流泪，有时有闪光幻视和视物不清，偶有盲点、红视或黄视症。

2.体征　眼睑及面部皮肤潮红，有时出现红色小点甚至水疱；眼睑水肿；球结膜混合性充血；角膜荧光素染色可见角膜表面有密集小点状着色或弥漫性着色，角膜知觉减退；少数患者发生视盘水肿或视网膜水肿。

【治疗】

本病的治疗原则主要是止痛、防治感染，同时应用促角膜上皮生长的眼药水及凝胶，痛难忍时可给予 0.1%地卡因液滴眼止痛,但不宜多滴,否则会影响角膜上皮的生长。

六、眼部热灼伤

热灼伤可分为火焰性烧伤和接触性烧伤。由火焰喷射器、烟花及燃烧弹所引的烧伤称火焰性烧伤。战时多因使用凝固汽油弹,平时多因高温物质如铁水、沸水溅入眼内引起的损伤称接触性烧伤,也称烫伤。

【临床表现】

由于瞬目作用,眼睑可保护结膜及角膜免遭损伤。一旦烧伤,轻者表现为结膜充血、水肿,角膜呈乳白色混浊;重者表现为结膜、角膜呈白色凝固性坏死;再重者发生巩膜坏死、穿孔,最严重者由于结膜坏死,角膜营养断绝而发生角膜坏死、穿孔,眼内容物脱出或继发感染而失明。若眼球未被破坏,烧伤后常易发生睑球粘连、假性胬肉、干眼症、眼睑畸形、眼睑内外翻、睑裂闭合不全。

【急救处理】

原则为防治感染、促进创面愈合及防止睑球粘连。

1.滴抗生素眼药水及眼膏。

2.角膜有坏死溃疡者按角膜溃疡治疗。

3.可行球结膜移植,对严重的角膜坏死为防止穿孔可行治疗性板层角膜移植。

4.全身应用大量的维生素 C。

5.为防止睑球粘连可在结膜囊内装入环形睑球隔离器。

6.后遗症期如睑球粘连可行睑球粘连分离加球结膜或羊膜移植术;如角膜白斑、假性胬肉者可行板层或穿透性角膜移植术,以恢复视功能。

(王新铮 秦兴富 韩秀秀 姚雨 杨加慧 王昆 孔维平 杨树芹)

第九章　急性动、植物源性中毒

第一节　狂犬病

狂犬病（rabies）是由狂犬病毒引起的累及中枢神经系统的急性传染病，又名恐水病（hydrophobia）。本病是人、畜共患的自然疫源性疾病。人多因被患病的狗、猫及狼等动物咬伤而感染。临床特征为恐水、怕风、喉肌痉挛、进行性瘫痪等，最终死于呼吸、循环衰竭，一旦发病几乎100%死亡。近年来养犬及其他宠物愈来愈多，发病率有明显增加趋势，应对本病予以足够重视。

【病因与发病机制】

狂犬病毒是一种负链单股RNA病毒，存在于病畜及患者的唾液和神经组织中，对外界环境抵抗力弱，易被有机溶剂、氧化剂、肥皂等表面活性剂、蛋白溶解酶、紫外线及加热而灭活，但在冰冻干燥环境中能存活数年。人与犬、猫、羊、猪、牛、马、驴、狼、狐、兔、鼠、鸡、鸭等动物均可感染狂犬病毒而发病。在我国由狗咬传染人占90%以上，其次为猫，其他较少见。也有在饲养、宰杀、剥皮、食用过程中通过人破损的皮肤黏膜进入人体而感染。

病毒对神经组织有强大的亲和力，自创口进入人体后，即沿末梢神经和神经周围间隙的体液，向心性进入中枢神经，与咬伤部位相应的脊神经首先受到感染，再沿脊髓上行至脑，主要损害大脑海马回、延髓、中脑、基底节神经元和脊髓，继而病毒又沿传出神经进入唾液腺，使唾液具有传染性。

由于中枢神经遭受侵犯，产生初期的反射性兴奋增高和后期的瘫痪；由于迷走神经核、舌咽神经和舌下神经核受损，可出现呼吸肌和吞咽肌痉挛；交感神经、迷走神经和心脏神经节受损可产生心血管功能紊乱和心搏骤停。

【临床表现】

1.潜伏期　一般为3周，最短4日，长可达10年，平均1~3个月，超过1年者仅占10%。

2.临床表现分三期。

（1）前驱期：起病多有微热，全身不适，心神不安，烦躁，对声、光刺激反应敏感，咬伤部位出现麻木、疼痛或蚁走感。本期1~4天。

（2）兴奋期（躁狂期）：患者极度兴奋，神志多清楚，少数可谵妄，出现濒死感及三恐症：恐水、恐光、恐风。轻微的水流、光线、声音、气流、触摸刺激均可引起抽搐，颈项强直，角弓反张；咽喉部肌痉挛导致吞咽困难，呼吸肌痉挛可发生窒息。患者大量流涎、大汗、高热、心率快、血压升高、瞳孔扩大。本期1~3天。

(3) 麻痹期（瘫痪期）：渐趋安静，痉挛发作停止；眼肌、面肌、咽肌、四肢肌肉进行性麻痹，出现全身弛缓性瘫痪；继而昏迷，呼吸微弱，血压下降，最后呼吸循环衰竭而死亡。本期一般为6~18小时。

【实验室检查】

1.抗原检测：发病1周内取患者唾液、鼻咽分泌物、尿液沉渣、角膜印片及皮肤切片做免疫荧光抗体染色检测狂犬病毒抗原，可靠性为95%。或取患者脑脊液、唾液等用酶联免疫结合法检测狂犬病毒蛋白，此方法快速简单，敏感性与特异性均较高。

2.抗体检测：病程中酶联免疫吸附试验阳性；中和抗体或补体结合抗体效价上升；血凝抑制试验和快速荧光灶性抑制试验等也可选用。但因抗体合成晚于临床症状的出现，故抗体检测的诊断意义及临床意义有限。

3.脑脊液常规检查多正常，约1/4患者呈病毒感染表现；血常规白细胞总数轻中度增高，以中性粒细胞为主。均无明确诊断意义。

4.咬人动物的检测：对咬人的动物至少观察10~14天，如有症状出现，可杀死后取脑组织在清洁玻片接触多次，涂片未干时用Siller染色法检查细胞浆内病毒包涵体，或做免疫荧光检查。同时将动物的脑组织制成10%悬液接种于小鼠的脑内，如接种6~8日后出现震颤、尾强直、麻痹等现象，12~15天死亡者为阳性结果，存活30天以上者为阴性。

【诊断与鉴别诊断】

(一) 诊断

1.有被犬、猫或其他动物咬伤史，如能证实该动物已感染狂犬病毒则更有意义。

2.有恐水、怕光、怕风、喉肌痉挛、吞咽困难、大量流涎等典型的临床表现。

3.实验室检查：如荧光免疫抗体染色检测狂犬病毒抗原，数小时内即可诊断，阳性符合率较高。

4.咬伤史不明确者早期诊断困难，容易误诊。须密切观察症状发展。

(二) 鉴别诊断

应注意与破伤风、脑炎、脑膜炎、脊髓灰质炎、格林—巴利综合征及狂犬病疫苗接种反应等鉴别。

(1) 破伤风：本病潜伏期短，有苦笑面容，牙关紧闭，无狂躁、流涎、恐水、畏风等表现。

(2) 病毒性脑炎：神志改变明显，有脑膜刺激症状、病理反射及脑脊液改变，常出现高热、抽搐，无流涎、恐水。

(3) 类狂犬病恐怖症癔病：有喉头紧缩感，神情紧张、恐惧，但无恐水、恐风、木僵，患者可通过暗示治疗及对症处理后症状自行缓解。

【急救处理】

本病一旦发病多无特殊治疗方法，死亡率极高。重点在防止咬伤和一旦被咬伤后的及时正确处理。

1.暴露后处理正确、及时的处理可极大程度降低发病率。

（1）伤口处理：对被咬伤的伤口迅速清创，用20%肥皂水反复清洗20分钟，再用酒精或碘伏涂抹。伤口一般不宜包扎，亦不缝合，注射破伤风抗毒素和抗生素，以防感染。咬伤严重者应在伤口周围用抗狂犬病免疫血清做局部浸润注射。

（2）狂犬疫苗注射：咬伤后2日内按0、3、7、14、30日程序在咬伤皮肤下注射。

2.患者处理发病后以综合治疗为主。

（1）隔离病人：避免声、光、风及水刺激，病人的一切用物及分泌物必须严格消毒，工作人员严格执行隔离制度。

（2）抗狂犬病免疫血清：肌内注射免疫血清10~20 ml，或按40 U/kg计算，每日或隔日注射一次。同时进行疫苗接种。

（3）人狂犬病免疫球蛋白20 U/kg肌内注射。

（4）镇静剂：兴奋期患者有惊厥、抽搐、狂躁时，可用地西泮（安定）10 mg静脉推注，必要时重复；可并用苯巴比妥钠（鲁米那）100 mg肌内注射。也可用地西泮500mg加入5%葡萄糖溶液500 ml持续静脉滴注；或咪达唑仑10~15 mg加入5%葡萄糖溶液500 rIll持续静脉滴注；或氯丙嗪、异丙嗪各25~50 mg加入5%葡萄糖溶液500 ml持续静脉滴注。注意密切观察患者血压、呼吸、心律、神志情况变化。苯妥英钠250~500 mg加入生理盐水20~40 ml缓慢静脉推注可试用于控制抽搐，每4~6小时一次。

（5）呼吸支持：保持呼吸道通畅，喉肌痉挛不能控制或唾液及气道分泌物增多易致呼吸道梗阻，应及时行气管插管或气管切开术，必要时注射肌松剂，吸痰，机械通气辅助呼吸。麻痹期可用呼吸兴奋剂，尼可刹米（可拉明）0.375 g、山梗菜碱（洛贝林）3 mg静脉注射，或各3~6支加入5%葡萄糖溶液250~500 ml持续静脉滴注。

（6）对症治疗：心率过快、血压升高者可用β受体阻滞剂如美托洛尔（倍他乐克）、普萘洛

尔（心得安）；心率>140次/min时用毛花苷C（西地兰）0.2~0.4 mg加入5%葡萄糖溶液20~40ml缓慢静脉推注，或普罗帕酮（心律平）35 mg加入生理盐水或5%葡萄糖溶液20~40 ml缓慢静脉推注，或胺碘酮150 mg加入生理盐水20~40 ml缓慢静脉推注，必要时可重复；血压降低时可用多巴胺、多巴酚丁胺等；高热者给退热剂；有脑水肿表现时及时给20%甘露醇溶液125~250ml快速静脉滴注脱水治疗。

（7）维持水、电解质平衡与营养支持治疗：全身营养支持，每天输入液体总量3 000~4 000 ml，注意盐、糖、钾等补充量及维生素、氨基酸、蛋白、脂肪等胃肠外营养支持。

（8）可用抗病毒治疗：阿昔洛韦、干扰素等。

【预防】

1.加强对犬的管理，捕杀野犬，对咬人的犬或动物应设法捕获隔离观察14天以上，如有病态出现待其死亡后取脑组织送有关单位检查。

2.对咬伤伤口早期进行清洁处理和消毒。

3.预防注射：以下情况均应立即进行疫苗预防注射。①被野犬或其他动物咬伤，伤口面积大或多处咬伤或头面部者；②被来历和下落不明的犬或动物咬伤；③病犬咬人后不久死亡，或经捕获后证实为病犬；④医务人员接触病犬或病人有可能被污染时。

4.疫苗注射期间，若发生神经炎、脑脊髓膜炎，应停止注射，改用免疫血清治疗，可使用激素。

第二节　毒蛇咬伤

毒蛇咬伤（snake bite）是一种常见病症。目前已知世界上蛇类有2 200种，其中毒蛇650余种。我国毒蛇种类繁多，分布较广，已发现的毒蛇有近50种，其中有剧毒的10余种。根据毒蛇分泌毒液的性质，大致可分为三类：①神经毒为主的有金环蛇、银环蛇、响尾蛇、海蛇等；②血液毒为主的有竹叶青、五步蛇、蝰蛇、龟壳花蛇等；③混合毒（兼有神经毒和血液毒）的有蝮蛇、眼镜王蛇、眼镜蛇等。

【病因与发病机制】

毒蛇常在夏、秋季的黎明或傍晚，特别是雷雨之后活动于田洼、草丛、河边的阴暗处，农民和野外工作者易遭咬伤。此外，捕蛇和养蛇者防护不当可被咬伤。

毒蛇唇腭上有一对分泌毒液的腺体，通过小管与一对毒牙相通，当毒蛇咬人时，毒液由腺 体排出，沿小管或沟注入伤口，通过淋巴或直接进入血液循环引起中毒。吸收后分布于全身名组织器官，以肾脏最多，脑最少；6～24小时达高峰；主要在肝脏分解，经肾排出，一般72小时后体内蛇毒含量已极微少。

蛇毒液成分较复杂，不同种类毒蛇的毒液成分、毒性也各不相同，主要有低分子毒性蛋白质、多肽、脂类和多种酶，其致死毒性成分为具有或不具有酶活性的小分子蛋白质；蛇毒对人体各器官系统都有影响，主要表现为对血液、心血管、神经和呼吸系统的毒性作用。

（1）神经毒：不同种类的蛇毒分别作用于运动神经末梢与骨骼肌接头处的突触前、后，抑制乙酰胆碱的释放和运动终板上乙酰胆碱受体功能，引起周围神经及骨骼肌传导阻滞，导致肌肉麻痹。还可作用于自主神经系统，兴奋肾上腺髓质的神经受体促使肾上腺素释放，引起血压升高；使胃肠平滑肌先兴奋后抑制，发生肠麻痹；抑制颈动脉窦化学感受器或直接抑制延髓呼吸中枢，导致呼吸衰竭。

（2）血液毒：包括凝血毒、抗凝血毒、纤维蛋白溶解毒、出血毒及溶血毒等。含凝血酶样成分或前凝血质的毒素可直接作用于纤维蛋白原引起凝血，有些毒素通过激活凝血因子 X 促进凝血酶生成引起凝血；蛇毒又能通过溶解纤维蛋白原、抑制纤维蛋白活性、促进纤溶酶生成、阻抑凝血酶形成等破坏凝血机制，导致出血；蛇毒中磷脂酶 A2 作用于卵磷脂生成溶血卵磷脂，可溶解红细胞膜，有些蛇毒直接作用于红细胞膜，加重溶血反应。以上毒性作用导致全身广泛性严重出血、溶血；大量溶血可损害心肌和肾脏，引起心、肾功能衰竭。

（3）血管壁损害：蛇毒中磷脂酶 A2 可使毛细血管内皮细胞基底膜的基质成分分解、细胞肿胀破坏，毛细血管壁通透性改变，组织水肿出血。有些含激肽释放酶活性，激肽释放可抑制血管紧张肽转换酶；还有些促内源性组胺、血清素释放，导致血压下降和休克。

（4）心脏毒：大多数蛇毒中含有心脏毒，为碱性多肽，可直接作用于心肌细胞膜发生难逆性除极，引起细胞结构与功能变化，心肌变性、坏死、出血，导致心律失常、休克甚至心脏骤停。

（5）细胞毒：为碱性蛋白，可引起蛋白质分解、细胞溶解、组织破坏。其中海蛇毒破坏骨骼肌细胞，导致全身肌肉疼痛、无力，并可有肌红蛋白尿和高钾血症发生。蛇咬伤时，蛇毒中的透明质酸酶可溶解细胞与纤维之间的透明质酸凝胶，加快毒素的吸收。

【临床表现】

毒蛇咬伤部位常在脚、小腿下端或手部。一般局部留有特征性牙痕、疼痛和肿胀，常有淋巴结肿大、淋巴结炎和淋巴管炎。不同毒蛇有不同临床表现，而病情的严重程度与进入体内的毒素种类和剂量有关。儿童、老年人和体弱者中毒症状一般较重。

（1）神经毒：吸收快，局部症状轻，潜伏期长，全身症状出现较晚，临床容易被忽略，其危险性大，因此要警惕。

①局部症状：咬伤后，伤口不红肿，流血不多，伤口轻度灼痛，半小时左右消失或减轻，但不久即出现麻木感，并向肢体近端蔓延。

②全身症状：伤后 0.5~2 小时出现，有时亦可延至 10 余小时。一般有头痛、头昏、嗜睡、恶心、呕吐、胸闷、乏力，可有视、听、嗅、味觉异常或减退，声嘶哑，舌麻木，步态不稳，头低垂，眼睑下垂等，重者视力模糊、瞳孔散大、语言不清、呼吸困难、紫绀，以及全身瘫痪、惊厥、昏迷、休克、呼吸麻痹和心力衰竭等。若抢救不及时，可迅速死亡。如能度过危险期（一般 1~2 日）。

（2）血液毒

①局部症状：出现早且重，3~5 分钟内伤处剧烈疼痛，肿胀明显并迅速向近侧端扩散，皮肤紫绀，并有出血、皮下瘀斑、水疱和血疱，甚至组织坏死，伤口经久不愈。

②全身症状：2 小时左右出现畏寒、发热、呕吐、腹痛、腹泻、头晕、心悸、胸闷、烦躁、谵妄，可出现全身皮肤黏膜及内脏广泛出血：衄血、咯血、呕血、血尿，少尿或无尿，可有黄疸、贫血等溶血表现，重者有抽搐、休克，心、肾功能衰

竭，胸腹腔及颅内出血等。血液毒引起症状出现快且严重，一般容易早期获治，死亡率反较神经毒者低。但如治疗不及时，后果非常严重，且病程和危险期较长，可在咬伤后数小时至数日内死亡。

（3）混合毒：局部症状明显，全身症状发展快，兼有神经毒和血液毒的共同表现。一般早期出现血液及循环毒症状，晚期类似神经毒症状。

【诊断与鉴别诊断】

（一）诊断

1.有蛇咬伤史，伤处可见一对较深而粗大的齿痕。

2.咬处疼痛，很快出现局部和全身中毒症状。

3.实验室检查：可有红细胞减少、白细胞增高、凝血功能异常；血尿、血红蛋白尿、肌红蛋白尿；血便；肝功能异常，黄疸指数升高；电解质紊乱等。

4.特异性蛇毒抗原检测：取伤口渗出液、血清、脑脊液或其他体液，用相应的单价特异性抗蛇毒素，酶联免疫吸附试验测定，一般 15~30 分钟可判断出蛇毒种类。

（二）鉴别诊断

应与无毒蛇咬伤鉴别，可从伤口来判断，无毒蛇咬伤，伤口上留下一排或两排整齐的小齿痕，若患处有一对较大的齿痕，则为毒蛇咬伤。

根据临床所见，常很难判定具体为哪一种毒蛇咬伤，因为一种毒蛇往往含有多种毒素。如患者有面部麻木、抽搐、血尿、咯血、消化道出血、颅内出血，或出现休克、呼吸困难或呼吸衰竭、心肌炎、急性肾功能衰竭、弥散性血管内凝血等表现，常提示预后不良。

【急救处理】

治疗蛇伤的原则：迅速阻止蛇毒的吸收和扩散，尽快排除毒液，中和毒素，预防并发症。

1.局部处理被毒蛇咬伤后要保持冷静，不要惊慌和奔跑，以免加速毒液的吸收和扩散。

（1）早期绑扎：争取伤后 5 分钟内，立即用止血带、手帕或附近可以找到的其他代用品，在伤口近端 5~10 cm 处绑扎，结扎紧度以阻断淋巴、静脉回流即可。结扎后用手挤压伤口周围，将毒液挤出。要注意每隔 20~30 分钟放松 1~2 分钟，以免肢体因血循环障碍而坏死，待急救处理结束后方可解除。

（2）冲洗伤口：在野外咬伤，立即用茶水、清水甚或尿液冲洗。有条件时先用肥皂和生理盐水清洗伤口周围，再用 1∶5 000 高锰酸钾溶液、3%过氧化氢溶液（双氧水）或生理盐水反复冲洗伤口，如伤口内有毒牙残留，应取出。

（3）扩创排毒：是急救处理中最重要的环节。经过绑扎、冲洗、消毒后，用无菌手术刀，以牙痕为中心做"＋"或"＋＋"型切开，使毒液流出，切口长 1~2 cm，不宜过深，以免损伤血管，只要使淋巴液外流即可。尚可用吸乳器或拔火罐等方法进行反复多次吸拔伤口，尽量吸出毒液。无条件时也可用口吸吮，但须口腔黏膜完整、无龋齿才能进行，吸吮后立即吐出并漱口，以免发生中毒。扩创后的患肢可以浸泡在2%冷盐水或1:5 000高锰酸钾溶液中，自上而下不断挤压排毒，20~30分钟，伤口湿敷，以利排毒。有伤口出血不止者，不必切开。

值得注意是，伤口如未经冲洗就进行扩创排毒，可增加伤口周围蛇毒进入体内的可能。

（4）局部降温：早期冷敷患肢周围，可减缓毒素吸收。

2.解毒措施

（1）封闭疗法：局部注射胰蛋白酶2 000~4 000 U，并用地塞米松5 mg加入0.5%普鲁卡因溶液5~10 ml中，在伤口周围及伤肢近心端进行环状封闭，必要时12~24小时后重复注射。

（2）抗蛇毒血清的应用：越早应用效果越好。如能确定毒蛇种类及毒素性质，可用该种单价抗蛇毒血清（现有精制抗蝮蛇毒血清、精制抗银环蛇毒血清、精制抗五步蛇毒血清、精制抗眼镜蛇毒血清、精制抗蝰蛇毒血清及精制抗金环蛇毒血清），否则须用多价抗蛇毒血清。一般应静脉注射，肌内注射效果差。注射前须做过敏试验。

①皮试方法：用抗蛇毒血清0.1 ml加入生理盐水1.9 ml混匀，取稀释液0.1 ml于前臂掌侧皮内注射，20分钟后注射处皮丘<2 cm、周围无红晕及伪足者为阴性，可常规使用；皮试阳性者应在使用糖皮质激素、抗过敏药后行脱敏注射。

②常用剂量为每次3~5支（精制蝮蛇抗毒血清8 000 U，精制尖吻蝮蛇、银环蛇和眼镜蛇抗毒血清均为10 000 U），用葡萄糖溶液稀释后加入5%葡萄糖溶液或生理盐水250~500ml内静脉滴注，均需连续使用3~5天；也有学者认为，目前每支抗蛇毒血清的单位抗体大致能中和毒蛇一次平均排毒量的蛇毒，因此被毒蛇咬伤后，只要用一个治疗剂量（1~2支）即可中和体内全部蛇毒。

③为争取抢救时机，对危重病人可采用分段稀释静脉滴注法，省去皮肤过敏试验时间。即先肌注盐酸异丙嗪25~50 mg或地塞米松10 mg，然后将抗蛇毒血清4 ml加入5%葡萄糖溶液500 ml中缓慢静脉滴注（20滴/min），20分钟后如无过敏反应现象，再加入所需要的全部抗毒血清做快速静脉滴注，60~80滴/min。

④如出现过敏反应应行抗过敏治疗：选用异丙嗪（非那根）25 mg或苯海拉明20 mg肌内注射；1.0%葡萄糖酸钙10 ml加入50%葡萄糖溶液20~40 ml静脉注射；地塞米松5~10 mg稀释后静脉注射；0.1%肾上腺素0.1~1 mg皮下注射。必要时可重复使用，防止发生过敏性休克。

（3）中草药治疗：口服季德胜蛇药片、南通蛇药片、广州蛇药，并可用冷开水或唾液将数片蛇药片调成糊状涂于伤口周围。此外，可用鲜草药如七叶一枝花、半边莲、白花蛇舌草等捣烂外敷，并煎水内服。

3.积极对症支持治疗

（1）防治窒息和呼吸衰竭：蛇毒素易导致患者呼吸肌麻痹、肺出血窒息、肺水肿、喉头水肿窒息，应注意保持呼吸道通畅，吸氧，随时准备气管插管或切开、机械通气。

（2）防治休克：补充血容量，应用糖皮质激素等抗过敏治疗，纠正代谢性酸中毒，必要时用血管活性药物。

（3）防治急性肾功能衰竭：早期使用利尿剂可防止肾功能损害并有利于加速毒素排出；给予 5% 碳酸氢钠 100~200 ml 静脉滴注纠正代谢性酸中毒和碱化尿液，有助于减轻急性溶血和血红蛋白尿对。肾脏的损害；患者出现少尿、低比重尿时注意控制补液量及速度；有急诊透析指征者行血液透析治疗。

（4）激素治疗：糖皮质激素有抗炎、抗过敏、抗休克和免疫抑制作用，有助于减轻伤口局部和全身中毒症状。可用地塞米松 10~20 mg 或氢化可的松 200~500 mg 加入 5% 葡萄糖溶液 250~500 ml 内静脉滴注，每日 1 次，连续使用 3~5 天。

（5）常规使用抗生素和破伤风抗毒素，防止继发感染。

（6）其他对症支持处理：呼吸心搏骤停者立即心肺复苏；出血、溶血者必要时输新鲜血；伤口疼痛剧烈时给予止痛剂；补充营养、能量，增强机体抵抗力。

【预防与预后】

预防蛇咬伤，重点应对多蛇地区的居民和被蛇咬伤机会较多的人群进行蛇生活习惯和蛇咬伤知识的宣传教育。在野外作业和毒蛇研究人员要注意加强个人防护。对住宅周围的乱草、乱石要经常清理，使蛇无藏身之地。毒蛇咬伤后不管是神经毒、血液毒或混合毒，其病情发展较快，随时都有生命危险，如抢救不及时，死亡率较高，应向家属交代。

第三节　毒蝎蜇伤

毒蝎蜇伤（scopion sting）是部分地区常见急诊疾病。蝎属蜘蛛纲，蝎目，目前已知有几百种，其大小毒性不一，主要分布于热带和亚热带。蝎畏光，白天潜伏在碎石、土堆缝隙等处，夜间外出活动。我国常见毒蝎有钳蝎、东方毒蝎、问荆蝎等，其中东方毒蝎毒性相当于眼部蛇毒，可致死亡。

【病因与中毒机制】

蝎有一对毒腺和尾刺，被惊动或触及时蜇刺人，尾刺进入人体并注入毒液，引起人中毒。

蝎毒素为低分子量、无色的酸性神经毒性蛋白，可与神经细胞钠通道结合，使神经肌肉突触接头、副交感神经、肾上腺素能神经末梢和肾上腺髓质的突触前活性增强，表现胆碱能和肾上腺素能作用，对呼吸中枢有麻醉作用；蝎毒素还有类似毒蛇血循环毒成分，包括溶血、出血毒素、凝血毒素、酶、心脏血管收缩素等，对心血管中枢有先兴奋后抑制作用。

【临床表现】

1.局部症状　局部皮肤迅速出现剧痛，持续数分钟至 24 小时，刺入点有时可见钩形毒刺，多无局部明显红肿，数日后症状缓解；较重者局部有麻木感，伤口渗血、红肿，可有水疱，甚至出血坏死。

2.全身症状　一般于蜇伤后1~2小时开始出现，轻者仅见一般神经及消化道中毒症状，头痛、头晕、流泪、流涎、出汗、肌肉疼痛和感觉异常，无功能障碍。严重者有明显全身中毒症状，胸闷、心悸、呼吸困难、血压升高、肌肉痉挛性麻痹等。极少数患者有肌肉疼痛僵硬、腱反射减弱、视觉障碍、眼球活动异常、眼睑下垂等表现，全身出血者罕见。部分儿童重症患者出现心肌损伤、心律失常、心衰、休克、肺水肿，甚至呼吸麻痹、消化道等部位出血、弥散性血管内凝血、抽搐、昏迷等，可发生呼吸循环衰竭而导致死亡。

【实验室检查】

1.尿常规可有蛋白尿、血尿、尿糖增高；黑粪；凝血功能可异常。

2.部分患者血糖升高；血、尿淀粉酶可升高。

3.心电图可有窦性心动过速，重症者有S-T、T改变，心律失常等。

【诊断与鉴别诊断】

1.根据患者有蝎蜇伤史，有上述毒蝎蜇伤的临床表现，参考实验室检查结果，可作出诊断。

2.鉴别诊断：需与其他动物或昆虫如毒蜂、胡蜂、蜘蛛、蛇等咬蜇伤鉴别。

【急救处理】

蝎蜇伤处理原则基本同蛇咬伤。蝎蜇伤后虽然多数无碍生命，但受伤时其预后难以判断，因此仍应按重症处理。

1.局部处理：取出毒刺，可做冰敷以减少毒素吸收；严重者在创口近心端5~10cm处用止血带或布带绑扎肢体，然后以创口为中心做"+"或"++"型切开，取出毒刺，吸出毒液。再以碱性溶液如3%氨水、1:5 000高锰酸钾溶液或2%碳酸氢钠溶液冲洗伤口。

2.封闭疗法：用0.25%~0.5%普鲁卡因溶液在伤口周围进行环状封闭，或局部注射胰蛋白酶2 000~4 000 U，可破坏毒素。

3.解毒治疗：内服蛇药片；严重者早期使用抗蝎毒血清；可用氢化可的松100~300 mg静脉滴注。

4.对症治疗：肌肉痉挛者用10%葡萄糖酸钙10 ml加入生理盐水或葡萄糖溶液20~40 ml静脉注射；伴抽搐者给地西泮（安定）10 mg肌内注射；肺水肿时吸氧，用利尿剂及糖皮质激素；用抗生素防治感染；给破伤风抗血清治疗。注意慎用吗啡和巴比妥类药物。

5.注意监测生命体征的变化及重要脏器的保护。防治肺水肿、休克、呼吸麻痹及循环衰竭等。

【预防】
在毒蝎多的地区注意个人防护，捕蝎和养蝎时要戴防护手套等工具。

附 1　毒蜘蛛蜇伤

毒蜘蛛蜇伤（spider bites）在我国南方常见。蜘蛛属于节肢动物门，蛛形纲。常栖居森林中、灌木丛中及畜棚等建筑的暗角处。所有蜘蛛都有能杀死昆虫的毒腺，但其毒性强烈到足以危害人的实为少数，仅分布在热带及亚热带地区。人被蜘蛛咬伤后的反应视蜘蛛的种类及被咬者的易感性而有所不同。

【病因与中毒机制】
蜘蛛有一对角质螯，可分泌少量毒液。毒液含有神经毒素和组织溶解毒素，神经毒素作用于神经肌肉突触结合膜，影响中枢神经系统、周围神经和自主神经；溶解毒素导致组织坏死、血管炎并产生全身反应。一般成人很少致死。

致命红蜘蛛的毒液主要为胶原酶、蛋白酶、磷酸酯酶和透明质酸酶等，毒性甚烈，可能甚于蛇毒。主要损害神经系统，导致运动中枢的麻痹，重者可引起死亡。

【I临床表现】
1.局部症状：蜇伤处黄白，可见两个小红点，周围发红、肿胀，可有水疱，有疼痛、麻木感，3~5 天后水疱消失，出现坏死痂皮、溃疡，继发感染。

2.全身反应：少见。发热、恶心、流泪、肢体麻木疼痛、视力障碍等，严重者可在蜇伤后 2~3 小时出现痉挛、肌肉强直、腹部绞痛、血红蛋白尿、急性肾功能衰竭、弥散性血管内凝血、呼吸困难、休克等。

3.一般在 48 小时以内严重症状消失，但未治疗者有 5%病死率，应引起注意。致死性并发症多见于小儿和老年人。

【诊断】
有蜘蛛蜇伤病史。结合临床表现可以诊断。

【急救处理】
1.用冰冷敷局部可减少疼痛，局部用胰蛋白酶 2 000~4 000 U，或用 0.5%普鲁卡因做伤口周围环形封闭。拔火罐吸毒，切开伤口挤压，排出伤口周围毒液。

2.解毒治疗：在伤口出现水疱和焦痂前口服氨苯砜（DDS）50~100 mg/d，可促伤口愈合；静脉输液利尿排毒。

3.静脉注射 10%葡萄糖酸钙能解除肌痛及痉挛。

4.有全身反应者，可应用皮质激素药物。给予抗生素、破伤风抗血清。积极防治溶血、急性肾功能衰竭及弥散性血管内凝血。

【预防】
搞好环境卫生，消灭蜘蛛，在蜘蛛经常出没的地方活动时应注意防护；特别要加强儿童教育，户外活动要小心。

附2 蜈蚣咬伤

蜈蚣咬伤（centiped sting）并不少见。蜈蚣又名百脚、百足虫、金头蜈蚣，属多足纲，多栖于腐木石隙之下或荒芜阴湿处；冬天人泥土越冬。

【病因与中毒机制】

蜈蚣第一对足又称为毒螯，呈锐利钩状，钩端有毒腺口，位居口器正后方，可排毒液。蜈蚣咬人时毒液顺腭牙毒腺口注入人体。

蜈蚣毒液呈酸性，内含有组胺及溶血蛋白质两种成分，有溶血作用，并可作用于末梢神经，对中枢系统有抑制作用。

【临床表现】

潜伏期0.5~4小时，局部出现红肿、发痒、剧痛，严重者可发生水疱、疹斑、坏死、淋巴管炎及局部淋巴结肿痛。全身症状可先后出现恶心、呕吐、腹痛、腹泻、全身无力、发热、头痛、眩晕，严重者出现休克、谵妄、抽搐、昏迷，儿童重症患者可能危及生命。一般局部症状较全身症状明显。

【诊断】

根据患者有蜈蚣咬伤史，结合临床表现，即可诊断。

【急救处理】

1.局部处理 可用碱性溶液如肥皂水、3%氨水或5%碳酸氢钠液冲洗伤口；给予冷敷；或用0.25%~0.5%普鲁卡因做伤口周围封闭注射。

2.解毒 ①可选用蒲公英、紫花地丁或半边莲等鲜草捣烂取汁内服；②内服蛇药片。

3.对症处理 剧痛者除局部止痛外，必要时可用盐酸哌替啶。局部有坏死感染及淋巴管炎者给抗生素治疗。

【预防】

天气炎热季节，群众有露天席地睡觉习惯，因此要防蜈蚣咬伤。

第四节　毒蜂蜇伤

蜂类蜇伤（bee sting）临床多见，常见蜇人的蜂类有胡蜂科、细腰蜂科、蚁蜂科、黄蜂科和蜜蜂科等。

【病因与中毒机制】

蜂类腹部末端有一对毒螯和一根毒刺，毒刺刺入皮肤时即将毒液注入人体。

蜂毒成分为多种酶、肽类、非酶蛋白质、氨基酸及生物活性胺（如组胺）的混合物。

胡蜂毒液呈碱性，主要含组胺、5-羟色胺、缓激肽、磷脂酶A、磷脂酶B以及透明质酸酶等，为分子量较大的毒性蛋白。除局部作用外，可导致溶血、出血、神经毒作用，中毒反应较蜜蜂快而严重，可致过敏性休克。

蜜蜂毒液呈酸性，是一种较强的变态反应原混合物，含有透明质酸酶、磷脂酶A、磷脂酶B及多肽溶血毒素，为分子量较小的短肽类，毒性较弱。

【临床表现】

1.局部症状 红肿、疼痛、瘙痒，轻者数小时后自动消退，多无全身症状。重者局部变黑，瘀点、水疱，可并发组织坏死。若为蜜蜂蜇伤，则有蜇针残留。

2.全身症状 群蜂多次蜇伤可迅速引起全身反应，有发热、头晕、头痛、恶心、呕吐、腹泻、胸闷、肌肉痉挛、昏迷；严重者出现肾脏（血尿、少尿、无尿）、肝脏、血液（溶血、弥散性血管内凝血）、心脏（胸闷、心律失常）、肺（呼吸困难、呼吸麻痹）、消化系统（呕血、急性胰腺炎）等多器官功能不全综合征（MODS）而导致死亡。蜂毒中含有的高抗原性蛋白还可导致严重的变态反应，可见荨麻疹、喉头水肿、支气管痉挛，可因过敏性休克或窒息死亡。

【诊断】

蜂蜇伤史，结合临床表现即可诊断。

【急救处理】

1.早期用冰冷敷，减轻肿胀。必要时用止血带或布带绑扎被刺肢体的近心端。蜜蜂蜇伤时，应先拔出蜂刺，用碳酸氢钠溶液或氨水冲洗并涂擦局部，胡蜂蜇伤局部可用食醋冲洗及湿敷。抬高患肢。

2.出现全身过敏反应时，可给予肾上腺素0.5~1.0 mg肌注，5~10分钟重复一次；给予地塞米松5~10 mg或氢化可的松100~300 mg加入5%葡萄糖溶液250~500 ml静脉滴注。严重呼吸困难者，可同时吸入支气管扩张剂，氨茶碱250 mg加入5%葡萄糖溶液250~500 ml静脉滴注。

3.肌肉痉挛者用10%葡萄糖酸钙10 ml静注。或给予地西泮（安定）10 mg肌内注射。

4.静脉注射皮质激素类药物可减少迟发的炎症，用量用法同上。口服抗组胺类药物对产生的荨麻疹有效。

5.对于休克病人，给予支持疗法并按抗休克原则处理。若发生感染，应局部扩创，同时应用抗生素。

6.全身中毒症状严重的患者，参见本章第二节所述毒蛇咬伤的方法治疗。

【预防】

①养蜂管理者作业时要有适当防护。②不要乱捅蜂窝，以免惹动群蜂攻击。

第五节　河豚毒素中毒

河豚毒素中毒（fugu poisoning）是严重威胁患者生命的急症。河豚鱼又名鲀，种类很多，主要分布于我国沿海及长江一带。河豚鱼所含毒性成分有河豚毒素和河豚酸两种，以河豚毒素为主，因河豚鱼品种、季节及其部位的不同而有所区别。

【病因与中毒机制】

食用含有毒素的河豚鱼而引起，中毒程度与食用量及含毒部位有关。一般情况下，河豚鱼的卵巢、卵子、肝脏、血液及皮肤等组织所含毒素的毒力最强，肾脏、肠道、眼睛、脑髓及鳃等次乏，肌肉和精囊等处所含毒素的毒力最弱。其毒素的毒性强弱与鱼体的大小没有关系。河豚毒素非常稳定，灼煮、日晒、盐腌均不能使其破坏，如在食用加工过程中处理不当，食用后即出现症状。河豚毒素极易从胃肠道吸收，可迅速在体内解毒并排出。

河豚毒素是一种氨基过氢喹唑啉，系小分子量（C11H17N3O8）、非蛋白质的神经毒素，其毒性较剧毒的氰化钠强 1 000 余倍，致死量约为 7 μg/kg。河豚毒素对胃肠黏膜有强烈的刺激作用，能引起急性胃肠炎症状；毒素被吸收后，即迅速作用于神经末梢及神经中枢，毒素分子中的胍基选择性地阻断细胞膜对 Na+的通透性，使神经传导发生障碍，而出现神经麻痹状态。首先出现感觉神经麻痹，然后出现运动神经麻痹，严重者可导致脑干神经麻痹，导致呼吸停止；使血管神经中枢麻痹，引起血压下降，脉率减慢；并可阻断心脏的快速钠通道，使心肌细胞失去兴奋性，导致心律失常。

【临床表现】

1.潜伏期：多于食后 0.5~3 小时内迅速发病，最短 15 分钟发病，潜伏期愈短中毒愈重，预后愈差。

2.消化道症状：上腹部不适，恶心、呕吐，剧烈腹痛、腹泻，呈水样便。严重者呕血和（或）便血。

3.神经系统症状：早期多表现为手指麻痹，口唇、舌尖及肢体末端麻木，继而全身麻木、四肢无力、共济失调、肌肉瘫痪、步行艰难、不能站立、腱反射消失、言语不清、失声、呼吸困难、进而变浅且不规则、缺氧紫绀，眼睑下垂、瞳孔散大或双侧不等大，昏迷。

4.循环系统症状：脉搏缓慢、血压下降、心律失常等。心电图检查可显示有不同程度房室传导阻滞。

5.死亡率高达 50%，多在发病后 4~6 小时内死于呼吸中枢麻痹或心脏房室传导阻滞。

发病后 8 小时未死亡者大多可康复。

【诊断】

有食用或误食河豚鱼史和临床表现，即可诊断。

【急救处理】

1.立即催吐、洗胃及导泻：用 5%碳酸氢钠溶液或 5%活性炭悬液充分洗胃，即使进食 10 小时后仍需洗胃。中毒时间长者也可用高位结肠灌洗。口服硫酸镁导泻。早期也可用 1%硫酸铜溶液 100 ml 口服或阿朴吗啡 5~10 mg 皮下注射催吐。

2.静脉补液：以促使毒素排出，维持水、电解质平衡，必要时可加用升压药及肾上腺皮质激素以及利尿药。

3.对症治疗：尚无特效解毒剂，可用新斯的明 1 mg，或硝酸士的宁 2 mg 肌注，可拮抗毒素对运动神经麻痹的作用。呼吸困难者予氧气吸入，有呼吸肌麻痹者应行气管插管，机械通气。加强对生命体征的监护。

4.可用 L-半胱氨酸 50~100 mg/d 加入液体静脉滴注。维生素 B1、B12 肌内注射。

5.中草药治疗：甘草、绿豆煎服。

【预防】

凡捕获的河豚鱼应妥善销毁，不得随意抛弃，以防被人捡取食用，发生中毒。严格把关，严防河豚鱼流入市场。加强教育宣传，使群众了解河豚鱼的毒性，自觉不食用河豚鱼。

第六节 鱼胆中毒

草鱼、青鱼、鲢鱼、鳙鱼（胖头鱼）和鲤鱼等多种鱼类的胆均有毒性，含有组胺、胆盐及氰化物。无论熟食、生食、冲酒服用均可导致鱼胆中毒（fish bile intoxication）。不同种类鱼的鱼胆毒性又有差异，一般情况下成人 0.5 g 即能引起中毒反应，1.0 g 可致死。病死率近 16%。

【病因与中毒机制】

鱼胆经胃肠道吸收后，首先到达肝脏，代谢后主要经肾排出，在肾中浓度最高，故主要损伤肝脏和肾脏，尤以肾损害为重。

鱼胆的中毒机制尚不很清楚。鱼胆汁中含有的胆汁毒素（ichthygalltoxin）是一种具有极强毒性的蛋白质分解产物，不易被乙醇和热破坏；鲜鱼胆汁内还含有胆酸、鹅去氧胆酸、鹅牛磺胆酸、鹅牛磺去氧胆酸和水溶性鲤醇硫酸酯钠等成分，可使溶酶体膜稳定性降低，造成细胞损伤；此外，鱼胆中还有氢氰酸、组胺等多种致敏物质。自身氧化性细胞损害可能是鱼胆中毒致多脏器损伤的发生机制之一，其毒理作用类似细胞毒，使脏器毛细血管通透性增加、肝细胞变性，导致中毒性肝病和肾小管（尤其是近曲小管）急性坏死、肾集合管阻塞，出现急性肾功能衰竭，并可造成脑、心脏的损害。

【临床表现】

1.潜伏期：潜伏期与服用量有关，短者 0.5~6 小时，最长约 14 小时。

2.轻者服用后很快出现恶心、呕吐、腹痛、腹泻、水样便或蛋花汤样便，类似急性胃肠炎症状。尿常规检查可见蛋白、红细胞及颗粒管型。

3.重者除上述症状外，在 6~12 小时后即出现肝大、黄疸，血清转氨酶升高，可出现全身浮肿、尿少、腰痛等急性肝、肾功能损害表现，甚至引起急性肾功能衰竭。部分病人肾功能衰竭出现较晚，在 3~7 天后逐渐出现。严重者可出现四肢远端麻木、双下肢末梢型感觉障碍和周围神经瘫痪、神志模糊、谵妄、抽搐、昏迷，并可有心动过速、心力衰竭，甚至发生心脏骤停。

4.鱼胆汁溅入眼内，可有异物感、畏光、流泪、轻度痛痒、结膜充血、角膜混浊、视力减退，如未及时正确救治可导致失明。

【诊断与鉴别诊断】

1.有食用鱼胆史，结合肝、肾功能及神经系统临床改变等特点，可以作出诊断。

2.鉴别诊断：主要对急性黄疸并有急性肾功能衰竭者进行鉴别，如病情无法以病毒性肝炎、急性肾炎、急性胃肠炎等解释时，应详细询问有无吞服鱼胆史，以进行鉴别。

【急救处理】

本病无特效治疗方法，主要原则是以对症、保护脏器为主要目的。

1.洗胃、催吐：因鱼胆在胃内停留时间较长，故 72 小时内均应给予彻底洗胃。洗胃后给予 5%碳酸氢钠 100~150 ml 灌入胃内，每 2 小时一次，直至呃逆、干呕消失。

2.有条件者应早期应用透析治疗或预防性透析治疗，可使鱼胆中毒的预后明显改善。

3.对症治疗：重点为保护肝、肾功能。对早期腹泻引起的失水，补液量应适当控制，防止加重急性肾功能衰竭及诱发肺水肿、脑水肿。

4.早期给糖皮质激素，能减轻机体对毒素的反应，并可减轻肾小管上皮和间质水肿，利于肾功能恢复。

5.轻者经一般对症处理后可康复。

【预防】

加强教育，禁止服用鱼胆。

第七节　急性毒蕈中毒

蕈俗称蘑菇，有毒的蘑菇称毒蕈，其种类繁多，自然界分布极广，误食毒蕈可引起毒蕈中毒（mushroom poisoning）。世界上毒蕈有 200 多种，目前我国发现的毒蕈有 190 种，已知毒素 150 余种。能致死的毒蕈有 30 余种，其中极毒蕈有 10 种：白毒伞（白帽菌）、毒伞（绿帽菌）、鳞柄白毒伞（毒鹅膏）、毒粉褶菌、残托斑毒伞、褐鳞小伞、肉褐鳞小伞、包脚黑褶伞、秋生盔孢伞、鹿花菌。夏秋两季雨后是野生蘑菇大量生长的时期，也是毒蕈中毒多发时期。毒蘑菇多生长在阴暗潮湿的草丛中，在腐烂木头和树叶堆上也常见，外观常难与无毒蕈区别，其味香美而容易使人误食。

【病因与中毒机制】

不同类型的毒蕈含有不同有毒成分，一种毒蕈可含有多种毒素，而一种毒素也可存在于多种毒蕈中。其中毒机制各不相同，临床表现各异。毒蕈的主要有毒成分包括以下几类：

1.有毒蕈碱毒性与乙酰胆碱相似的生物碱，能引起副交感神经节后纤维兴奋。如毒蝇碱（muscatin），可引起心跳减慢、血管扩张、血压下降、平滑肌痉挛、胃肠蠕动增强、腺体分泌增加、瞳孔缩小等变化。阿托品为其拮抗剂。

2.类阿托品样毒素，其毒性正好与毒蕈碱相反，表现则与阿托品过量中毒相似。

3.肝毒素：直接作用于肝细胞引起肝脏的损害。如毒肽（phallotoxins）和毒伞肽（amatoxins）类，分别作用于肝细胞核与内质网，前者作用快，大剂量服入 1~2 小时内可致死，后者作用慢而毒性强，致死量<0.1 mg/kg，可引起肝脏急性炎症坏死、肝细胞变性与灶性出血，并可致急性肾小管变性坏死，胃肠道水肿、充血和出血，心脏浊肿、脂肪变性，脑水肿、充血和点状出血等病理变化。

4.溶血毒素：毒素破坏红细胞引起贫血。如鹿花菌素（gyromitra toxins）可引起溶血。

5.神经毒素：主要侵害神经系统引起神经症状。如毒蝇母（muscimo1）、蜡子树酸（ibotanic acid）、白蘑酸（tricholomic acid）、麦萨松（musazone）等异噁唑类衍生物。蟾蜍素（bufotenine）和光盖伞素（pasilocybin）类，均作用于中枢神经系统，引起幻觉、兴奋、震颤、头痛等。

此外，蘑菇酸（agazic acid）和胍啶（quanidine）可引起胃肠炎症状。近年在毒蕈中分离出的一种毒素（orellanine）可在体内产生自由基，损伤细胞膜结构，抑制 DNA 合成，引起以肾毒性为主的多脏器功能损伤，甚至急性肾功能衰竭，存活者多遗留有肾间质纤维化。

【临床表现】

中毒程度与进食毒蕈量呈正相关，因毒蕈种类不同，可以有以下表现：

1.胃肠炎型 常由误食帽蕈（死帽蕈，绿帽蕈，牛肝蕈科）引起，含有一种毒性蛋白，进食后 10 分钟至 2 小时发病。主要表现为剧烈的恶心、呕吐、腹痛、腹泻，粪便常呈米汤样（似霍乱），严重者常呈脱水状态，血容量不足，引起水、电解质紊乱，血压下降，休克，昏迷，甚至胃肠功能衰竭。此型恢复较快，少有死亡病例。

2.神经精神型　主要因误食毒蝇伞、毒红菇、豹斑毒伞等引起，其毒素为毒蝇碱，类似乙酰胆碱，刺激副交感神经，又类似阿托品的毒副作用。潜伏期 0.5~6 小时。临床上除恶心、呕吐、腹痛、腹泻等胃肠道症状外，主要表现为副交感神经兴奋状态，流涎、流泪、大汗淋漓、瞳孔缩小，并出现幻觉、幻听、精神错乱、迫害妄想、躁狂、精神抑制等类似精神分裂症表现，严重者可出现肺水肿、呼吸抑制、谵妄和昏迷而死亡。

3.溶血型　主要因误食马鞍蕈、鹿花蕈引起。潜伏期 6~12 小时。临床上除胃肠表现外，主要为溶血现象，如黄疸加重、血红蛋白尿、进行性贫血、肝脾肿大、血小板减少，出现出血倾向。也可继发肾脏损害，导致少尿、急性肾功能衰竭。但病死率一般不高。

4.肝坏死型　主要因误食白毒伞蕈、粟芽蕈等十余种毒蕈引起。其主要毒素为毒肽和毒伞肽，毒性很强，对肝脏有严重损害，病情凶险，变化快。进食 8~30 小时发病。轻者只有胃肠道症状，重者可出现急性中毒性肝病症状，进行性肝肿大、黄疸、消化道及全身广泛出血、肝性昏迷，或继发中枢神经系统出血、脑水肿而有意识障碍、抽搐、昏迷，可因肝性昏迷、呼吸衰竭或急性肾功能衰竭死亡。部分病例食入后 6 小时发病，迅速出现休克、抽搐、呼吸衰竭、全身广泛出血、昏迷，常 1~2 日内突然死亡，称为暴发型。肝坏死型是毒蕈中毒中最严重的一型，常可导致多器官功能损伤，甚至衰竭，死亡率极高。

【实验室检查】

1.尿常规检查：可有血尿、蛋白尿、血红蛋白尿。

2.肝功能、肾功能异常；电解质紊乱。

3.剩余食物或呕吐物可能检出毒物。

【诊断与鉴别诊断】

（一）诊断

1.夏秋季有采食野蘑菇史，或进食干蘑菇史，是诊断毒蕈中毒的重要依据。

2.多人同食者，可同时发病。

3.某些毒蕈中毒，具有特殊的临床表现和体征。

4.如能获得病人吃剩下的毒蕈，则可以进一步做毒性鉴定和动物实验。

（二）鉴别诊断

需与急性胃肠炎、食物中毒、菌痢、霍乱相鉴别。

【急救处理】

1.立即催吐　用 1:(2 000~4 000) 高锰酸钾溶液或温清水或茶水反复彻底洗胃，直至洗出液清澈为止，洗胃后用硫酸镁 20~30 g 导泻，活性炭 10~20 g 灌入。已有严重呕吐、腹泻及昏迷者禁用。

2.用大量温盐水高位结肠灌洗　一般用于食人 24 小时以后来诊者，已有剧烈腹泻者禁用。

3.中、重度病人尽早行血液净化治疗　血液灌流或血液透析可有效清除毒蕈毒素，并治疗并发的急性肾功能衰竭和水、电解质、酸碱平衡紊乱。

4.解毒剂应用

（1）阿托品：用于含毒蕈碱的毒蕈中毒和中毒性心肌炎房室传导阻滞者。0.5~1 mg 皮下注射，以后每隔 15~30 分钟重复给药，严重者静脉给药，直到阿托品化后渐减量。

（2）巯基络合剂：用于肝坏死型毒蕈中毒者。二巯基丁二钠 0.5~1 g 稀释后静脉注入，每日 4 次，症状改善后减量；或二巯基丙磺酸钠 0.25~0.5 g 加入葡萄糖溶液 20~40 ml 缓慢静脉注射，以后每小时 1 次，每次 0.25 g，共 4~5 次；或每次 5 mg/kg，肌内注射，第一天 3~4 次，第二天 2~3 次，以后每天 1~2 次，7 天为一个疗程。

（3）细胞色素 C 或青霉素与细胞色素 C 联合应用，可加速毒素的消除。适用于中毒性肝炎型毒蕈中毒。

（4）应用抗毒蕈血清：4 ml 肌内注射（皮试后）。

5.对症处理

（1）肾上腺皮质激素：对毒蕈溶血素引起的溶血反应、中毒性心肌炎、中毒性脑炎、中毒性肝炎和有出血倾向者疗效较好。氢化可的松 200~300 mg 或地塞米松 10~20 mg 加入 5%葡萄糖溶液 250~500 ml 内静脉滴注。

（2）静脉补液：迅速建立静脉通道，静脉注射 25%~50%葡萄糖溶液 40~60ml，每日 2 次，溶液中可加入维生素 C 3~5 g 以保肝、增强肝脏解毒功能；或 10%葡萄糖溶液 500 ml+维生素 C 1~2 g +维生素 B 6 200~300 mg +葡醛内酯（肝泰乐）0.6~0.8 g +三磷酸腺苷（ATP）40 mg，静脉滴注，每日 1 次。加速毒物排泄及维持水、电解质平衡。

（3）注意保持呼吸道通畅，吸氧，随时准备气管插管或切开、机械通气。

（4）出现急性中毒性肝病、心肌病，给予保护肝脏及心肌的药物。可用肝细胞生长素促进受损肝细胞修复。可用维生素 K1 增加凝血因子生成，预防 DIC 发生。发生溶血者予 5%碳酸氢钠 250 ml 静脉滴注，每日 1~2 次。

（5）有精神症状者，可给予镇静药。

（6）对无昏迷的病人可用中药甘草 1~2 两或绿豆 1~4 两水煎口服。

【预后】

毒蕈中毒的严重性取决于毒蕈的种类、毒素的性质和进食量等，儿童及老年人对重中毒的耐受性比较低，后果也比较严重。一般胃肠炎型、神经精神型及溶血型中毒如能积极治疗，病死率较低。而中毒性肝炎型毒蕈中毒病死率可高达 50%~90%。

【预防】

加强宣传教育，对色彩鲜艳、形状奇异的蘑菇要加以正确识别有无毒，对野生蕈不采食为妥，以防中毒。发生中毒病例时，对同食未发病者要严密观察，并作相应的排毒、解毒处理。

第八节　发芽马铃薯中毒

马铃薯（solanum tuberosin）又名土豆、洋山芋、山药蛋、地瓜蛋。属茄科。在春天或保存不当容易发芽，此时称为发芽马铃薯。

【病因与中毒机制】

马铃薯中含有一种龙葵碱（solanine）毒素或称马铃薯毒素，它是一种弱碱性糖苷，易溶于水，遇酸极易分解，高热、煮熟也能解毒。一般成熟马铃薯含此毒素量极小，每 100 g 马铃薯仅含龙葵碱 5~10 mg；但在未成熟的青绿色皮马铃薯或发芽马铃薯的块根中，尤其在芽胚孔部，龙葵碱含量明显增加，可达 25~60 mg/100 g，甚至高达 430 mg/100 g，同时还含有毒茄碱、胰蛋白酶、糜蛋白酶、胞质素和细胞凝集素等有毒物质。因而大量食用未成熟或发芽马铃薯可引起急性中毒。

龙葵碱具有腐蚀性、溶血性，对胃肠道黏膜有较强的刺激性和腐蚀性，对中枢神经系统有麻醉作用，尤其对呼吸中枢和运动中枢作用明显。此外，对红细胞有溶解作用，可引起溶血。

【临床表现】

食后数十分钟或数小时出现咽喉部及口腔的烧灼感和痒感，继而出现上腹部烧灼感或疼痛，并有恶心、呕吐、腹痛、腹泻，轻者 1~2 天自愈，严重可出现脱水，导致水、电解质紊乱，血压下降。危重病人有神经系统表现，惊厥、烦躁不安、意识障碍、瞳孔散大、抽搐、昏迷等，最后可死于呼吸中枢麻痹、呼吸衰竭。

【实验室检查】

1.将剩余马铃薯切开，子芽附近加浓硫酸数滴，如变玫瑰红，说明有茄碱存在。

2.剩余食物或胃内容物相继加浓硫酸 3 ml，冷饱和溴水 3 滴，摇动后溶液呈玫瑰红，有助于诊断。

【诊断】

1.食入发芽马铃薯史，发病后的临床表现以消化道及神经系统症状为主。

2.龙葵碱的微量化学试验阳性。

【急救处理】

1.立即用浓茶水、0.5%鞣酸溶液或 1:5 000 高锰酸钾溶液彻底洗胃。

2.用植物油、液状石蜡等油类导泻剂导泻，加速排毒。

3.静脉补液，纠正水、电解质紊乱。

4.有呼吸困难者积极给氧和应用适量呼吸兴奋剂，发生呼吸麻痹时可用人工辅助呼吸。

5.密切观察病情，对症处理，防止休克。

【预防】

注意马铃薯的存放，以免发芽。生芽过多或皮已发青变绿，不应再食用。生芽不多可以把发芽部分挖掉，皮肉变质应及时削掉，食时可将马铃薯浸泡水中 30~60分钟，使残余毒素溶于水中，然后煮熟。由于龙葵碱遇酸可分解，故在煮马铃薯过程中可加入适量醋以加速其毒素的分解，使之变为无毒。

第九节　急性豆角中毒

豆角又叫四季豆、扁豆、菜豆角、梅豆角，是家庭、饭店经常食用的蔬菜之一。豆角中主要含有两种有毒物质：豆素和皂苷，豆素含于各种食用豆类中，皂苷则常含于豆类的外皮中；其毒素含量因品种、产地而略有差别；充分加热可消除其毒性作用。中毒病例大多出现在秋季、初冬。以集体中毒多见，故应引起重视。

豆角中毒主要因烹饪不当所致，烹饪者为保持其鲜嫩、翠绿的外观，未能烹炒熟透、充分破坏豆角内的有毒成分，较大量进食后毒素经胃吸收引起中毒。其中豆素为植物性毒蛋白，具有凝血作用；皂苷对黏膜有强烈刺激作用，并含有溶血素成分，能破坏红细胞；此外，胰蛋白酶抑制物及四季豆放置 24 小时以上导致豆硝酸盐含量大大增加，也可以成为中毒原因之一。

【临床表现】

潜伏期 1~5 小时，可以有恶心、呕吐、腹痛、腹泻、腹胀、头晕、头痛、发热、出冷汗、口唇及肢体麻木等临床表现，严重者可伴有脱水、电解质紊乱，甚至并发消化道出血，可有口唇紫绀、呼吸困难、心悸气短、疲乏无力等表现。

【实验室检查】

血、尿、粪常规检查，粪潜血阳性，电解质可见低钠、低氯。

【诊断和鉴别诊断】

有四季豆食人史，结合临床表现多可作出诊断。尚需与急性胃肠炎及其他食物中毒相鉴别。

【急救处理】

1.立即催吐，尽量减少毒物的吸收，必要时可以洗胃、导泻。

2.对症治疗：呕吐、腹泻严重者可以使用阿托品、颠茄酊等，同时给予补液维持病人的水、电解质平衡，也可以给予大剂量维生素 C 静点促进毒物的排出。有溶血时可应用肾上腺皮质激素、输血，并用碳酸氢钠以碱化尿液。

【预防】

本病预后良好，极少发生死亡事件。豆角烹熟后毒素完全破坏，因此豆角煮熟后食用是预防中毒的根本方法。豆角中毒以集体群发（如食堂）中毒多见，应提高认识，预防中毒发生。

第十节　急性白果中毒

白果（semen ginkgo）为银杏科植物银杏的种子，其核仁常作为干果食用，也可入中药。目前已知白果肉质外皮含白果酸、氢化白果酸、氢化白果亚酸、白果醇、白果酚、银杏毒和氰苷等有毒物质，以绿色胚芽芯含毒量最高。

【病因与中毒机制】

白果中毒以儿童多见，一般发生在生食或食用未经煮透的白果而引起，一般中毒剂量为 10~15 粒。

白果酸和银杏毒可引起中枢神经系统和胃肠道的损伤，并有溶血作用。少数有末梢神经功能障碍。

【临床表现】

1.中毒多发生于儿童，潜伏期 1~12 小时。年龄越小，中毒症状越重，病情变化越快，预后较差。

2.胃肠道症状：出现恶心、呕吐、腹痛、腹泻等。

3.中枢神经症状：有烦躁不安、恐惧怪叫、惊厥、肢体强直，轻微刺激能引起抽搐。继之四肢无力，甚至瘫痪，精神呆滞，瞳孔对光反应迟钝或消失。重者发生呼吸困难、紫绀、肺水肿及昏迷。部分患者末梢神经功能障碍导致双下肢轻瘫或完全性弛缓性瘫痪，膝腱反射减弱或消失。

4.接触核仁和肉质外皮可发生接触性皮炎。

【实验室检查】

白细胞计数中度或显著升高，脑脊液细胞数增多或尿蛋白定性阳性。

【诊断】

有食白果史及临床表现可以确诊。

【急救处理】

1.立即催吐，反复彻底洗胃，并给予硫酸镁导泻。

2.静脉补液，给予 10%葡萄糖溶液加维生素 C 静脉滴注等对症支持治疗，注意水、电解质平衡。

3.注意保肝，必要时给予呼吸兴奋剂。

4.对症处理：病人住安静室内，避免因各种刺激而引起惊厥，烦躁不安、抽搐者可给予解痉、镇静剂，如地西泮 0.2~0.5 mg/kg，静脉注射；10%水合氯醛 0.5 ml/kg 保留灌肠。

5.民间常用甘草绿豆汤治疗白果中毒。

【预防】

应教育儿童不能生食白果，熟食也不能过多，进食应除去肉中绿色胚芽。采集时避免与种皮接触。

第十一节　急性乌头碱中毒

乌头（aconitum carmichaelii）为毛茛科植物，可入中药，其主根与支根分别称为乌头与附子，同科植物还有草乌头、雪上一支蒿、落地金钱等多种。乌头碱毒性极强，内服 0.2 mg 即可中毒，3~5 mg 即可致死。煎煮 3~4 小时后，乌头碱几乎全部破坏。

【病因与中毒机制】

乌头碱可通过消化道或经破损的皮肤吸收，主要经肾及唾液排出。乌头碱吸收很快，因此发生中毒也常极为迅速。乌头碱进入体内后，主要作用于神经系统，使中枢神经和周围神经均发生先兴奋，然后抑制甚至麻痹的过程。延髓中枢麻痹可导致血压下降、呼吸抑制；运动中枢麻痹致使肢体活动障碍。乌头碱还能直接作用于心肌，并兴奋迷走神经，提高心肌的应激性，导致心律失常及心动过缓等。

【临床表现】

1.服入后 10~60 分钟发病。

2.消化道症状：口腔和咽喉黏膜烧灼感和疼痛，流涎、恶心、呕吐、腹痛、腹泻等，少数有血样便、里急后重感等症状。

3.神经系统：口、舌、四肢发麻，麻木感由指尖开始，逐渐波及四肢和全身，皮肤感觉减退，继而消失；瞳孔先缩小后扩大，有视物模糊、复视、头晕、头痛、耳鸣等症状。严重者躁动不安、牙关紧闭、肢体发硬、肌肉强直、四肢抽搐、小便失禁、昏迷、呼吸肌痉挛，最终可窒息致死。

4.循环系统：心悸、胸闷，血压始为上升、后期下降，面色苍白、口唇紫绀、四肢厥冷、体温下降、脉搏微弱。可并发各种严重心律失常、传导阻滞、心率减慢或加快，其中以室性心动过速多见，严重者可发生阿—斯综合征而突然死亡。

5.呼吸系统：呼吸急促、紫绀、肺水肿，严重者可出现呼衰。

6.血液系统：有引起血红蛋白尿的报道。

【诊断】

根据患者有服用乌头碱类药物史及临床表现，即可诊断。

【急救处理】

1.催吐、洗胃　用浓茶水或1∶5 000高锰酸钾溶液、2%食盐水、0.5%鞣酸溶液洗胃，并在洗胃后注入活性炭10~20 g，随后再灌入硫酸镁20~30 g导泻。注意当患者有惊厥、呼吸困难及严重心律失常时禁止催吐和洗胃。

2.对症治疗　对抗迷走神经的兴奋，在洗胃同时即用阿托品0.5~1 mg肌内或静脉注射，每4~6小时一次；严重病人开始治疗时可酌情增大剂量、缩短间隔时间，直至瞳孔扩大、恢复正常窦性心律或心率增快时减量或停用；也可静脉滴注异丙肾上腺素。

3.静脉补液　维持水、电解质平衡，促进毒液排泄；注意利尿，防治脑水肿，保肝，防治感染等；保持呼吸道通畅，呼吸困难时酌用呼吸兴奋剂，必要时机械通气。

4.纠正心律失常　如心动过缓，立即应用阿托品0.5~l mg，一日4~6次；如出现频发室性早搏或阵发性室性过速等，可选用利多卡因、普鲁卡因胺等。

5.中药　绿豆、甘草、黄连、苦参等有解毒作用，可酌情选用。

【预防】

采集时禁止口尝，煎煮时间要3小时以上，用量要控制。

附　马钱子中毒

马钱又名番木鳖、马前、马前子、苦实、大方八、半根。马钱含有番木鳖碱、番木鳖次碱、马前子碱等生物碱；种子及木质部毒性最强，树皮及叶亦有毒。人的中毒剂量为1.5~3 g，致死量为4~12 g，小孩食入一粒种子的粉末便可引起死亡。

【病因与中毒机制】

多因误服或药用过量所致。

番木鳖碱能阻止胆碱酯酶对乙酰胆碱的破坏活动，对脑干和脊髓的后角细胞有高度的兴奋作用，增强脊髓的运动反射，引起特殊的强直性痉挛；其次是兴奋延髓的呼吸中枢及血管运动中枢，并提高大脑皮质感觉中枢功能。常因呼吸肌强直收缩而引起窒息死亡。还能兴奋肠黏膜，增加肠蠕动。

【临床表现】

1.进食后立即或半小时内发病。

2.早期症状：出现头晕、头痛、烦躁不安、躁动、焦虑、呼吸加速等。

3.神经系统症状：主要表现为肌肉抽搐至痉挛强直。先出现面、颈部肌肉如嚼肌及颈肌抽搐、吞咽困难、胸闷、呼吸不畅、全身发紧、瞳孔缩小；然后伸肌与屈肌同时做极度收缩，对听、视、味感觉特别敏感；继而出现全身强直性痉挛、角弓反张，最后可因胸部、腹部、膈肌痉挛性麻痹而呼吸停止。

【诊断】

有食用马钱子史及临床表现即可诊断。

【急救处理】

1.无特殊解毒药，可经口服活性炭，不宜催吐，因有刺激肌肉痉挛的危险。大量摄入时，在痉挛控制后可用1:5 000高锰酸钾溶液洗胃。50%硫酸镁溶液导泻。

2.立即将患者安置于安静的环境中，避免外界的各种刺激，如光、噪音和触摸等。

3.尽快使用中枢镇静药以控制惊厥，如安定、阿米妥钠、巴比妥钠等。

4.吸氧：予以低流量给氧。

5.对症治疗：补液，纠正水、电解质、酸碱平衡紊乱。

【预防】

控制用量不要过多。

第十二节　荔枝病

荔枝（1itchi chinensis sonn）为无患子科植物，其果肉营养丰富，香甜可口。但吃荔枝过多时可能出现一系列症状，个别病情严重者，甚至导致死亡，称为"荔枝病"。

【病因与中毒机制】

荔枝病的实质是低血糖症。荔枝中含大量的果糖，经胃肠道黏膜的毛细血管迅速吸收入血后，必须由肝内的转化酶转化为葡萄糖才能被人体所利用。过量进食荔枝时，过多的果糖短时间内进入血液循环，肝内果糖转化酶处于相对不足状态，大量的果糖停留于循环中但不能转化成为葡萄糖；进食荔枝过量影响食欲，使人体得不到必需的营养补充，致使人体血糖水平下降；荔枝中含有α-次甲基环丙基甘氨酸，有降低血糖的作用；荔枝含高浓度的果糖刺激胰岛细胞迅速释放大量胰岛素。上述因素使血糖水平逐渐降低，以致出现一系列低血糖的表现，导致荔枝病。此外，由于大量高浓度糖摄人，将导致高渗性利尿，导致脱水特别是神经细胞的脱水，从而加重症状。

荔枝病的主要病理生理过程是低血糖所导致的神经系统损害。由于脑细胞内几乎没有储存能量的功能，完全依靠血液循环中不断的葡萄糖供应维持能量供给，因此低血糖时首要的损害靶点是中枢神经系统；低血糖发作时肾上腺髓质释放大量肾上腺素，可出现交感神经兴奋的表现。

【临床表现】

1.大量进食荔枝后，多于下半夜至清晨突然发病，且进展迅速。

2.患者头晕、明显乏力、思维迟钝、步态不稳，伴面苍白、皮肤冷、出冷汗、震颤、心悸、焦虑，可有幻觉、躁动、行为异常，部分患者有饥饿感、口渴、腹痛、腹泻，体温正常或偏低，但亦有发热者。严重者突然昏迷及阵发性抽搐，瞳孔缩小，脉速而细，有心律失常，血压下降，紫绀，呼吸不规则，有间停或叹息样呼吸，个别患者有单侧面瘫，或出现病理反射，表明有中枢神经损害。

3.血糖检测：用微量血糖检测或生化血糖检测，常低至 1.1~2.5 mmol/L，有助于确诊低血糖症。

【诊断与鉴别诊断】

（一）诊断

根据大量进食荔枝史，出现意识状态改变等神经系统损害表现，检测血糖有明确的低血糖症客观证据，可以确诊。关键在于了解病史及对低血糖症的警惕，在病史不清楚时，呕吐物及排泄物中发现荔枝的残渣等有助于协助诊断。

（二）鉴别诊断

低血糖症患者的症状与体征不具有特异性，需要与其他精神性疾病、神经疾患、脑血管意外等鉴别。

1.精神性疾病　部分低血糖患者可以精神症状为主要表现。原发性精神性疾病患者往往有生活事件打击等诱发因素，体查无明确神经系统体征，追问病史及血糖检测可以有助于确诊及鉴别。

2.神经疾患及脑血管意外　神经系统疾病往往有高血压、体内血栓形成等高危因素，神经系统影像学检查可发现病灶。血糖检测及试验性补糖治疗有助于鉴别。

【急救处理】

1.一旦发生荔枝病，应该积极治疗。如仅有头晕、乏力、出虚汗等轻度症状者，应立即平卧，予口服葡萄糖水或白糖水，以纠正低血糖，症状可以迅速缓解。

2.重症患者的治疗：出现抽搐、虚脱、休克或昏迷等症状时，应立即静脉推注50%葡萄糖溶液 60~100 ml，继而静脉滴注 10%葡萄糖注射液维持，同时补充血糖及由于高渗脱水所导致的失液量，也可迅速缓解症状，治愈后不留后遗症。昏迷患者不可口服补充葡萄糖以避免窒息发生，待清醒后可改为口服进食。

3.发病在 6 小时以内者可予 1:2 000 高锰酸钾溶液洗胃清除残留食物，避免其中所含降血糖成分继续吸收。

4.胰升糖素 1 mg 皮下或肌内注射适用于有足够肝糖原储备而无肝基础性疾病

者，静脉给予氢化可的松或地塞米松可促进肝糖异生和输出，促进血糖上升。

5.经上述治疗神志仍然不清时应考虑脑水肿，可予 20%甘露醇 200 ml 脱水治疗。出现生命体征不稳者应在必要时予以心肺复苏等生命支持治疗。

第十三节　急性菠萝过敏症

菠萝系常见水果之一，个别人食后可出现过敏反应。

【病因与中毒机制】
食用过多未经处理的菠萝。

菠萝内具有消化蛋白作用的菠萝蛋白酶可使胃肠黏膜的通透性增加，胃肠内大分子异体蛋白质得以进入血中，导致机体过敏反应。

【临床表现】
1.多发生在夏天菠萝上市季节。潜伏期较短，约在 1 小时以内。
2.临床特点：突然出现阵发性剧烈腹痛、呕吐、腹泻，并有皮肤瘙痒、发红、多汗、皮疹，结膜出血，口舌发麻，呼吸困难；严重者发生血压下降、面色苍白、口唇及甲床紫绀、意识不清等过敏性休克表现。

【诊断】
发病前有食菠萝史，有过敏反应的临床表现，即可诊断。

【急救处理】
1.严重者按过敏性休克积极处理：立即给予肾上腺素 1 mg 皮下注射，如不好转 5 分钟后再给予一次；静脉输注糖皮质激素及维生素 C；必要时可给升压药如多巴胺等。
2.轻者可口服抗过敏药及维生素 C。
3.腹痛者可解痉止痛。

【预防】
进食菠萝前应先削好皮，用盐水浸泡 30 分钟以上，一次不要进食过多。

（韩秀秀 姚雨 杨加慧 王昆 王新铮 秦兴富 薛妍）

第十章　电击伤

电击伤是指电流直接接触并通过人体所致的损伤。人体与电源直接接触后电流进入人体，电在人体内转变为热能而造成大量的深部组织如肌肉、神经、血管、内脏和骨骼等的损伤。电击伤的严重程度决定于：电压的高低、电流的强弱、直流还是交流电、频率高低、通电时间、接触部位、电流方向和环境条件。可引起呼吸心脏骤停、电烧伤，以及电击引起的坠落伤、溺水等其他损伤。

【分型】

电烧伤主要包括电弧烧伤（electric arc bum）和电流通过人体引起的接触烧伤。

（1）电弧是由高压电产生的，是两个电极间或电源与人体之间建立起的一种光亮桥带，温度可高达 3 000~4.500℃。因此，当人体接近高压电源到一定距离时，尽管尚未与电源接触，但可被电源与人体之间建立起的电弧所烧伤。电弧烧伤的病理和病理生理变化基本上和热力烧伤相同，处理原则同热力烧伤。

（2）在人体体表有电流的进出口，在进出口处形成深度的烧伤创面。在关节部位，电流引起的强直性肌肉挛缩使关节屈曲时，关节上下的皮肤接触，电流可在此形成短路，导致关节部位屈曲面皮肤的严重烧伤。

【病理生理】

电流有直流和交流两种，它们对人体的损伤是不同的。触及直流电仅有温热的感觉；而触及交流电对机体将造成严重的后果，电烧伤就是指交流电引起的机体损伤。

电压越高，电流量越大，对人体的损伤越大。小电流量可以有刺痛感，肌肉收缩；中等电流量可以产生肌肉强直性收缩，呼吸困难；大电流量可致心脏骤停。通过机体的电流大小与组织的电阻相关，电阻越大，通过的电流越小。电流在体内一般沿电阻小的组织前行。

人体是电流的导体，但不同组织和器官的电阻不同，骨组织的电阻最大，脂肪、肌腱、皮肤、肌肉、血管和神经则依次递减。不同部位的皮肤电阻也不相同，这主要取决于角质层的厚度、皮肤的干湿程度等。潮湿和油腻的皮肤比干燥清洁的皮肤电阻要小。其他组织电阻的大小与含水量也有关系。当电流通过皮肤时，热量的产生与电流强度、组织的电阻和接触时间成正比，部分电流在皮肤组织内转化为热能，使皮肤凝固炭化。皮肤凝固炭化后，电阻减小，继续进入机体的电流则进一步造成内部"烧伤"。当然这种损伤的程度受多种因素的影响，诸如电流强度、电压、组织电阻、电流的径路和接触电源时间长短等。通过组织的电流强度决定了损伤的程度，通常将 1 000 V 以下的称低电压，1 000 V 以上的称高电压。

【临床表现】

1.全身性损害的特点　病人可立即出现昏迷、呼吸暂停、心搏骤停和脉搏消失，需立即施行心肺复苏术。电流通过脑组织，可以立即失去知觉，脑干——呼吸停止；心脏——室颤和停搏。电流通过人体时，由于人体组织的电阻，电能转变为热能，高压电可使局部组织温度高达 2 000~4 000℃，导致大量深部组织的损伤、坏死，并可后遗神经质、遗忘症、癫痫、头痛和语言困难等。电流的直接作用还可立即出现末梢神经损伤，较常见于尺、桡神经，也可出现立即或延迟性脊髓神经性损伤。

电流对心肌纤维和传导系统的损伤可能成为早期的或延迟的结果。早期往往因室颤而死亡。心电图上最常见的变化是心动过速和心动过缓，S-T 段和 T 波倒置改变等。所以对严重电损伤病人应给予持续的心脏监护，一般应持续 48~72 小时，直至心电图恢复正常。

作为容量导体的躯干，电流很少引起内脏损伤。但是，当躯干直接接触电源时，也可引起内脏损伤如肠穿孔、局灶性膀胱坏死、胆囊坏死穿孔、腹膜后肌肉坏死伴局灶性胰腺坏死、脾局灶性坏死、局灶性肝脏凝固坏死，有时因第 V、X 凝血因子缺乏所致急性凝血病等。胸部可并发气胸、肺挫伤、横膈局灶性坏死等。因此，对电烧伤波及腹部损害者必须进行定期而细致的腹部检查以防漏诊与误诊。

电流引起深层组织的大片坏死，大量肌红蛋白进入血循环后，可导致肾小管填塞和急性肾功能衰竭。

2.局部损害的特点　电流人口处可显示炭化中心，略凹陷，周边皮肤呈灰白色坚韧的坏死，其外层为黑色或鲜红色狭窄环，伴有略高的边缘。出口可能较小，干燥而呈圆形，好像电流向皮肤外"爆破"。

接触点在左臂和左胸应考虑心肌损伤，在头部则经常合并脑、骨髓和眼球晶状体损伤，并可伴有颅骨板的坏死。

四肢的电损伤，作为容量导体其截面直径小，因此损伤严重。此外，肌肉的肿胀，不论是否有活力，都受筋膜的限制，因此由于水肿而产生的继发性肌筋膜腔综合征，可进一步扩大坏死区域，最后导致缺血性挛缩，临床上必须予以高度重视。

电流经皮肤进入体内，即沿电阻小的血液运行，当电流达到一定程度，可损害血管壁，血液凝集和血栓形成，引起肌肉进行性坏死。

【急救处理】

(一) 院前处理

1.现场急救　立即切断电源；使病人脱离与电源的接触，有呼吸心搏骤停者，须立即施行心肺复苏术后方可后送；有室性纤维颤动时，应立即给予电复律。早期复苏后病人可能反复出现心律不齐，宜行 ICU 监护。电击伤是抢救成功率最高的意外伤害，决不要轻易放弃心肺脑复苏，直到出现尸僵或尸斑。有电击致呼吸心脏骤停，经心肺脑复苏数小时抢救成功的报道。

2.掌握伤情 迅速了解病史，明确电源、电压、入口、出口、接触时间、高处坠落等情况。对有呼吸循环停止者除行复苏处理外，还应检查和警惕有无颅脑和内脏损伤、骨折、气胸等。包扎伤口，不随意用药，待专科处理；对有骨折的伤者应该进行止血、包扎、固定后再搬运；并及时送医院以进一步检查确诊和作相应的处理。

（二）院内处理

1.液体复苏 首先必须强调的是，电烧伤休克期的补液量，不能仅根据皮肤的烧伤面积而作出计划，还应该强化电烧伤中心"立体"的概念，即在高压电烧伤时往往伴有深部肌肉等组织的广泛损伤，液体的丢失量是不可低估的。此外，电烧伤释放的大量血红蛋白及肌红蛋白，在酸血症时，更易沉积和填塞肾小管，会加重休克期肾脏的损害，更易导致急性肾衰的发生。根据以上两点考虑，液体复苏量应在一般烧伤的基础上根据具体病情予以增加和调整。严重高压电烧伤伴有心肺功能不全或颅脑损伤时，输液量的多少更需全面权衡，并进行严密的监护。

对有血（肌）红蛋白尿患者，在静脉补液使血容量得以恢复的同时，宜用甘露醇利尿，使每小时尿量达 200~300 ml 并可酌情使用碳酸氢钠，以碱化尿液。如果肌红蛋白尿持续存在，则提示有大面积肌肉坏死，要及时对烧伤肢体等病灶进行手术探查。

2.焦痂和筋膜切开减压术 高压电烧伤后，深部组织坏死，体液大量渗出，造成筋膜下水肿，静脉回流障碍，压力进一步增加后又加重和促进了组织的坏死。因此，即使没有形成焦痂，也应及早行焦痂和筋膜切开减压术。该减压术，不仅是治疗措施，也是一个重要可靠的诊断手段，有助于判断是否有截肢的必要或截肢的平面及手术时机等。

3.预防厌氧菌感染 电烧伤是开放性损伤，且伴有深层组织的广泛坏死。该类伤口的化脓性细菌感染，为深部组织的厌氧感染提供了条件，厌氧菌感染的发生率较高。因此，常规注射破伤风抗毒素和类毒素更为必要。为防止其他厌氧菌感染，尤其是梭形芽孢杆菌，可常规注射大剂量青霉素，直至坏死组织彻底清除干净。

4.创面处理 电弧烧伤为体表的热损伤创面，处理与一般火焰烧伤相同。电接触烧伤常伴有广泛深层组织的坏死，因此既要积极清除坏死组织以防局部乃至全身性感染的发生，以及组织感染腐烂损及大血管引起大出血等并发症的发生，又要尽可能保留健康组织，以修复功能。如何确切地鉴别肌肉是否坏死是一个具有十分重要意义的问题。

电接触烧伤的创面宜采用暴露疗法，在病情稳定后应尽早地进行早期探查和扩创。当组织缺损多，损伤位置又影响功能时，宜在早期切除坏死组织后立即以带蒂或游离皮瓣移植。

创面手术时尽量保留血管、神经及肌腱。手术中对水肿的色泽稍苍白、切割有收缩反应、出血活跃的肌肉应予保留，以期在健康组织覆盖下逐步恢复正常。而对那些色泽鲜红、切割时不收缩的肌肉，应予切除。值得指出的是，由于骨组织的电阻大，产热多，可导致骨周围软组织的坏死，临床上必须注意。

高压电烧伤时，面临广泛的受损组织，往往难以确定坏死的界线，因此不可能一次扩创彻底，术后可用大张异体（种）皮暂时覆盖创面，等待二期手术处理。鉴于以上原因，对电烧伤的肢体，除非主要动脉已栓塞，筋膜切开减压后血压没有恢复而威胁病人的生命时，截肢手术不宜过早进行。为预防继发性大出血的发生，除对术野中受损血管进行切除结扎外，凡腋动脉或肱动脉上段在创面内已经裸露者，应行锁骨下动脉结扎术。有的作者认为，锁骨下动脉结扎术常需要锯去一段锁骨，手术较繁，采用腋动脉结扎术同样可达到防止出血的目的。嘱病人头转向对侧，上肢内收，在锁骨中点下缘 2 cm 处起向外做一长 4~5 cm 与锁骨平行的切口，沿切口分离皮下组织至胸大肌，切开肌膜，沿肌纤维走向分离胸大肌肌纤维直至胸小肌外缘。将胸小肌外缘拉向内侧就可见到血管神经束，仔细解剖分离和结扎腋动脉。

（三）特殊部位电烧伤的特点及处理

【并发症及其防治】

除同一般烧伤并发症外，较常见的有以下几方面。

1.急性肾功能不全　是电烧伤后较常见的并发症。其防治方法与一般烧伤者同。但应注意的是，如果肾功能障碍系由于肢体广泛肌肉坏死所引起的，可考虑及早进行截肢。

2.继发性出血　是电烧伤后最常见的并发症之一。出血时间多在伤后 1~3 周，有时亦可长至 4 周以上。在清创过程中，应注意对已有损坏的血管结扎。对深部创面或截肢残端，可做预防性近心段血管结扎。

3.气性坏疽　在各种原因引起的烧伤中，电烧伤并发气性坏疽者最多。及早进行坏死组织的清除，是预防气性坏疽最有效的措施。如怀疑有气性坏疽时，应将创面开放，彻底清除坏死组织，用双氧水洗涤创面。若已明确诊断，应及时处理。处理方法同一般气性坏疽。清除坏死组织后，如有条件，可应用高压氧治疗，对控制感染的效果较好。

4.白内障　原因不明。在颅骨和脑部的电烧伤，常并发有白内障和视神经萎缩。

5.神经系统　早期常造成电流接触部位和电流通过的神经损伤，多见于肘部和踝部附近的神经。组织深部的神经血管系统受损往往导致暂时性或永久性神经麻痹，因此在深部组织清创时特别要注意保护尚未失活的神经。某些病人在受伤当时无局部神经损伤征象，伤后数天，甚至在伤后 1 年才出现神经麻痹或缺损的症状。

6.肝脏的损害　电流通过肝脏常并发肝细胞坏死，要注意对肝脏的保护和治疗。

7.胃肠道穿孔　胃肠道除常见的应激性溃疡外，当电流从腹壁或背部进入腹腔时，常可引起小肠或结肠穿孔，均需手术治疗。因此，对腹部电烧伤的病例密切观察病情是十分必要的。

8.脑脓疡和脑脊液漏　颅骨全层烧伤和坏死者，因未去除坏死颅骨，或经颅骨钻孔后继发感染时，常可并发脑脓疡，以硬脑膜下脓疡为多见。因此，早期处理坏死颅骨或用皮瓣等覆盖，是预防脑脓疡的有效措施。脑脊液漏常因高压电直接损害蛛网膜下腔所致，且易继发脑膜炎。宜选用有效抗生素局部或全身使用，然后积极修复漏口。

（姚雨 杨加慧 王昆 王新铮 秦兴富 韩秀秀 杨青）

第十一章　淹　溺

淹溺（drowning）是指没于水后呼吸道被水、污泥、杂草等异物堵塞或喉头反射性痉挛引起窒息、缺氧、肺水肿、意识障碍、低体温、呼吸心跳停止等为主要临床表现的意外伤害。据 WHO 报道，2000 年全球死于溺水者约 409 272 例，占 6.8/100 000，仅低于交通事故的死亡率，占第二位，男女之比为 2.2:1，97% 发生在低或中等收入国家。根据淹溺的介质不同可分为淡水淹溺和海水淹溺。

【病因】
淹溺多发生于 4 岁以下儿童和 20 岁左右青少年，江河发生淹溺占第一位，湖泊和海滨次之，不慎落水、自杀、洪水、海啸、沉船、水上运动或水上作业者居多，血中酒精浓度超标也是淹溺的重要原因之一。

【病理和病理生理】
低氧血症是淹溺最重要的病理生理变化。发生淹溺后因喉头痉挛和屏气，导致窒息和缺氧，气道及肺无水分吸入，这部分病人占 10%~20%，经过早期复苏，低氧血症可迅速纠正。屏气到一定程度，由于缺氧和二氧化碳潴留，又开始主动呼吸，大量水、杂草、泥沙等异物吸入又可引起反射性气道关闭，加重气道梗阻。淡水的浸入可破坏肺泡的表面张力，肺泡萎缩影响气体交换，加重低氧血症。吸入海水，氯化钠的浓度约为 3.5%，海水进入肺泡后，由于是高渗液，大量的蛋白、水分自肺毛细血管渗透至肺泡腔，占据了肺泡空间，引起通气功能障碍，肺顺应性降低，低氧血症加重。

淡水和海水淹溺发生肺水肿约占淹溺总数的 75%。吸入淡水后，由于肺泡表面活性物质破坏，肺毛细血管通透性增加，血浆和蛋白渗入肺泡内；吸入海水后，由于海水的高渗性，血管内的水分和血浆渗入肺泡内，因此淡水和海水吸入均可导致急性肺水肿。

由于屏气所致的窒息和液体吸入导致的通气功能障碍均可引起 $PaCO_2$（动脉血二氧化碳分压）升高，出现呼吸性酸中毒，PCO_2 增高和低氧血症又可引起无氧酵解增加，乳酸等酸性产物潴留导致代谢性酸中毒，也可呼酸和代酸同时出现。

淡水淹溺时，液体吸收可出现一过性的高血容量，但由于出现肺间质和肺泡水肿以及其他部位的间质水肿，又可使有效循环血量降低，海水高渗液又将血管内液体吸入肺泡内也可引起有效循环血量降低，出现低血压和休克。

低氧血症、酸中毒、休克所致的低灌注可引起蛋白尿、管型尿，甚至出现急性肾功能不全。低氧血症、酸中毒、休克、电解质紊乱均可导致心律失常，较常见的心律失常为室早和房颤，严重者出现室性心动过速、室扑、室颤等，少数患者因液体吸入红细胞破坏溶血，出现血红蛋白尿和肌红蛋白尿。

【临床表现】

根据淹溺时间长短，是否吸入液体和吸入液体量的多少，临床表现可轻重不一。其主要表现在呼吸系统和神经系统两个方面。

呼吸系统的主要临床表现有：窒息、呼吸浅快、呼吸困难、剧咳、胸骨后烧灼感、胸痛、咳粉红色泡沫痰、紫绀。查体时，如患者合并外伤，可见皮下瘀斑和皮肤挫伤，胸部叩诊可呈浊音，双肺可有干湿啰音。

神经系统主要表现为：烦躁、嗜睡和昏迷，主要为低氧血症、低血压和酸中毒所致。

发热为溺水的常见症状，但发热并非一定存在肺部感染。

【实验室检查】

血象可见白细胞可增加，中性粒细胞增高，少数可出现血红蛋白降低，尿常规可见血红蛋白尿。血气分析提示动脉血氧分压降低，二氧化碳分压增高或降低（过度自主呼吸或机械通气时），动脉血氧饱和度降低，血 pH 常<7.35。淡水淹溺时可出现低钠、低钾和低氯血症，海水淹溺时可出现高钠、高氯、高钾血症。肾功能不全时血尿素氮和肌酐增高。X 线胸片可见双肺斑点状浸润影，严重时呈肺水肿改变。胸部 x 线改变多在 12 小时至 6 天内消失，如胸部 X 线改变加重或持续超过 10 天，提示合并吸入性肺炎。

【诊断与鉴别诊断】

根据有淹溺病史，呼吸困难，皮肤冰冷，口唇紫绀，口腔内有污泥、杂草等异物或口腔鼻腔有粉红色泡沫溢出，烦躁、昏迷、呼吸心跳停止等，诊断尚不困难，但应注意是否同时存在酒精中毒、外伤等非溺水本身所致的伤害。

鉴别诊断：需与在水中发生的心脑血管等疾病引起的猝死相鉴别。

【急救处理】

（一）治疗原则

保持呼吸道通畅，维持循环稳定，呼吸心跳停止者立即施行心肺脑复苏。

（二）院前处理

患者被救上岸后，应立即清除口腔异物，保持呼吸道通畅，同时判定是否心跳、呼吸停止。如呼吸、心跳停止，立即施行心肺脑复苏（胸外按压和人工呼吸），此时若采取俯卧位倒水，清除肺和胃内液体，既费时又耽误心肺脑复苏，因此不宜采用。如患者尚有呼吸、心跳，口腔鼻腔内有液体溢出，可俯卧位倒水。

急救医生到达后，对呼吸、心跳停止者，应立即施行现场心肺复苏，包括现场面罩给氧，现场气管插管机械通气，胸外按压，建立静脉通道，静注肾上腺素 1~3 mg，每 3~5 分钟一次，直至自主心跳恢复，同时迅速转往就近医院。途中进行心电、血压、氧饱和度监测。对呼吸心跳尚未停止的患者，应尽快建立静脉通道，高浓度吸氧，持续心电、血压和氧饱和度监测，保持呼吸和循环稳定，低血压者给予升压药物。由于冷水淹没引起的低体温对脑神经细胞有保护作用，自主心跳停止大于 40 分钟者仍有复苏成功的报道，如患者在复苏过程中意识已清楚可迅速复温，如患者仍呈昏迷状态，有条件者宜将体温控制在 33℃左右为宜。

（三）院内急救

对于呼吸、心跳停止者继续进行心肺脑复苏，对呼吸、心跳恢复者迅速纠正缺氧，保持循环稳定，对昏迷者，进行脑保护。

1.加强呼吸道管理 患者无自主呼吸或呼吸频率增快、紫绀、血气分析 $PaCO_2$ 大于 50 mmHg，PaO_2（动脉血氧分压）小于 50 mmHg，且症状无明显改善或有加重趋势，应使用机械通气。用机械通气时氧分压仍无明显提高可加用呼气末正压通气（PEEP），尽量使 PaO_2 大于 60 mmHg。若口腔、鼻腔溢出大量粉红色泡沫痰或液体时，提示可能存在肺水肿，宜加强吸痰，高浓度吸氧，应用利尿剂，机械通气时加用 PEEP 和 20%~30%酒精雾化吸入改善肺泡表面张力，均可防治肺泡萎陷。有报道认为肾上腺糖皮质激素的应用，如地塞米松 10~20 mg，每 8 小时一次，可减轻肺泡毛细血管的通透性，减轻肺水肿。

2.维持循环稳定 对于淹溺引起的低血压，可给血管活性药物，如多巴胺、间羟胺等，血压上升不明显，且血 pH<7.20 时，可用 5%碳酸氢钠纠正酸中毒，因为酸中毒时机体对血管收缩药的反应性降低。此外，如肺水肿不明显，血压仍较低时，可应用胶体，如蛋白或血浆提高血管内胶体渗透压将水分回吸收入血管内，增加有效循环血量，有利于纠正休克。

3.纠正酸中毒和电解质紊乱 一般的呼吸性酸中毒，通过保持呼吸道通畅，机械通气多可纠正呼酸；随着缺氧的纠正，有氧代谢恢复，代酸也多能改善或恢复正常，当 pH<7.20 时，可适当给予碱性药物。对于电解质紊乱，出现低钾时应尽快纠正，否则易引起心律失常。不主张淡水淹溺使用高渗盐溶液、海水淹溺补充低渗盐溶液，只有出现严重电解质紊乱时才使用。

4.抗生素的应用 当患者出现持续发热、咳嗽，白细胞增高，中性比例增多，痰涂片和培养有致病菌时可选用广谱抗生素。

5.其他治疗 较轻的氮质血症和蛋白尿常不须特别治疗，只要保持一定的尿量就可以。急性肾小管坏死导致的急性肾衰应按相应的肾衰处理，双肺出现明显的哮鸣音，可给予氨茶碱等支气管解痉药物。

【预后】

淹溺所致的低体温对神经细胞有保护作用，如果采取积极有效的措施，常常能使最初认为难以抢救成功的患者得到成功救治。少数患者经抢救脱离危险离院后数小时又出现严重的呼吸困难、紫绀等症状，称为淹溺后综合征（post-immersion syndrome），常发生于海水淹溺或污水淹溺合并严重的肺部感染者。

（杨加慧 王昆 王新铮 秦兴富 韩秀秀 姚雨 田慧）

第十二章　自缢和勒缢

以条索状物套住颈部，悬吊身体，与自身体重相同的压力压迫颈部，引起的机械性损伤称缢伤，窒息死亡者，称为缢死，多属自杀，称为自缢。以条索状物环绕颈部，外力交叉勒紧引起的损伤，导致机械性窒息死亡者，称为勒缢。

【病因】
缢死多属自杀，偶见颈部直接卡于树杈、桌椅边缘、床架横档、楼梯扶手。勒缢多数为他伤，偶见自伤或灾害事故，少见于新生儿脐带缠绕颈部、成年人衣服被机器纠缠在一起。

【发病机制】
颈部自缢、勒缢大多数造成伤者死亡，幸免死亡者造成诸多后遗症。造成死亡的机制包括：①呼吸道闭塞；②血液循环障碍；③反射性心搏骤停；④颈椎骨折和脱位，引起颈髓损伤。

【病理特点】
颈部缢伤或勒伤致死后，经尸检证实，甲状腺、喉黏膜、咽部黏膜、扁桃体、舌根部、颈部肌肉及神经血管周围组织可有不同程度的淤血和灶性出血，还包括舌骨骨折、颈动脉内膜横裂伤并内膜下出血、气管损伤、颈椎骨折和脱位等。

【临床表现】
自缢、勒缢及时抢救而幸存者，意识不清可持续 1~2 天或更久，神志恢复后，可发生逆行性健忘症，表情痴呆，有些不能记忆起缢伤、勒伤的经过。患者声音嘶哑，吞咽疼痛，吞咽困难，诉颈部剧烈疼痛，严重者烦渴，可持续 1~2 天，甚至 10 天以上。复苏后数小时至数天内，仍可死于迟发性休克、迷走神经损伤、肺水肿或支气管肺炎等并发症，或因脑缺氧而引起持久性脑损害。查体可见颈部有缢沟或压迹，皮肤破损，皮下淤血，有的可见眼结膜下出血，舌骨骨折，听诊可闻及喉部哮鸣音，肺部呼吸音粗糙，有哕音，以及神经损伤相应的体征。

【诊断与鉴别诊断】
对自缢和勒缢，根据病史、索沟特征、索沟下深层组织的损伤及其生活反应、窒息征象等情况即可明确诊断。

【急救处理】

颈部缢伤、勒伤后，应立即进行心肺脑复苏。判断已经心脏停搏的依据：①意识丧失，深昏迷，呼之不应；②大动脉搏动扪不到；③瞳孔散大，对光反射消失；④奋力呼吸数秒或十数秒，或立即停止呼吸。及时报告给公安机关，保护现场，维持绳绕形状不变。

现场急救的方法：①将伤者平放在平地或硬板上；②口对口人工呼吸；③胸外心脏按压。送入医院后，使用简易呼吸器代替口对口人工呼吸，有条件者应尽早行气管插管，吸氧，直流电非同步除颤，建立双静脉通道。ICU病房监护，重点在于保证通气，维持供氧，保持血压，纠正酸中毒，维持水、电解质平衡，镇静、抗癫痫治疗，并使用肾上腺皮质激素，监测颅压，营养支持治疗，心电图监测和心血管功能监测。

轻度勒伤早期主要是保持呼吸道通畅，预防喉头水肿，给予吸氧，使用皮质激素，发音休息和限制头部活动等。

【预后】

颈部缢伤大多因肺部、脑部及其他并发症而死亡。勒伤可造成颈动脉栓塞、椎动脉创伤性栓塞、持久性脑损害、喉上神经损伤，以及咽、喉、气管等闭合性损伤，应进行相应的治疗，改善伤者的生存质量。

（王昆 王新铮 秦兴富 韩秀秀 姚雨 杨加慧）

第十三章　急性有害气体中毒

第一节　急性一氧化碳中毒

一氧化碳（carbon monoxide，CO）中毒俗称煤气中毒，是因吸入高浓度一氧化碳所致急性脑缺氧性疾病。一氧化碳为无色、无臭、无刺激性的气体，微溶于水，易溶于氨水；与氧气按 2:1 体积混合的气体点燃可引起爆炸，与空气混合的爆炸极限为 12.5%~74%，在空气中燃烧呈蓝色火焰。

【病因】

1.生活性中毒　家用煤炉产生的气体中一氧化碳含量高达 6%~30%，如在使用过程中不注意通风、火炉无烟囱，或在通风不好的浴室内使用煤气、燃气热水器及使用煤气红外线取暖器等均可导致中毒。此外，每天吸 1 包香烟可使血液中碳氧血红蛋白（HbCO）浓度升高 5%~6%，在吸烟环境中生活 8 小时，相当于吸 5 支香烟。

2.工业性中毒　凡含碳物质在燃烧不全时均会产生一氧化碳。工业生产过程中煤气管道漏气、一氧化碳作为化工合成原料时泄漏、在室内使用内燃机或火车通过隧道时产生的废气、炸药爆炸或矿井下瓦斯爆炸及火灾（其空气中一氧化碳浓度可达 10%）等情况发生时，现场人员吸入后均可发生中毒。

【病理及中毒机制】

1.病理改变　一氧化碳中毒主要引起机体缺氧，以中枢神经系统最为敏感。主要表现为脑充血、水肿，大脑皮质第二、三层及表层白质发生灶性或板层状变性坏死，两侧苍白球发生对称性的软化灶，大脑白质可见广泛的脱髓鞘变性；严重者可见苍白球和壳核有明显的出血性坏死，出现软化灶；海马区因为血管供应少而受累更明显；小脑有细胞变性。其次，急性 CO 中毒死亡患者的皮肤、黏膜、肌肉、内脏和血液因含较多的 HbCO 而呈樱桃红色，各脏器充血、水肿、出血，心脏内血液呈樱桃红色，且不凝固。

2.病理生理　一氧化碳与血红蛋白（Hb）的亲和力比氧大 240 倍，一氧化碳进入机体后迅速与 Hb 结合形成稳固的碳氧血红蛋白（HbCO），导致血液携氧能力下降；同时 HbO_2 的解离曲线左移，阻碍氧的释放，使机体处于严重缺氧和能量代谢障碍，引起细胞功能障碍及病理性损伤，尤其是代谢活跃的组织器官如脑、心、肝、肾等，以脑组织更为明显。

脑内三磷酸腺苷在无氧状态下迅速耗尽，钠泵运转失灵，钠离子蓄积于脑细胞内诱发小血管迅速麻痹扩张、血管内皮细胞发生肿胀而进一步造成脑血管循环障碍，继而出现脑水肿、缺氧、酸中毒、脑间质水肿；HbCO 还可与还原型细胞色素氧化酶的二价铁结合，使细胞窒息；高浓度一氧化碳还可与细胞线粒体色素氧化酶 a3 结合，阻碍电子传递氧，使细胞呼吸链受到抑制，氧的利用减少；氧自由基的产生增加、清除减少更促进了上述的损伤过程和脑细胞的凋亡。

此外，一氧化碳还可与体内其他含血色素的成分如肌红蛋白、细胞色素 P45。结合，造成机体组织细胞的急性缺氧。

【临床表现】

正常人血液中 HbCO 含量为 5%~10%，一氧化碳中毒后的临床表现与患者血液中的 HbCO 含量密切相关，同时也与患者在中毒前身体的健康状况、有无心脑血管疾病、中毒时的运动量等有关。按照中毒程度和临床表现的不同，一般将一氧化碳中毒分为三级。

1.轻度中毒　患者血液中的 HbCO）在 10%~20%。表现为头痛、头晕、耳鸣、恶心、短暂的晕厥、心悸等。口唇黏膜呈樱桃红色，四肢无力、嗜睡、意识模糊、视物不清、眼球转动不灵、感觉迟钝、幻觉等，原有冠心病患者可出现心绞痛。离开中毒的环境、吸入新鲜空气或氧气，病人很快好转。

2.中度中毒　患者血液中的 HbCO 在 30%~40%。表现为以上症状加重，皮肤及黏膜均出现樱桃红色，震颤、神志不清、呼吸困难，甚至昏迷；对疼痛刺激有反应，瞳孔对光反射及角膜反射迟钝，腱反射减弱，呼吸、血压和脉搏等生命体征可出现改变。经高流量吸氧治疗后可以恢复到正常，也可无明显的并发症。

3.重度中毒　患者血液中的 HbCO 大于 50%。表现为惊厥或昏迷、反射消失；患者可睁眼，但无意识、不语、不进食、二便失禁、呼之不应、肌张力增高等去大脑僵直样改变。常并发心肌损害、心律失常、高热等。部分可出现肝、肾损害。皮肤出现红斑、水疱，似烫伤；有时可不出现樱桃红，而显示苍白或青紫。其他少见的有弥散性血管内凝血（DIC）、肌筋膜间隙综合征继发肌红蛋白尿和急性肾功能衰竭等。部分病人出现神经系统后遗症。

4.急性一氧化碳中毒的迟发性脑病　部分患者在急性中毒昏迷苏醒、神志恢复正常后，经历 2~60 天（平均约 14 天）的"假愈期"，又突然出现一系列的神经精神症状，如：①神经精神障碍：如言语少、呆滞、淡漠、不认识亲人、外出后找不回家，或表现为欣快、傻笑、精神错乱、行为失常、冲动打人毁物、语无伦次等，严重者呈木僵状，生活不能自理。②锥体外系受损的表现：如肌张力增高、发音不清、运动迟缓、震颤、上下肢运动时不协调。③锥体束征：如瘫痪、四肢肌张力增高、肌腱反射亢进、病理征阳性、反射性膀胱征等。④大脑功能障碍：如失读、失语、失写、失用、癫痫发作等。⑤脑神经受损：表现为球后视神经炎、视神经萎缩、外展及面神经麻痹。⑥听神经受损：表现为耳鸣、耳聋、眼球震颤。⑦周围神经损害：可表现为单神经病或多发性周围神经病，周围神经功能障碍或缺损，皮肤色素减退。

【辅助检查】

1.血液 HbCO 测定　监测 HbCO 浓度不仅可明确诊断，还可监测患者的病情，是一种有价值的诊断指标。静脉血在最初数小时内呈樱桃红色，应尽早抽血。可用简易的方法：①加热法：以蒸馏水 10 ml 加入患者血液 3~5 滴，血中若有 HbCO，煮沸后仍为红色，正常人则呈褐色。②加碱法：取患者血液 1~2 滴用蒸馏水 3~4 ml 稀释后，再加 10%氢氧化钠溶液 1~2 滴，混匀。血液中的 HbCO 增多>50%，血液的颜色在加碱后仍保持淡红色不变，正常的血液则呈绿色。③分光镜检测：取血数滴，加入 10 ml 蒸馏水，用分光镜检查可见特殊的吸收带。

2.心电图　可出现 S-T、T 波改变，提示心肌缺血；或可见各种类型的心律失常。

3.脑电图　可表现为弥漫性的低幅慢波，或广泛性脑电图异常，出现较多的 θ 波和 δ 波，与缺氧性脑病发展呈平行关系。

4.脑诱发电位　可出现正中神经体感诱发电位（SEP）、视觉诱发电位（VEP）或听觉诱发电位（BAEP）的异常。

5.脑 CT 或 MRI 检查　重度一氧化碳中毒及迟发性脑病患者，可见大脑皮质下白质包括双侧半卵圆型中心与脑室周围的白质密度减低，呈团块状或融合成片，或出现双侧基底节区（以苍白球为主）对称性的类圆型低密度阴影，后期可出现脑室扩大、脑沟变宽、脑皮质萎缩；早期灰白质界面不清楚、脑萎缩等非特异性改变。

6.脑脊液 CNP 活性检测　重度一氧化碳中毒及迟发性脑病患者的脑部因出现大脑白质的病理改变，脑神经细胞脱髓鞘后的分解产物 2′，3′-环核苷酸 3′-磷酸二酯酶（CNP）活性明显增高，有助于诊断。

【诊断与鉴别诊断】

1.诊断

（1）有吸人一氧化碳病史。

（2）出现一氧化碳中毒的临床表现。

（3）辅助检查的阳性结果。

2.鉴别诊断急性一氧化碳中毒需与脑血管意外、脑震荡、脑膜炎、糖尿病酮症酸中毒及其他原因和中毒引起的昏迷相鉴别。

【急救处理】

（一）院前处理

1.迅速将病人移至新鲜空气处，取平卧位，解开领口、裤带等，清除口、鼻分泌物，保持呼吸道通畅，高流量吸氧，尽快护送病人到医院。

2.如患者心跳呼吸停止，立即现场进行"心肺脑复苏术"；边抢救边送病人到医院，路途中密切监测患者的血压、脉搏及颈动脉和股动脉的搏动，呼吸、瞳孔的变化，心音等。

（二）院内处理

1.纠正缺氧 尽快以氧合血红蛋白（HbO₂）代替碳氧血红蛋白（HbCO）。

（1）高压氧治疗：一氧化碳是非蓄积性毒物，停止接触后吸人新鲜空气时，血液中的 HbCO 离解而释放出一氧化碳，经呼吸道呼出，半排出期为 4~5 小时；吸入纯氧时可缩短到 30~40 分钟；吸入 3 个大气压的纯氧时，则可明显加速血液中：HbC（）的解离，一氧化碳半排出期缩短到约 23 分钟；高压氧舱供氧效果最好，能增加血液中溶解氧，提高动脉血氧分压，使毛细血管内的氧容易向细胞内弥散，迅速纠正组织缺氧的有效率达 95%~100%。故高压氧舱治疗越早使用越好，可减少心脏和神经系统的并发症和后遗症；若中毒超过 36 小时才开始高压氧治疗，则效果很差。必要时人工呼吸机正压通气给氧。

（2）含 5%二氧化碳的氧吸人：可刺激中枢加速对一氧化碳的排出，加快 HbO₂ 的形成，但对重症昏迷患者会加重酸中毒及二氧化碳中毒。一般维持血二氧化碳的张力在 3.3~4 kPa（25~30mmHg）和氧的张力在 13.3 kPa（100 mmHg）以上，可最大限度地降低颅内压。

（3）3%药用过氧化氢（双氧水）15 ml 加入全血 100 ml 内轻摇混匀静脉滴注；或 0.3%药用过氧化氢溶液 50~100 ml 缓慢静脉注射，4~6 小时后可重复一次，可加速碳氧血红蛋白的离解。无高压氧舱条件时可用静脉用高氧液，100 ml 的高氧液中含氧量>14 ml，通过 0.9%的生理盐水或 5%葡萄糖溶液做基液缓慢注射；或用静输氧 1 000 ml 或 1 500 ml 快速静脉点滴。

（4）输血、换血治疗：危重病人无高压氧条件者可采用。血压低或有贫血者可单纯输新鲜全血或辐射血；或用边输边放法：选两侧对称的静脉，一侧放血，另一侧输血，两侧的速度相等，一般为 30 分钟换血 300~400 ml，视病情决定换血量；或用自血光量子充氧回输法：如患者血压稳定，可放血 300~400 ml，经光量子充氧使血液呈鲜红色后再回输到病人体内。

2.防治脑水肿 重度中毒后脑水肿可在 24~48 小时发展到高峰，脱水治疗很重要。用 20%甘露醇 125~500 ml 快速静滴，必要时每 8~12 小时重复，或交替用地塞米松 10~15 ml 静注；可同时加用呋塞米（速尿）脱水，20~60 mg/次，每天 2 次。有频繁抽搐、脑性高热或昏迷时间超过 10~21 小时者可用地西泮（安定）10~20 mg/次，肌内注射或静脉注射；同时可采用酒精擦浴、头戴冰帽、体表大动脉处用冰袋等进行物理降温；抽搐停止后也可实施人工冬眠疗法，即用氯丙嗪 25 mg 和异丙嗪 25 mg 加入 5%葡萄糖或葡萄糖盐水 250~500 ml 静脉点滴，20~30 滴/min，注意观察患者的血压、心率和呼吸。

3.促进脑细胞功能的恢复 胞二磷胆碱 0.75~1.0 g 加入 5%~10%葡萄糖溶液 250~500 ml 静脉点滴；能量合剂，即三磷酸腺苷 40 mg、辅酶 A 100 单位、细胞色素 C 10~15 mg、维生素 B 6200~300 mg、维生素 C 3~5 g 加入 5%~10%葡萄糖溶液 500 ml 中静脉点滴，其中可加入甲氯芬酯（氯酯醒）250~500 mg 或醒脑静 40~60 ml；纳洛酮 0.8 mg 加入液体 20~40ml，每 2~4 小时静脉注射 1 次；三乐喜 1 片/次，每天 3 次，都可喜（Duxil）1 片/次，每天 2 次；尼莫地平（nimodipine）30 mg/次，每天 3

次。有大脑皮质广泛脱髓鞘病变者可用地塞米松、维生素 B 族如三 B 针（含维生素 B1、B6、B12）2 ml/次肌内注射，每天 2 次。有震颤性麻痹者，可口服安坦 2~4 mg/次，每天 3 次；有躁狂症状者，可口服氯丙嗪 25~50 mg/次，每天 3 次。

4.改善脑循环、解除脑血管痉挛　选用扩张脑血管、改善脑的微循环药物，如低分子右旋糖酐、葛根素、丹参注射液或丹参粉、川芎嗪注射液、金纳多（银杏）注射液等任何一种。

5.防治并发症　①保持呼吸道通畅，定时吸痰，对于严重中毒深昏迷、严重缺氧、烦躁不安、呼吸道有大量分泌物且排出不畅、呼吸不规则或呼吸停止者应尽早行气管插管或气管切开，呼吸机加压给氧。②注意气道及皮肤清洁，定期翻身拍背以防发生肺炎和褥疮，可选用青霉素、氨苄青霉素、喹诺酮类、头孢类或大环内酯类抗生素等预防感染。③有尿潴留者留置导尿管。④加强营养及支持治疗，凡是昏迷超过 24 小时者均应予以鼻饲流质饮食，及时补充血浆、白蛋白、氨基酸、脂肪乳等。⑤纠正休克、酸中毒、水电解质平衡紊乱、肺水肿、急性中毒性心肌炎及心律失常、尿毒症等。⑥昏迷患者苏醒后继续观察 1~2 周，以防发生神经系统和心脏的并发症。

【预防】

加强预防煤气中毒的宣传，住房内火炉要安装烟囱并注意通风；使用燃气热水器淋浴时，一定要通风好，最好将热水器安装在浴室外面。厂矿应严格执行安全操作规程，经常检测厂房内空气中的一氧化碳浓度。我国规定车间空气中一氧化碳最高容许浓度为 30 mg/m³。

第二节　急性硫化氢中毒

硫化氢（hydrogen sulfide，H_2S）是一种具有臭鸡蛋味的无色气体，易溶于水，比重 1.192。多于提炼硫化矿石中的金属或者开采含硫石油、低温焦化煤时产生，有机物腐败、矿泉水及火山喷出气中也可以含有。在空气中燃烧呈蓝色火焰，并能产生二氧化硫。硫化氢属剧毒类，对人体的损害程度取决于它的浓度和接触时间的长短。

【病因与中毒机制】

主要是工业生产中硫化氢回收排放安全处置不当或意外发生泄漏事故导致中毒，多见于化工制造、开采、提炼行业；其他也见于处理污水池，疏通下水道、阴沟，清掏粪窖、沼气池防护不当，吸入过多硫化氢是引起中毒的主要原因。

硫化氢在体内可与金属离子或双巯基团的蛋白发生反应，出现中毒症状。当浓度为（20~150）×10^{-6} 时，接触数小时可引起轻度中毒症状，如眼炎；浓度达 200×10^{-6} 以上出现呼吸道黏膜刺激症状，因为它与湿润黏膜接触形成硫化钠；浓度

（400—700）×10⁻⁶接触30分钟到一个小时可致死，因为高浓度硫化氢先对呼吸中枢和脊髓运动中枢产生兴奋作用，然后转为抑制，或者通过颈动脉窦的反射作用直接麻痹呼吸，引起窒息和猝死。进入组织细胞的硫化氢，与细胞色素氧化酶中的二硫键结合，抑制细胞生物氧化过程，阻断细胞内呼吸，并生成硫化血红蛋白，导致细胞窒息，损伤组织器官。中枢神经系统对缺氧最敏感，故最先受到影响。

【临床表现】

急性硫化氢中毒主要表现为局部刺激症状和急性致死反应。

1.轻度中毒　主要表现为眼和呼吸道的刺激症状，有眼痛、流泪、畏光、刺痛和异物感、咽干、流涕、咳嗽、气短、咯血、鼻咽部烧灼感等。查体可见眼结膜充血，肺部可闻及干、湿性啰音。脱离接触毒物，数天内症状可消失。

2.中度中毒　眼部和呼吸道刺激症状加重，并可出现头昏、头痛、胸闷、嗜睡、意识模糊、乏力等神经中毒症状，以及恶心、呕吐等消化系统症状。查体可见角膜溃疡，巩膜黄染，呼气有臭鸡蛋味，口唇发绀，肝大，肺部可以听到广泛的干湿性啰音。

3.重度中毒　病情急，进展快，很快出现全身中毒症状，患者昏迷、血压下降、抽搐、肺水肿、多脏器损伤、呼吸循环衰竭，如未及时抢救常很快呼吸停止而死亡。如果吸入更高浓度硫化氢，可在吸入数秒内如"电击样"昏迷倒地，甚至呼吸心搏骤停。幸存者可留有后遗症，如头痛、失眠、记忆力减退、锥体外系损害、精神障碍、肢体运动障碍、中毒性肾损害、心血管病变等。少数患者在病情好转甚至1周后出现"迟发性"肺水肿和心肌损害。

【实验室检查】

1.硫化物测定　可以通过测定血浆或者脑组织中的硫化物含量来判断硫化氢中毒。正常人尸检时脑组织中内生硫化物含量为（0.67±0.05）μg/g，血液硫化高铁血红蛋白增高（需除外磺胺、非那西丁等药物服用史）。

2.X线检查　可见肺水肿表现。

3.头颅CT　可见基底神经节病变。

4.心电图　可见明显S–T、T波改变，Q–T间期延长，传导阻滞，心律失常等心肌损害表现，个别患者出现S–T弓背样抬高等急性心肌梗死征象。

5.尿检验　可有蛋白尿，尿中硫氰酸盐增高。

【诊断与鉴别诊断】

毒物接触史是诊断该病的重要依据，结合呼出气与衣物有强烈臭鸡蛋气味、明显紫绀、易发生昏迷、休克等典型临床表现和实验室检查多能作出判断。

应注意与一氧化碳、氰化物、芳香烃类化合物等窒息性气体中毒，亚硝酸盐中毒，脑血管意外，癫痫，急性心肌梗死及感染性休克等鉴别。

【急救处理】

1.脱离接触　立即将中毒者脱离中毒现场（施救者须戴防毒面罩），移至空气新鲜处，脱去污染衣物，注意保暖，监测心肺功能。

2.心肺复苏　心跳呼吸骤停者立即行心肺复苏术并监测生命体征。

3.呼吸支持　保持呼吸道通畅，吸氧，使用呼吸兴奋剂如洛贝林 3 mg 肌注，可拉明 0.25~0.5 g 肌注或人壶。中、重度中毒者应及早给予高压氧治疗，2.5 个大气压，每次 90 分钟，10~20 次为一个疗程。必要时行气管插管，人工辅助呼吸。

4.糖皮质激素　早期、足量、短程使用以防治化学性肺水肿和脑水肿。地塞米松 10~30 mg 加入葡萄糖液静脉滴注，1~2 次/d。可适当使用利尿脱水剂。

5.抗休克　硫化氢中毒易发生休克，应注意补充血容量、维持水电解质及酸碱平衡、适当使用血管活性药物、防治感染。

6.无特效解毒剂　硫化氢在体内代谢很快，而生成的硫化高铁血红蛋白难于解离，故不主张使用亚硝酸盐、硫代硫酸钠等高铁血红蛋白形成剂。但可补充大剂量谷胱甘肽、半胱氨酸或胱氨酸及维生素 C、细胞色素 C、ATP、辅酶 A 等，有利于对硫化氢的解毒。重度中毒者可使用换血疗法，能清除失效的细胞色素氧化酶和部分硫化氢，换血量一般为 800 ml 左右。

7.眼部处理　眼部污染应立即用生理盐水或流动清水冲洗，对眼部化学性炎症按眼科常规治疗。

第三节　急性甲烷中毒

甲烷（methane）是沼气、天然气、油田气的主要成分，为无色、无臭、易燃、易爆气体。微溶于水，化学性质稳定，不易与酸、碱、氧化剂、还原剂起反应。在自然界中广泛存在，在生产和生活中均有机会接触，如沼泽地、下水道、蓄粪坑、地窖等。甲烷主要用作燃料，也可以作为工业原料。

【病因与中毒机制】

多因密闭工作区域未采取通风换气防护措施，煤气管道或者钢瓶密封不良，人员工作服被液化气体沾染未能立即更换等造成急性中毒。

甲烷主要经呼吸道吸收，经胃肠道、皮肤吸收极微。吸收后几乎不经转化，大部分以原形从肺排出，小量在体内可氧化成二氧化碳和水。甲烷本身并无毒性，在高浓度时能置换空气而致缺氧，因此具有单纯的窒息性效应。本品与蛋白的结合能力很低，故麻醉作用极弱。当其浓度增高时，可因空气被置换，使空气中含氧量降低，从而导致机体缺氧窒息。空气中甲烷浓度达 90% 时会使呼吸停止，达 80% 会引起头痛，25%~30% 的浓度，会出现窒息前症状。液化的甲烷接触皮肤时，因其迅速挥发可引起冻伤。

【临床表现】

当环境空气中甲烷浓度达 25%~30% 时，可出现头晕、头痛、呼吸加快、脉速、乏力、注意力不集中、精确动作障碍等缺氧表现，继而可出现烦躁、意识障碍、共济失调、昏迷等缺氧性脑病症状，甚至呼吸心跳停止。吸入很高浓度甲烷时可迅速窒息死亡。严重中毒患者可有神经系统后遗症。

【实验室检查】

1.血气分析：示氧分压降低、二氧化碳分压升高。

2.现场空气中甲烷浓度检测，有助于病因学诊断。

【诊断与鉴别诊断】

根据明确的甲烷接触史，一系列缺氧、窒息的临床表现，结合现场调查分析及实验室检查结果，多可作出诊断。

本病需与其他窒息性气体及刺激性气体中毒如一氧化碳中毒、硫化氢中毒等相鉴别，并应排除其他原因导致的窒息。

【急救处理】

1.将中毒人员迅速撤离出甲烷污染区（救护人员一定要佩戴必要的个人防护工具才能进入污染区），移至空气新鲜处。由于引起窒息的浓度高于其爆炸极限，因此要注意禁止火花或明火存在，以防止火灾和爆炸的发生。

2.无特效解毒药。对于中毒者给予吸氧，保持呼吸道通畅。有条件者应行高压氧治疗，2.5 个大气压，每次 90 分钟，10~14 天为一个疗程。

3.注意保温及监测血压、脉搏情况。对于呼吸心跳停止者，应立即进行心肺复苏术。

4.中毒严重者可使用糖皮质激素或者甘露醇防治脑水肿。忌用吗啡、巴比妥类等抑制呼吸中枢的药物。

5.甲烷的液化气溅到皮肤上时，应立即用大量 42℃ 左右的温水冲洗或浸洗，然后按外科常规处理。

（王新铮　秦兴富　韩秀秀　姚雨　杨加慧　王昆　杨翠翠）